严重精神障碍患者健康管理指南

主 编　杨树旺　汤世明　张　玲　朱长才　李俊琳　王　迎
副主编　周含宇　宫　璇　叶华容　杨晨璐　祝淑珍　周　芳
　　　　刘　晋　周丽芳　刘修军　童　玲

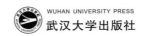
WUHAN UNIVERSITY PRESS
武汉大学出版社

图书在版编目(CIP)数据

严重精神障碍患者健康管理指南/杨树旺等主编.—武汉：武汉大学出版社,2023.2

ISBN 978-7-307-23490-1

Ⅰ.严… Ⅱ.杨… Ⅲ.精神障碍—诊疗—指南 Ⅳ.R749-62

中国版本图书馆 CIP 数据核字(2022)第 236128 号

责任编辑:任仕元 责任校对:李孟潇 整体设计:韩闻锦

出版发行:**武汉大学出版社** (430072 武昌 珞珈山)

(电子邮箱:cbs22@whu.edu.cn 网址:www.wdp.com.cn)

印刷:湖北金海印务有限公司

开本:787×1092 1/16 印张:16 字数:367 千字 插页:2

版次:2023 年 2 月第 1 版 2023 年 2 月第 1 次印刷

ISBN 978-7-307-23490-1 定价:52.00 元

严重精神障碍患者健康管理指南

主　审　　李　阳　　蔡顺祥　　刘忠纯　　王惠玲　　陈振华

主　编　　杨树旺　　汤世明　　张　玲　　朱长才　　李俊琳　　王　迎

副主编　　周含宇　　宫　璇　　叶华容　　祝淑珍　　周　芳　　周丽芳

　　　　　刘修军　　刘　晋　　杨晨璐　　童　玲

编　　委（按姓氏音序排列）

　　　　　陈宇星　　邓小鹏　　方　星　　宫　璇　　韩胜红　　何田静　　何秀兰

　　　　　李俊琳　　李婷婷　　刘德芳　　刘　昊　　刘　晋　　刘旷怡　　刘修军

　　　　　柳　森　　马则英　　孟　坤　　彭　华　　齐俊锋　　任世成　　阮　俊

　　　　　施小红　　谈金莲　　谭华威　　汤世明　　唐雨萌　　童　玲　　王　锋

　　　　　王　慧　　王　迎　　夏奇兵　　向恩平　　杨晨璐　　尹　娥　　叶华容

　　　　　杨树旺　　姚　瑶　　叶　辉　　易善志　　张　玲　　张佩君　　赵红波

　　　　　郑圣东　　周　芳　　周含宇　　周丽芳　　周琪敏　　周素华　　朱长才

　　　　　朱　可　　祝淑珍

学术秘书　　刘　晋

前　言

健康管理概念的形成与发展，在国际上仅仅才有几十年的时间，但作为一门年轻的学科，其发展十分迅猛，如今已被医疗卫生和健康领域广泛接纳与认可。我国健康管理的实践则更短，虽然目前尚处于起步阶段，但显示出的独特优势和巨大潜力令人瞩目。

精神障碍具有病因复杂、病程长、健康损害和社会危害严重的特点，严重精神障碍患者的健康管理作为健康管理的重要内容之一，是一个新生事物。本书运用健康管理理论，结合严重精神障碍患者居家治疗康复实践做了有益的尝试，希望能对实际工作有所帮助，并能让严重精神障碍患者的居家管理和治疗更加科学化、规范化。

本书编者包括公共卫生和临床医学专家、高等医学院校教授以及法律工作者，他们均来自精神卫生和健康管理工作第一线，在精神障碍预防控制、临床治疗和健康管理方面具有丰富的工作经验。本书共分七章，既包括健康管理基本知识，又包括严重精神障碍患者居家管理和治疗工作的实战性指南，涉及患者筛查诊断、随访管理、应急处置、家庭照护与社区康复和精神卫生法律问题等内容，具有规范性、实用性和操作性强的特点，适合从事社区精神卫生工作的精神科医护人员、基层精防人员与全科医师使用，也适合健康管理人员、卫生行政人员和参与社区精神卫生工作的民政、残联、公安等相关人员使用，还可作为社区精神卫生工作的培训教材。

本书的出版得到了武汉大学出版社的大力支持，在此表示衷心感谢！

由于编者视野、水平有限，书中难免存在错漏和不足之处，恳请读者斧正。

编　者

二〇二二年十月

目　录

第一章　严重精神障碍概述

严重精神障碍是社会、心理、生物因素共同作用的结果，其致病因素及发病机理尚未完全明确，目前缺乏特异的病因学诊断方法及可靠的治疗和康复手段。

第一节　严重精神障碍流行现况

一、严重精神障碍的定义与类型

(一)严重精神障碍的定义

精神障碍是指在各种生物学、心理学以及社会环境因素影响下，大脑功能失调或紊乱，导致认知、情感、行为和意志等精神活动不同程度障碍的总称。严重精神障碍(severe mental disorders)是指疾病症状严重，导致患者社会适应能力严重损害，对自身身体状况或者客观现实不能完整认识，或者不能处理自身事务的精神障碍。

严重精神障碍是一个法律概念，不是一个专业诊断名称，它是以疾病症状严重、社会功能严重损害、对自身健康状况或者客观现实不能完整认识，或者不能处理自身事务等几条标准为判断依据的一个具有法律意义的综合概念。严重精神障碍具有较高的发病率及致残率，该疾病治疗难度较大，治愈率较低，具有终身性的特点。严重精神障碍患者发病时，患者丧失对疾病的自知力或者对行为的控制力，并可能导致危害公共安全和他人人身安全的行为，长期患病者社会功能可能出现严重损害。

(二)严重精神障碍的类型

目前严重精神障碍主要包括精神分裂症、分裂情感性障碍、偏执性精神病、双相情感障碍、癫痫所致精神障碍和精神发育迟滞伴发精神障碍六种精神疾病。

1. 精神分裂症

精神分裂症(schizophrenia)是一组病因未明的慢性疾病，多在青壮年时期缓慢或亚急性起病，临床上往往表现为症状各异的综合征，涉及感知觉、思维、情感和行为等多方面的障碍以及精神活动的不协调。患者一般意识清楚，智能基本正常，但部分患者在疾病过程中会出现认知功能的损害。病程一般会迁延，呈反复发作、加重或恶化，部分患者最终出现精神衰退和精神残疾，但有的患者经过药物治疗与心理治疗后可保持痊愈或基本痊愈状态。

19世纪中叶开始，欧洲的精神病学家开始将精神分裂症作为一种医学疾病来研究与治疗。刚开始，他们将不同的症状看成独立的疾病。Morel（1857）最先提出了早发性痴呆（dementia praecox），将其描述为一组起病于青少年，表现为智能严重衰退的疾病；Hecker（1870）首次提出了青春型痴呆的诊断，指出其特点是发生于青春期而具有荒谬愚蠢行为；Kahlbaum（1874）首先提出了紧张症的概念，描述了一种特殊的精神症状，伴有全身肌肉紧张，但并无神经系统器质性改变的疾病。1896年，Kraepelin综合分析上述几种疾病的特征后提出了上述不同描述都是同一疾病的不同亚型的观念，这些亚型有共同的临床特征，多起病于青年且以衰退为结局，并将其命名为"早发性痴呆"，他认为此病的早发和衰退的特征明显有别于躁狂抑郁性精神病及偏执狂。20世纪初，瑞士精神病学家E Bleuler（1911）对该病进行了细致的临床观察后指出，情感、联想和意志的不协调是该病的原发症状，其核心是人格的分裂，而且该病并非都以衰退告终，因此，提出了"精神分裂症"的概念。精神分裂症的概念较Kraepelin提出的早发性痴呆内涵更广，且内涵较为统一，被大家广为接受。M Bleuler在其父E Bleuler的基础上，提出了"4A"症状，即联想障碍（association disturbances）、情感淡漠（affective disturbances）、矛盾意向（ambivalence）及内向性（autism），这"4A"是该病的基本症状，而幻觉、妄想等是该病的附加症状。他还认为，尽管不同患者症状表现各异，但均具有相似的病因学和病理生理学基础，是一个单一的疾病实体。Schneider（1959）列举了一系列诊断精神分裂症的"一级症状"，增加了疾病诊断的可靠性。随着美国精神病协会出版的DSM-V诊断系统的广泛应用，精神分裂症的诊断一致性与可靠性得到了提高，但是由于精神分裂症的病因尚不明确，所以关于该综合征的有效性、疾病的概念、诊断界定的争论仍然会延续下去。

2. 分裂情感性障碍

分裂情感性障碍（schizoaffective disorder）是一组精神分裂症和情感性精神障碍两种病同时存在或交替发生，症状又同样典型，常有反复发作的精神疾病。此型患者同时具有精神分裂症和情感障碍如抑郁症、双相情感障碍或混合型躁狂症的症状，特征为显著的心境症状（抑郁或躁狂）和精神分裂症症状，同时出现或至多相差几天，且反复发作。由于分裂情感性障碍常伴有功能障碍，往往须予以综合治疗（包括药物治疗、心理疗法和社区支持），通过综合治疗多可完全缓解，预后较好。

Kirby（1913）和Hoch（1921）描述了一组具有精神分裂症和心境障碍混合特征的患者，由于这类患者不具有早发性痴呆的衰退病程，他们将其归类为Kraepelin（克雷丕林）躁狂抑郁性精神病。1933年，Kasanin引入分裂情感性障碍这一术语来描述这类疾病，他描述了9例精神症状及躁狂症状同样突出的患者，他们与精神分裂症患者相比早期功能更好，症状更轻，病程更短，预后也更好，所以他把具备这样特点的患者称为"分裂情感性精神病（schizoaffective psychosis）"。这一观点提出后的80多年来，分裂情感性障碍的诊断学地位一直被质疑，其争论的焦点就在于它与精神分裂症和双相情感障碍之间的联系及界线。一些患者似乎更接近精神分裂症，而另一些患者则更倾向于表现为情感性障碍。大约在1970年，人们开始将分裂情感性障碍的属性从精神分裂症转移到心境障碍。这有两个原因，其一是碳酸锂对双相障碍和某些分裂情感性障碍有效；其二是 Cooper 等(1968)研究表明，美国与英国诊断精神分裂症的差异源于美国过分强调精神病性症状。但有精神分裂症症状的不一定就是精神分裂症，情感障碍同样可以出现精神分裂症症状。美国精神病协会出版的 DSM-Ⅰ和 DSM-Ⅱ中，分裂情感性障碍一直只是被归类为精神分裂症的一部分，而未单独分类。自从 DSM-Ⅲ开始，分裂情感性障碍从精神分裂症中分离出来，归入其他特定的精神病性障碍中，未描述具体的诊断标准。1975 年，国际疾病分类(International Classification of Diseases，ICD)将之看作精神分裂症的一种特殊类型，即分裂情感性精神分裂症，此独立诊断在接下来的 DSM 诊断系统中一直被保留下来。

3. 偏执性精神病

偏执性精神病(paranoid disorder)又称为妄想性障碍，是一组以长期持续性妄想为唯一或最突出的临床特征而病因未明的精神障碍。持久妄想性障碍的妄想内容常为被害、夸大、嫉妒、疑病等。妄想的内容及出现的时间与患者的生活处境密切相关，具有逻辑性、系统性的特点。患者人格保持完整，除了与妄想或妄想系统直接相关的行为和态度外，情感、言语和行为均正常。该类精神障碍起病隐匿，病程演进缓慢，甚至可持续终身。

现代精神病学之父 Kraepelin(克雷丕林)将妄想性障碍描述为区别于精神分裂症和心境障碍之外的第三种形式的精神病，妄想是慢性、涉及自我和系统化的，不伴有早发性痴呆的症状。他还认为偏执状态最易发生于病前是偏执性人格的人。妄想障碍患者的一级亲属中偏执性人格障碍发病风险增加。

家系调查发现，此病具有家族聚集性或患者的某些性格特点(多疑敏感、主观固执、好嫉妒、行事诡秘、高傲自负)具有家族聚集性。脑部疾病及物质滥用的部分患者可以出现妄想，无智力损害的脑部疾病患者可出现类似于妄想性障碍的复杂妄想，而有智力损害者表现的常是简单、片段的妄想。这提示，系统妄想的形成更可能与边缘系统及基底节的损害而大脑皮质功能相对完好有关。

妄想性障碍与精神分裂症的家系关系尚不清楚，但是，研究表明，妄想性障碍与精神分裂症、心境障碍是彼此独立的。

4. 双相情感障碍

双相情感障碍(bipolar affective disorder)又称双相障碍，是一类既有躁狂发作或轻躁狂发作，又有抑郁发作的常见精神障碍。躁狂发作时，表现为情感高涨、言语活动增多、精力充沛等症状；抑郁发作时，表现为情绪低落、言语活动减少、兴趣或愉快感丧失等症状。双相障碍临床表现复杂，情绪低落或高涨、精力减退或增加等核心症状呈现反复、交替、不规则等发作形式，并常见焦虑症状和物质滥用，也可出现幻觉、妄想或紧张等精神病性症状，病程多形演变，发作性、循环往复性、混合迁延性、潮起潮落式的病程不一而足。间歇期或长或短，间歇期社会功能相对恢复正常，但也可有社会功能损害；多次反复发作之后，会出现发作频率加快、病情越发复杂等现象。

古希腊人认为躁狂是一种疯狂乱语、情绪亢奋的状态。最早关于躁狂和抑郁关系的记载可追溯到公元前 1 世纪。Soranus 发现在一次发作中同时存在躁狂和抑郁，表现为愤怒、情绪不稳、失眠，有时感到悲伤和自卑，不同情绪状态还有交替发作的倾向。法国医生 Falret（1854）命名了"环性精神病"，躁狂和抑郁可在同一个患者身上交替出现，呈发作性，可自行缓解。德国精神病学家 Kahlbaum 率先提出这两种发作形式是同一疾病的两个不同阶段，而不是两种独立的疾病。1896 年 Kraepelin 将其命名为躁狂抑郁性精神病。直到 1957 年，德国医生 Leonhard 根据情感的极性提出了单相和双相情感障碍的概念，将既有躁狂发作，又有抑郁发作者称为双相情感障碍。只有躁狂或者抑郁发作的称为单相情感障碍。其后发展为有躁狂发作的双相情感障碍Ⅰ型和有轻躁狂发作的双相情感障碍Ⅱ型。

5. 癫痫所致精神障碍

癫痫所致精神障碍（mental disorders due to epilepsy）是一组反复发作的脑异常放电导致的精神障碍。由于累及的部位和病理生理改变不同，导致的精神症状各异。可分为发作性精神障碍和持续性精神障碍两类，前者为一定时间内的感觉、知觉、记忆、思维等障碍，心境恶劣，精神运动性发作，短暂精神分裂症样发作，发作具有突然性、短暂性及反复发作的特点；后者为分裂症样障碍，人格改变，可有智能损害等。

6. 精神发育迟滞伴发精神障碍

精神发育迟滞是一类由遗传的、先天或后天获得性的有害因素在胎儿期、围产期或者在出生后发育阶段（18 岁以前）作用于机体，影响大脑结构或/和功能的发育，所造成的精神发育的迟滞或不完全，其临床特征是智力低下与社会适应能力欠缺。根据缺陷程度不同，可将精神发育迟滞分为轻度、中度、重度和极重度四级。中度以上的患者常有其他躯体发育缺陷或代谢障碍。精神发育迟滞的病程一般为非进行性，随着年龄增长，可有不同程度的好转。在精神充分发育之后，由于疾病或外伤等因素造成的智力缺损不属于精神发育迟滞的范畴，通常将这类智力缺损归类于痴呆。

《国家基本公共服务规范》中的"严重精神障碍患者管理服务规范"，将"精神发育迟滞伴发精神障碍"列为六种严重精神障碍之一，但"精神发育迟滞伴发精神障碍"并不是一个疾病的诊断名称，它不像精神分裂症或是双相情感障碍，后者本身就是一类疾病单元，无论是 CCMD-3、ICD-10 或是 DSM 诊断分类系统，均没有一个独立的"精神发育迟滞伴发精神障碍"的诊断名称。所以，所谓"精神发育迟滞伴发精神障碍"其实质是指精神发育迟滞者患上了"精神障碍"。至于这个"精神障碍"与精神发育迟滞之间有无因果关系，在这个诊断名称中没有说明，只用了"伴发"，而没有使用"所致"。因此，精神发育迟滞伴发精神障碍是一个临床诊断名称，并不是一个独立的诊断分类系统的诊断用语。

二、严重精神障碍流行现状与趋势

（一）严重精神障碍流行现状

20 世纪 50 年代，我国开始了精神障碍的流行病学调查，受当时调查方法和诊断工具的局限，开展了局部地区某些精神障碍的流行病学调查，结果显示，精神障碍总患病率为 1.27‰~2.82‰。我国两次较大规模的流行病学调查都是在 20 世纪八九十年代，分别为 1982 年与 1993 年，两次调查初步摸清了我国精神疾病的分布情况。1982 年我国 12 个地区精神疾病流行病学调查结果显示，15 岁及以上人口中精神障碍（不包括神经症）的时点患病率为 10.54‰，终身患病率为 12.69‰。1993 年的调查结果显示，15 岁及以上人口中精神障碍（不包括神经症）的时点患病率为 11.18‰，终身患病率为 13.47‰。

1987 年，我国对残疾人进行了首次全国性抽样调查，结果表明，我国有 194 万精神残疾人，现患率为 1.84‰，占残疾人总数的 3.76%。2006 年的第二次残疾人抽样调查显示，我国有 827 万精神残疾（包括多重障碍）患者，现患率为 6.3‰，占残疾人总数的 9.97%。业内专业人员指出，我国各种精神疾病的总体患病率已上升到 17.5%，精神疾病的患病率如此之高，但咨询就诊率仅为 9.2%，尤其是在某些经济落后地区，仍有大量精神疾病患者没有得到及时、有效和持续的治疗。

2001 年世界卫生组织（WHO）和哈佛大学组织实施了世界精神卫生调查（WMHS），北京、上海两地城区 5201 人参与了该项研究，结果显示，我国精神障碍 12 个月患病率为 7%（不包括精神病性障碍），同时发现，中、重度精神障碍患者占比分别为 13.9% 和 32.6%，只有 3.0% 的中重度患者在该年度内接受过精神卫生专业治疗。2009 年 6 月 13 日，《柳叶刀》杂志发表了对中国山东、浙江、青海、甘肃四省 1.13 亿成年人群进行的精神疾病的流行病学调查结果，调查结果显示，成年人群 30 天患病率为 17.5%，据此估算，当时中国约有 1.73 亿人患有各种精神障碍。根据国家卫健委疾病预防控制局公布的数据，截至 2017 年底，全国 13.9 亿人口中精神障碍患者达 24326.4 万人，总患病率高达 17.5%；严重精神障碍患者 1600 万人，患病率超过 1%，因病致残率高于 60%。国家严重精神障碍信息管理系统的结果显示，截至 2018 年底，全国 2832 个区（县）使用该信息系统，在册患者 5994054 例，与 2017 年相比，在册患者增加 18702 例。2018 年底北京市某区在册严重精神障碍患者 6574 例，报告患病率为 3.27‰。河南省郑州市 2019 年底严重精神障碍患者累计登记 21941 例，报告患病率 2.36‰，其中男性 2.12‰，女性 2.62‰。河北省沧州市 2011 年 6 月至 2015 年 6 月严重精神障碍患者筛查结果显示，男性严重精神障碍患者检出率（2.65‰）显著低于女性（3.50‰）。严重精神障碍中，最高发的为精神分裂症（60% 左右），其次为精神发育迟滞伴发精神障碍（15%~20%）。我国西部某市对 2216 名严重精神障碍患者的调查显示，这些严重精神障碍患者中，57.30% 为精神分裂症患者，17.60% 为精神发育迟滞伴发精神障碍。

2012—2015 年，在国家科技部的支持下，40 余家精神专科医疗机构和高校专业人员开展了中国精神障碍疾病负担及卫生服务利用的研究（简称"中国精神卫生调查"），这是中国首次全国性的精神障碍流行病学调查。从 2019 年公开发表的第一批调查结果来看，这项调查覆盖了全国 31 个省（市、自治区）中的 157 个县/区，268 个乡镇/街道，1256 个村/居委会 38593 户的 18 岁以上调查对象，共完成调查 32552 人，应答率为84.3%。调查获得 7 大类 36 小类精神障碍中任何一种精神障碍（不含老年期痴呆）终身患病率为 16.57%，12 月患病率为 9.32%。在各类精神障碍中，焦虑障碍患病率最高，终身患病率为 7.57%，12 月患病率为 4.98%。心境障碍其次，终身患病率为 7.37%，12 月患病率为 4.06%。酒精药物使用障碍第三，终身患病率为 4.67%，12 月患病率为 1.94%。间歇爆发性障碍第四，终身患病率为 1.54%，12 月患病率为 1.23%。精神分裂症及其他精神病性障碍终身患病率为 0.75%，30 天患病率为 0.61%。进食障碍终身患病率和 12 月患病率均低于 1‰。65 岁及以上人群老年期痴呆终身患病率为 5.56%。各类精神障碍患病率的分布显示，心境障碍女性患病率高于男性患病率；酒精药物使用障碍和间歇爆发性障碍男性患病率高于女性患病率，且 18～34 岁年龄组患病率最高；精神分裂症及其他精神病性障碍患病率农村高于城市，且 18～34 岁年龄组患病率最高。与既往国内研究结果比较，以抑郁障碍为主的心境障碍和焦虑障碍患病率总体上呈上升趋势。随着我国人口老龄化加剧，老年期痴呆患病率总体也呈上升趋势。不同地区酒精使用障碍患病率差异较大，男性患病率明显高于女性，与近年来国际权威期刊发表的部分经济发达国家和中等收入水平国家调查结果比较，我国酒精使用障碍患病率处于中等水平。

（二）严重精神障碍流行趋势

严重精神障碍流行现况提示，我国精神障碍患病率存在地区差异及男女性别差异，病例以精神分裂症和精神发育迟滞伴发精神障碍为主。

McGrath 等学者调查发现，目前全球精神分裂症的患病率为 0.14%～0.46%，有逐年上升趋势。在中国，一项根据国际公认的诊断标准，对 42 项报告精神分裂症患病率的研究进行分析，并按照农村和城市居民细分的荟萃研究，共纳入 2284957 人，诊断为精神分裂症的有 10506 人。采用贝叶斯方法对精神分裂症病例的患病率进行估计，1990 年全国有 309 万人患有精神分裂症，20 年后即 2010 年增长 132%，有 716 万病例，30～59 岁为主要分布年龄，精神分裂症约占精神残疾人数的 70%，是导致精神残疾的最主要疾病。精神发育迟滞伴发精神障碍位居精神障碍疾患的第二位，研究提示，精神发育迟滞伴发精神障碍患病率呈逐年上升趋势。

根据精神分裂症、精神发育迟滞伴发精神障碍等精神疾患流行趋势，我国严重精神障碍可能呈现逐年增高的流行病学特征。随着我国经济社会高速发展，居民生活方式改变和疾病谱变化，精神障碍造成的疾病负担将成为我国主要的公共卫生问题。现代大数据平台和疾病监测方法，为准确预测精神障碍流行趋势提供工具支撑，通过调查分析全国范围的严重精神障碍流行特征、影响因素以及发病趋势，为政府和专业机构开展精神卫生健康管理循证决策提供了科学依据。

三、我国精神卫生服务体系

（一）我国精神卫生服务体系的发展史

1957 年，我国有 21 个省、自治区和直辖市建立了 70 个不同规模的精神卫生医疗机构，有床位数11000张，精神专科医师400余名。在当时的背景下，精神卫生机构开展工作的主要方式是对精神疾病患者进行收容。1958年召开第一次全国精神卫生工作会议，会议以"积极治疗、就地管理、重点收容、开放治疗"为主题。但随后发生的十年"文革"致使中国的精神卫生事业处于停滞状态，精神病医院基本被关闭，大量的精神障碍患者得不到收治。20世纪80年代，我国精神卫生工作逐渐恢复正常运行状态，从收容管理精神障碍患者模式逐渐发展到管理治疗综合模式。1986年，第二次全国精神卫生工作会议召开，会议主要围绕解决精神障碍患者看病难和住院难的问题，提出具体的解决方案和实施路径。此后，中国精神障碍分类与诊断标准第二版（CCMD-2）发布，精神病学开始进入快速发展阶段。到了21世纪，中国精神卫生服务工作的整体水平快速提高。随着预防医学学科的发展以及西方"去收容化"运动的兴起，我国开始接受社区精神卫生防治理念和工作模式。2001年，第三次全国精神卫生工作会议提出了以预防为主、防治结合的工作方针，自此，我国的精神障碍患者健康管理进入防治结合模式。

　　20世纪中叶以前，大多数国家对精神障碍患者的管理主要是长期住院治疗模式，导致精神障碍患者长期与社会脱离，社会功能显著下降，大量患者表现为"住院综合征"。随着医学模式的改变以及新型抗精神病药物的出现，20世纪50年代起，WHO开始倡导精神障碍患者的非住院治疗，精神障碍患者在得到专科医院治疗后可以重返社区，在社区进行专业指导下的药物治疗、行为矫正和功能恢复。实践证明，社区精神卫生服务的健康管理模式可有效促进患者的康复。

　　社区精神卫生服务强调"以患者为中心"，保持精神卫生服务的连续性和综合性，重视精神障碍患者的社会功能康复，大大减少了疾病负担。医生、护士、心理师以及社工等共同构成多学科团队，帮助患者建立自助社团，推行患者的社交技能训练、居家康复和职业康复，促进患者康复后回归社会。20世纪50年代，中国开始对社区精神卫生模式进行探索，但限于中国国情，仅有"上海模式"保留下来。进入21世纪后，北京市海淀区、浙江省宁波市及广东省南海市等地区相继开始了社区精神卫生服务模式的探索工作。目前，我国已经形成"医院社区一体化"模式，该模式借鉴了国际上关于精神卫生工作的新理念及新模式，以精神障碍患者为中心，精神卫生服务机构以及服务管理者尊重并满足精神障碍患者的要求，由精神专科医师进行诊断、评估和建卡，进行精神障碍治疗，精神专科医师和护士、社区卫生医师进行每年至少4次的定期随访。

（二）我国当前精神卫生服务体系主要模式

　　为大力推进精神卫生服务的"医院社区一体化"模式，2004年12月开始启动"中央补助地方重性精神疾病管理治疗项目"，该项目首次获得中央财政专款项目经费686万元，故被简称为"686项目"。该项目由原卫生部疾控局主管，北京大学精神卫生研究所/中国疾控中心精神卫生中心承担具体管理工作。截至2021年底，686项目在31个省（市、自治区）和新疆生产建设兵团中共登记建档了662万例严重精神障碍患者，报告患病率0.47%，规范管理率92.01%，面访率93.50%，服药率89.68%，规律服药率 77.90%。

686 项目的实施是落实我国精神卫生工作规划中重点疾病控制的实践，是中国快速追赶世界先进精神卫生服务理念、模式和技术的过程。686 项目实施过程中的治疗药物研发、规范化治疗、多功能服务团队、综合性社会心理干预等运行模式，促进了精神障碍患者的治疗依从性和康复效果，减少了患者疾病负担和肇事肇祸社会风险。特别是精神卫生服务示范地区的建立，树立了"医院社区一体化"的工作机制和服务网络样板，形成了具有中国特色的精神卫生服务模式。686 项目是我国消化吸收近几十年来精神科在疾病诊疗和服务设置上的发展成果的产物，从中提炼的经验为我国制定精神卫生政策奠定了实践基础。686 项目的服务效果在北京奥运会、上海世博会以及武汉军运会等大型活动中得到了证实，即"医院社区一体化"的严重精神障碍管理模式既能满足患者连续治疗的需求，也有效避免了患者肇事肇祸的社会安全风险。

686 项目是具有中国特色的"政府主导、全员参与、科学支撑、社区为主"的严重精神障碍防治模式，强调以疾病控制为目标，防治结合为手段。686 项目的目标是全面控制严重精神障碍，应用防治结合手段，实施全程、连续的治疗和个案管理，以及社区早期发现、连续随访和康复服务，极大地提高了患者的治疗康复效果。686 项目强调各级政府牵头，卫生行政主导，公安、民政、残联等相关部门协同参与严重精神障碍患者服务管理工作。686 项目强调以精神专科为支撑，以城乡社区为基础，其中专科医护人员在 686 项目中起到了关键的技术支撑作用，除了负责诊断治疗外，还担负了大量的培训与技术指导工作，保证了精神障碍患者的治疗始终在专科医生的指导下进行。在社区层面，社区卫生、民政、公安、残联等全面参与精神障碍患者的健康管理，使患者在生活保障、社区康复治疗等方面全面获益。

第二节　严重精神障碍发病因素

一、精神分裂症的发病因素

(一) 遗传因素

研究显示，精神分裂症属于复杂的多基因遗传性疾病，该病的遗传度约为 80%。精神分裂症病人一级亲属的患病平均终身风险为 5%~10%。在父母双方均为精神分裂症的子女中患病风险上升至 40%~50%，较一般人群高 40 余倍。研究发现，精神分裂症患者所生子女即便从小寄养和生活在正常家庭环境中，成年后仍有较高的患病率。

近年来，随着分子遗传学的发展，促进了相关疾病易感基因发现与定位的基础研究与临床应用。精神分裂症的遗传学研究包括家系研究、双生子研究、寄养子研究和分子遗传学研究。这些研究均发现遗传因素在本病的发生中起重要作用。家系研究显示：精神分裂症病人一级亲属本病的患病率为 1.4%~16.2%，明显高于健康对照组一级亲属精神分裂症患病率的 0.2%~1.1%；该资料说明精神分裂症的家族聚集性相当明显。综合各国调查结果发现，与患者血缘关系越近，遗传风险度越大。同卵双生子的同病率（约为 50%）至少为异卵双生子的 3 倍。寄养子（将同卵双生子分开抚养，将精神分裂症患者的子女由正常家庭抚养，或将正常人的子女由患有精神分裂症的父亲或母亲的家庭抚养）研究亦提示遗传因素在本病的发生中起主导作用。还有研究提示，男性在 60 岁以后所生子女患此病的风险增加。

精神分裂症分子遗传学研究主要通过连锁分析和疾病的候选基因进行。连锁与关联分析的大量研究提示，有九个染色体连锁位点与此病的易感性有关，即 1q、5q、6p、6q、8p、10p、13q、15q 及 22q。然而，由于遗传表型不肯定以及大量难以检测的微效基因的存在，仍然不能进行明确的染色体定位。

对这些染色体连锁位点的进一步分析提示，目前最可能成为精神分裂症致病候选基因的是：a-7 烟碱受体、精神分裂症 1 断裂基因（DISC1）、代谢型谷氨酸受体 3 基因（CRM3）、儿茶酚氧位甲基转移酶基因（COMT）、G 蛋白信号调节基因（RCS4）以及 D-氨基酸氧化酶激动子基因 DAOA（G72/G30）。近来发现，dystrobrevin 基因（DTNBPI1）和神经调节蛋白基因（NRG1，neureglin-1）的突变与阴性症状有关。基因对精神分裂症的易感性只起了部分作用，即使是遗传基础相同的同卵双生子，其同病率也只有约 50%，这提示其他生物和社会心理因素也参与了疾病的发生和发展。至于到底有哪些基因参与了精神分裂症的发生、这些基因之间是如何相互作用的，以及这些基因所产生的蛋白质是如何影响精神分裂症的病理生理过程的，至今尚无一致性结论。

（二）神经发育假说

近年来，大量证据表明神经发育障碍在精神分裂症的发病中起着重要作用。神经发育假说认为：由于遗传因素（易感性）和某些神经发育危险因素（母孕期精神应激、妊娠期流感病毒、产科并发症、母爱剥夺、冬季出生等）的相互作用，在胚胎期大脑发育过程就出现了某种神经病理改变，主要是新皮质形成期神经细胞从大脑深部向皮层迁移过程中出现了紊乱，导致心理整合功能异常。其即刻效应并不显著，但随着进入青春期或成年早期，在外界环境因素的不良刺激下，导致精神分裂症症状的出现。此外，孕妇在妊娠期吸烟、饮酒、接触毒物，缺乏母乳喂养，营养缺乏等，都可能增加精神分裂症的发病风险。

支持神经发育异常假说的证据包括：脑解剖和神经病理学研究发现，精神分裂症患者有边缘系统和颞叶结构的缩小，半球不对称；精神分裂症患者的海马、额叶皮层、扣带回和内嗅脑皮层有细胞结构的紊乱，推测是在脑发育阶段神经元移行异位或分化障碍造成，破坏了皮层联络的正常模式，这些脑结构改变的同时不伴有神经系统退行性改变的特征，故其组织学改变更倾向于神经发育源性。

脑影像学研究发现，部分患者在精神分裂症发病前就明显存在大脑重量减轻、侧脑室扩大（前角和侧角较为突出）和大脑皮质萎缩等脑结构的变化。部分患者表现为在任务刺激下，额叶皮层代谢低下、低灌注、低效能、血流减少、激活减低，且与病前的神经心理（执行功能）缺陷有关；不少研究者发现，脑部的上述影像学改变也见于患者的一级亲属，与病程及药物治疗无关；在同卵双生子的研究中，发病的个体脑室扩大较未发病者明显。以上这些发现提示，遗传因素可能是构成精神分裂症脑结构发育异常的基础。

临床研究发现，神经发育异常的外部表现体现在以下几个方面：①病前体格细微异常。②社会适应与个性特征异常：体现在童年期表现出发育延缓，并有认知障碍，语言和操作智商成绩较差，尤其是有语言发育迟缓和面部异常运动者，预示有可能发生精神分裂症；部分患者病前（儿童期）表现出学校操行记录不良、接触不良、与同龄人缺乏交流、婴幼儿阶段活动被动、社交自信感较低及社交焦虑感增强等。③神经功能异常：神经系统软体征主要表现在运动协调、感觉统合和神经反射的形成等方面。④神经心理异常：大量研究显示，精神分裂症患者的神经心理测验结果类似于脑器质性精神障碍患者的结果，只是程度较轻。患者在注意、记忆、智能、概念的形成与抽象等方面均有或轻或重的损害。

（三）神经生化

1. 多巴胺功能亢进假说

该假说在 20 世纪 60 年代提出，目前仍然居于主要地位，认为精神分裂症是中枢多巴胺功能活动亢进所致。其依据主要来源于精神药理学研究：重复使用大剂量 DA 释放剂如苯丙胺和可卡因可以使正常人产生幻觉和妄想；短期使用苯丙胺可以使精神分裂症患者的精神病性症状恶化；抗精神病药物通过拮抗多巴胺 D2 受体对幻觉、妄想等精神症状有效；DA 释放增加与阳性精神病性症状的严重程度成正相关；PET 研究提示首发未服药患者尾状核 D2 受体数量增加等。然而，DA 功能亢进不能很好地解释此病的阴性症状和认知缺陷等症状。但也有研究提示，前额叶皮质 DA 功能低下可能与患者的阴性症状和认知缺陷有关。

2. 5-羟色胺假说

1954 年，Wolley 等人提出精神分裂症可能与 5-羟色胺（5-HT）代谢障碍有关，该假说认为功能过度是精神分裂症阳性和阴性症状产生的原因之一。证据是：5-HT 激动剂麦角胺二乙酰胺（LSD）能导致幻觉；第二代抗精神病药（如利培酮、奥氮平、氯氮平等）对 5-HT2A 受体有很强的拮抗作用；精神分裂症患者额叶皮质 5-HT2 受体表达下降，5-HT1A 受体结合能力下降。5-HT2A 受体可能与情感、行为控制及调节 DA 释放有关。5-HT2A 受体拮抗剂可促进 DA 的合成和释放，在额叶皮质和纹状体减轻阴性症状和锥体外系反应。而 5-HT2 受体激动剂可使 DA 神经元放电减少，并能减少中脑皮层及中脑边缘系统 DA 的释放，发挥抗精神病的作用。

3. 谷氨酸假说

谷氨酸是一种兴奋性神经递质，目前关于该神经递质的理论假说主要有三个方面。第一，谷氨酸 N-甲基-D-天冬氨酸（NMDA）受体下降模型理论认为精神分裂症的重要病因是 NMDA 受体功能低下，其理由是：NMDA 受体拮抗剂如苯环己哌啶（phencyclidine，PCP）、氯胺酮可在正常受试者身上引起幻觉、妄想、情感淡漠、退缩等症状。有研究提示，精神分裂症患者大脑某些区域（如中颞叶）谷氨酸受体亚型较正常对照组减少，抗精神病药物的作用机制之一就是增加中枢谷氨酸功能。而 NMDA 受体调质（甘氨酸）具有一定的抗精神病效果，有望成为治疗中度到重度阴性症状以及认知损害的药物。其二，不少研究认为精神分裂症的 DA 功能异常是继发于谷氨酸神经元调节功能紊乱这一基础之上。第三，目前已经发现的精神分裂症易感基因与谷氨酸传递有关。

4. γ-氨基丁酸（GABA）假说

GABA 是脑内主要的抑制性神经递质。GABA 与精神分裂症病理生理机制有关的主要理由有：部分患者大脑皮质 GABA 合成酶（谷氨酸脱羧酶）水平下降及海马 GABA 能神经元丧失。GABA 对 DA 活动有调节效应，而 GABA 神经元抑制的不足会导致 DA 神经元活动增加。

此外，精神分裂症可能还与其他系统如神经肽、肾上腺素、乙酰胆碱、氧化应激、第二信使等的改变和（或）这些系统间的相互作用有关。不过，上述的神经生化改变是疾病的原因还是结果，是相关因素还是伴随状态，他们之间是单独致病还是相互作用致病，至今尚无定论。

（四）其他因素

研究发现，母亲孕期病毒感染者及罹患产科并发症，其子代成年后发生精神分裂症的风险增高。一些关于精神分裂症患者出生季节的研究发现，母孕产期营养不良、缺乏母乳喂养，孕妇在妊娠期吸烟、饮酒、接触外来毒物，以及冬春季节（12 月—3 月）生产者，子代罹患精神分裂症比例增高。提示，母亲围产期感染、营养与疾病状态，可能是影响胎儿神经系统发育和增加精神分裂症患病概率的危险因素。

临床研究发现，精神分裂症患者病前性格多表现为内向、孤僻、敏感多疑，较多患者病前 6 个月可追溯到相应的生活负性事件，存在不良社会心理因素者占比为 40%～80%。相关社会心理应激因素也是精神分裂症复发的重要诱发因素。研究提示，精神分裂症的发生与心理社会因素有关，常见的社会心理因素包括文化、职业、社会阶层、移民、孕期饥饿、社会隔离与心理社会应激事件等。但目前为止没有发现任何心理社会因素能决定精神分裂症的发生。某些应激事件确实导致健康人出现了精神异常，但这种异常更多的是与应激有关的精神障碍。目前认为，心理、社会因素可以促进精神分裂症的发生，但常难以左右其最终的病程和结局。

二、分裂情感性障碍

到目前为止，分裂情感性障碍的病因尚不明确，其本身是否是一类独立的精神疾病目前仍有争议。分裂情感性障碍一级亲属出现分裂情感性障碍的比例很小，但一级亲属发生精神障碍的比例高于精神分裂症和情感障碍，且一级亲属的情感障碍较高。Tsuang的研究发现：家族成员患分裂情感性障碍的危险程度介于精神分裂症和情感障碍之间；他认为分裂情感性障碍分为两型，抑郁型靠近精神分裂症，双相情感型靠近传统的情感障碍；并认为这两型是一个疾病的连续谱，精神分裂症和分裂情感性障碍有遗传学上的关系：位于染色体 1q42 的 DISCI 基因与 SAP、精神分裂症及心境障碍都有关。总体上来说，分裂情感障碍的预后好于精神分裂症而差于心境障碍；同样，与精神分裂症相比，分裂情感性障碍患者较少呈恶化性病程，且对锂盐的治疗反应更好。目前来自神经精神病学、神经影像学、分子神经病学、遗传流行病学等研究没有发现精神分裂症、分裂情感性障碍、情感障碍之间存在明确的界限，而是存在遗传、病理生理上的重叠。有学者认为分裂情感性障碍是精神分裂症与情感障碍的共病体，而有的学者则把分裂情感性障碍看作精神分裂症与情感障碍联系谱上的中点。有的学者甚至认为分裂情感性障碍就是伴有精神病性症状的情感障碍。因此，其存在于疾病分类中的地位争议较大。

三、偏执性精神病

偏执性精神病的发病原因不明，其发生发展可能与患者的社会隔离、人格障碍、感觉器官损害（尤其是耳聋）、物质滥用等因素相关。偏执性精神障碍起病年龄一般在 30 岁以后，女性居多，未婚者多见，患者发病前多表现有固执、主观、敏感、猜疑、好强等性格特征。研究认为，偏执性精神障碍是在个性缺陷的基础上遭受负性生活事件刺激而诱发。由于性格缺陷，对遭遇的挫折作出错误理解进而形成妄想，在妄想的影响下容易和环境发生冲突，反过来又强化其妄想。移民、服役、被监禁及社会隔绝状态等生活环境的改变，可能诱发偏执性精神障碍。老年人群出现失聪、失明等功能缺陷，易发生伴发妄想症状的偏执性精神障碍。酒精中毒和妄想性障碍之间存在一定的相关性。

四、双相情感障碍

双相情感障碍的发病原因尚不十分清楚。一般认为，遗传与环境因素在其发病过程中均有重要作用，遗传因素的影响可能更为突出。双相情感障碍具有明显的家族聚集性，其遗传倾向较精神分裂症、抑郁障碍等更为突出。家系研究发现，双相Ⅰ型障碍患者的一级亲属患双相Ⅰ型障碍者较对照人群高 8~18 倍；约半数双相Ⅰ型障碍患者，其双亲中至少有一方患心境障碍，且常常是重性抑郁障碍；父母中若一方患有双相Ⅰ型障碍，则其子女患心境障碍的几率约为 25%，若父母双方均患有双相Ⅰ型障碍，则其子女患心境障碍的几率可达 50%~75%。对双生子的研究发现，单卵双生的双相Ⅰ型障碍同病率达 33%~90%，而双卵双生的为 5%~25%。社会心理因素可能是双相情感障碍的诱发因素，遭遇精神创伤如考试失败、失恋、失业等可诱发双相情感障碍症状发生，或者这些因素可导致病情恶化或引起疾病复发。部分双相情感障碍患者的症状发作可具有一定的季节性，即初冬（10~11 月）为抑郁发作，而夏季（5~7 月）出现躁狂发作。有资料显示，女性患者有一个夏季发作高峰，而男性患者缺乏明显的高发季节。双相情感障碍患者常常合并有物质及酒精滥用，共病率可达 40%。

(一) 遗传与环境因素

1. 家系研究

双相情感障碍患者生物学亲属的患病风险明显增加，患病率为一般人群的 10~30

倍，血缘关系越近，患病风险也越高，并有早发遗传现象（即发病年龄逐代提早、疾病严重性逐代增加）。群体遗传学提示双相情感障碍有明显的家族聚集性，但其遗传方式不符合常染色体遗传。研究还发现，双相情感障碍Ⅰ型的家系遗传与遗传因素的关系更为密切。

2. 双生子与寄养子研究

研究发现，双相情感障碍的同卵双生子的同病率明显高于异卵双生子，其中，同卵双生子同病一致率为60%~70%，而异卵双生子约为20%。对寄养子的研究也显示，患有心境障碍的亲生父母所生寄养子的患病率高于正常亲生父母所生寄养子的患病率。国外研究提示：患病父母的亲生子女即使寄养到环境基本正常的家庭环境中仍具有较高的双相情感障碍发生率，这些研究充分说明了遗传因素在双相情感障碍发病中占有重要地位，其影响远甚于环境因素。

关于本病的遗传方式，有单基因常染色体显性遗传、性连锁显性遗传、多基因遗传和异质性遗传等假说，但均未获得证实。目前多倾向于多基因遗传模式。

3. 分子遗传学研究

对心境障碍的疾病基因或易感基因尚需进行深入研究。分子遗传学研究涉及多条染色体和基因，虽然有不少阳性发现，但目前尚缺乏肯定的研究证据。候选基因研究也未能证实酪氨酸羟化酶基因、多巴胺受体基因、多巴胺转运体基因、多巴胺β羟化酶基因、5-羟色胺受体（5-hydroxy tryptamine，5-HT）基因、单胺氧化酶基因等与本病的明确相关性。表观遗传学研究发现双相情感障碍患者外周血单个核细胞DNA甲基化水平表达增高，且升高程度与躁狂严重程度成正比。

4. 遗传与环境的相互作用

研究提示，应激、负性生活事件（如丧偶、离婚、婚姻不和谐、失业、严重躯体疾病、家庭成员患重病或突然病故）及社会经济状况不良等因素与本病的发病有明显的关系。应激性生活事件与心境障碍，尤其与抑郁发作的关系较为密切。

（二）神经生化因素

一些研究初步证实了中枢神经递质代谢异常及相应受体功能改变，可能与双相情感障碍的发生有关，证据主要来源于精神药理学研究资料和神经递质代谢研究。

1. 5-羟色胺（5-HT）假说

双相情感障碍的5-HT假说越来越得到认可。该假说认为5-HT功能活动降低可能与抑郁发作患者的食欲减退、昼夜节律紊乱、内分泌功能失调、性功能障碍、焦躁不安、不能应对应激、活动减少等有关。5-HT功能活动增高可能与躁狂发作有关。阻滞5-HT回收的药物（如选择性5-HT再摄取抑制剂）、抑制5-HT降解的药物（如单胺氧化酶抑制剂）、5-HT的前体色氨酸和5-羟色氨酸均具有抗抑郁作用；而选择性或非选择性5-HT耗竭剂（对氯苯丙氨酸与利血平）可导致抑郁。一些抑郁发作患者脑脊液中5-HT的代谢产物5-羟吲哚乙酸含量降低，浓度越低，抑郁程度越重，伴自杀行为者比无自杀企图者更低；抑郁发作患者和自杀患者的尸脑研究也发现5-HT或5-羟吲哚乙酸的含量降低。5-HT 缺乏可能是双相情感障碍的生化基础，但兼有 NE 异常才会表现临床症状。

2. 去甲肾上腺素（NE）假说

该假说认为 NE 功能活动降低可能与抑郁发作有关，NE 功能活动增高可能与躁狂发作有关。阻滞 NE 回收的药物（如选择性 NE 再摄取抑制剂等）具有抗抑郁作用；酪氨酸羟化酶（NE 生物合成的限速酶）抑制剂 a-甲基酪氨酸可以控制躁狂发作，并可导致轻度抑郁或抑郁障碍状恶化；利血平可以耗竭突触间隙的 NE 而导致抑郁。抑郁发作患者中枢 NE 浓度降低，NE 代谢产物 3-甲氧基-4-羟基-苯乙二醇浓度增加；尿中 3-甲氧基-4-羟基-苯乙二醇明显降低，转为躁狂发作时则升高。

3. 多巴胺（DA）假说

该假说认为 DA 功能活动降低可能与抑郁发作有关，DA 功能活动增高可能与躁狂发作有关。阻滞 DA 回收的药物（安非他酮）、多巴胺受体激动剂（溴隐亭）、多巴胺前体（L-多巴）具有抗抑郁作用；能阻断 DA 受体的抗精神病药物可以治疗躁狂发作，也说明心境障碍存在 DA 受体的变化。

4. 其他

有研究显示上述神经递质相应受体功能的改变以及受体后信号传导系统（如第二信使环磷腺苷酸（cyclic adenosine monophosphate，cAMP）和磷脂酰肌醇（phosphatidylinositol，PI））的改变也参与心境障碍的发病。另外，乙酰胆碱、谷氨酸、γ-氨基丁酸、神经肽也可能参与情绪的调节。

（三）神经内分泌功能异常

许多研究发现，双相情感障碍患者有下丘脑-垂体-肾上腺轴（HPA）、下丘脑-垂体-甲状腺轴（HPT）、下丘脑垂体-生长素轴的功能异常，尤其是 HPA 功能异常。研究还发现，部分抑郁发作患者血浆皮质醇分泌过多，分泌昼夜节律改变，无晚间自发性皮质醇分泌抑制，地塞米松不能抑制皮质醇分泌；重度抑郁发作患者脑脊液中促皮质激素释放激素（CRH）含量增加。提示抑郁发作 HPA 功能异常的基础是 CRH 分泌过多。

（四）脑电生理变化

脑电图研究发现，抑郁发作时多倾向于低 α 频率，躁狂发作时多为高 α 频率或出现高幅慢波。睡眠脑电图研究发现，抑郁发作患者总睡眠时间减少，觉醒次数增多，快眼动睡眠潜伏期缩短（与抑郁严重程度正相关）。

（五）神经影像改变

双相情感障碍的神经影像学检查技术包括结构性影像学技术和功能性影像学技术，前者包括计算机体层摄影术（CT）和磁共振成像（MRI）、单光子发射计算机断层扫描（SPECT）、正电子发射计算机扫描（PET）、功能性磁共振成像（fMRI）、磁共振波谱（MRS）等。双相情感障碍患者的大脑结构异常主要包括前额叶、边缘系统前部和中部脑区局部灰质的容积减少及白质结构变化，非特异性的脑室扩大，白质高信号增加等异常表现，发病年龄早的患者表现往往更为明显。PET/SPECT 研究虽然结果各不一致，但是总体上显示双相情感障碍抑郁发作时全脑血流/代谢弥漫性降低，以额叶和前扣带回更为明显；而躁狂发作时全脑血流有增加和代谢亢进的倾向。大多数 fMRI 研究结果提示，与情绪调节相关的皮质边缘系统通路（包括前额叶皮质部分、前扣带回皮质、杏仁核、丘脑和纹状体等）过度激活可能最终导致了双相情感障碍的情感症状发作。多数 MRS 结果提示双相情感障碍患者前额叶皮质 N-乙酰天门冬氨酸（NAA）浓度减低；也有研究发现双相情感障碍患者前额叶皮质的脂质水平和谷氨酸/谷氨酰胺水平增高。DTI 研究发现双相情感障碍患者前额白质纤维束结合性降低，皮质和皮质下神经纤维功能连接异常。

综上所述，双相情感障碍的影像学改变主要涉及额叶、基底节区、扣带回、杏仁核、海马等与认知和情感调节关系较密切的神经环路损害，也涉及这些脑功能区皮质下白质的微观结构变化，从而出现皮质和皮质下连接损害以及脑功能连接损害，最终导致双相情感障碍的情感症状发作。

五、癫痫所致精神障碍

癫痫可分为原发性（特发性）癫痫和继发性（症状性）癫痫。原发性癫痫是原因不明确的一类癫痫，继发性癫痫是脑部疾病或多种全身性疾病引发的癫痫表现。遗传因素可能是原发性癫痫发生的主要原因，儿童的失神发作、青少年的全身性强直阵挛发作等大多为原发性癫痫。颅脑外伤为青少年和成年人继发性癫痫的主要原因，30~50 岁人群的首次癫痫发作可能与颅内肿瘤有关，50 岁以上人群的脑血管病为癫痫发作的最重要病因。任何年龄的人都有可能因代谢紊乱而出现癫痫发作，尿毒症、肝功能衰竭、低血钙、高血钙、低血钠、高血钠、低血糖、高血糖等疾病，均可伴发全身性强直阵挛发作或肌阵挛发作的癫痫症状。

六、精神发育迟滞伴发精神障碍

从胎儿到 18 岁以前影响中枢神经系统发育的因素，如遗传因素、生物因素和环境因素等，都可能导致精神发育迟滞，即智力发育障碍。目前已明确的病因主要有以下几个方面。

（一）遗传因素

1. 染色体异常

染色体异常包括常染色体和性染色体的单体型、三体型、多倍体等染色体数目异常，以及染色体的倒位、缺失、易位、重复、环形染色体和等臂染色体等结构异常。导致智力障碍的疾病有：唐氏综合征（Down's syndrome，先天愚型），G 组第 21 对染色体三体型；先天性卵巢发育不全（Turner's syndrome），女性缺少 1 条 X 染色体；先天性睾丸发育不全（Klinefelter's syndrome），男性 X 染色体数目增多；脆性 X 染色体综合征

（fragile X syndrome），患者 X 染色体长臂末端 Xq27 和 Xq28 上有脆性位点。在导致中度以上智力障碍的疾病中，唐氏综合征和脆性 X 染色体综合征是最常见的疾病。

2. 基因异常

DNA 分子结构异常使机体代谢所需酶的活性不足或缺乏，导致遗传代谢性疾病，有智力障碍临床表现。其中苯丙酮尿症、半乳糖血症、戈谢病（Gaucher's syndrone，高雪氏病）、家族性黑蒙性痴呆、脂质沉积症、黏多糖病、脑白质营养不良等常见。Ret 综合征患者 X 染色体 MECP2 基因的外显子 3 和外显子 4 突变，除表现神经系统症状以外，也伴随智力障碍。少数智力障碍是在多个基因的累积效应基础上，加上环境因素的影响所致。

3. 先天性颅脑畸形

如家族性小脑畸形、先天性脑积水、神经管闭合不全等疾病都可能导致智力障碍。

（二）围生期有害因素

以下这些围生期有害因素妨碍胎儿神经系统的正常发育，导致胎儿出生后的智力发育障碍。

（1）感染：母孕期各种病毒、细菌、螺旋体、寄生虫等感染，如巨细胞病毒、风疹病毒、流感病毒、肝炎病毒、HIV 病毒、弓形虫、梅毒螺旋体等的感染。

（2）药物：母亲很多药物可导致胎儿智力障碍，特别是作用于中枢神经系统、内分泌和代谢系统的药物，以及抗肿瘤和水杨酸类药物。

（3）毒物：环境、食物和水被有害物质如铅、汞等污染。

（4）放射线和电磁波。

（5）妊娠期疾病和并发症：孕妇患各种疾病，如糖尿病、严重贫血、肾脏病、甲状腺疾病等，以及先兆流产、妊娠高血压、先兆子痫、多胎妊娠等。

（6）分娩期并发症：前置胎盘、胎盘早期剥离、胎儿宫内窘迫、脐带绕颈、产程过长、产伤、早产等使胎儿颅脑损伤或缺氧。

（7）母亲妊娠年龄偏大、营养不良、抽烟、饮酒，遭受强烈或长期的心理应激产生持续的情绪抑郁、焦虑等都可能与胎儿智力障碍有关。

（8）新生儿疾病：未成熟儿、低出生体重儿、母婴血型不合所致核黄疸、新生儿肝炎、新生儿败血症、胎儿颅缝早闭等。

（三）出生后不良因素

（1）脑损伤：脑炎、脑膜炎等中枢神经系统感染，颅内出血，颅脑外伤，脑缺氧（溺水、窒息、癫痫、一氧化碳中毒、长时间呼吸困难），甲状腺功能低下，重度营养不良等。

（2）听觉或视觉障碍：儿童接受环境中的听觉和视觉刺激少，影响智力发展。

（3）家庭和社会环境：贫困、与社会隔离等因素使儿童缺乏接受文化教育或人际交往机会，影响智力发育。

第三节　严重精神障碍疾病负担

随着严重精神障碍患者家庭—社区—医院一体化健康管理模式的发展，患者的疾病负担模式也发生了相应改变，特别是稳定期患者从精神病医院出院居家照护和社区管理后，其对社区工作者和家庭照护者会带来诸多疾病负担。

一、患者的生存质量

(一)患者生存质量现况

生存质量又称为生活质量，是通过测量体力、精神及社会活动能力等维度，对个体的幸福感、心理状况、经济状况、社会功能、社交互动能力以及身体健康状态进行综合评价。从广义上说，生存质量是人类生存的自然社会条件优劣状态；从医学角度来理解，生存质量则主要指个人的整体状况，包括身体状况、社会及心理功能是否完好等。目前，生存质量的含义是围绕世界卫生组织提出的定义来考虑的，它包括一组超越了生物医学范围评价的终点指标。

研究表明，严重精神障碍患者生存质量较差，精神分裂症患者的失业率高达80%~90%，平均寿命减少10~20岁，他们的居住状况、家庭关系、社会关系、经济状况、个人安全及总体生活的主观满意度均明显低于健康人群。双相情感障碍患者存在明显的生活质量缺陷，主要表现在教育、职业、财政、社会支持及亲密关系等方面的质量下降，严重影响患者及家属的生活质量。

(二)影响患者生存质量的因素

精神症状、认知功能障碍、药物副反应、医疗条件、就业情况、经济状况、社会歧视等为影响严重精神障碍患者生存质量的主要因素。严重精神障碍具有治疗难度大、治愈率低、反复发作等临床特点，表现为认知、感知觉、运动及情感障碍。其社会家庭功能缺陷，可能危害公众安全，面临广泛的社会歧视。患者参与学习、就业的机会减少，易遭受社会及他人歧视。患者表现为严重的病耻感，回避就医，较少主动参与社会活动，其生活质量明显低于正常人群。

为提高严重精神障碍患者的生存质量，不仅要关注其精神症状治疗，更应关注其社会功能恢复。在加强急性期患者住院管理同时，更应加强稳定期及恢复期患者的社会功能康复。在精神卫生立法保障基础上，应不断提高精神卫生专业机构服务水平和高质量发展，提高社区精神卫生管理水平，加强患者的社区康复护理，提高患者服药依从性，广泛开展公众精神卫生核心知识宣传，减轻严重精神障碍患者的社会歧视和家庭照护负担，进而提高患者的生存质量。

二、疾病负担

疾病负担(burden of disease)是指疾病、伤残和过早死亡对整个社会经济及健康的压力。包括发病、残疾、死亡、生活质量下降以及经济损失等内容，概括起来，主要包括健康和寿命损失、经济损失以及除此之外的其他损失。WHO 的全球疾病负担研究中应用伤残调整生命年（disability adjusted life years，DALYs）对中国精神障碍疾病负担进行了评定，结果显示，1990 年我国神经精神疾病负担占疾病总负担的 14.2%，1998 年为 15.1%，比全球数字高得多。如果加上自杀/自伤，则高达 19.3%。到 2020 年，神经精神疾病负担占疾病总负担的比例升至 15.5%，加上自杀/自伤，则达 20.2%。也就是说，疾病总负担的约 1/5 是由精神障碍和自杀所引起，而自杀也大多与精神障碍有关。

（一）精神障碍的经济负担

经济负担是疾病负担的主要组成部分，精神障碍造成的经济负担十分惊人。由于精神障碍属于慢性非传染性疾病，其所造成的疾病负担以间接负担为主，不像急性传染性疾病所造成的经济花费那么直接和明显，往往不被人们所重视，这也是精神障碍造成严重经济花费的原因之一。Andin-Sobocki 等（2005）对欧洲多个国家、多种神经精神疾病的经济花费进行研究，结果显示，神经精神疾病的经济花费占疾病总花费的 35%，其中以抑郁症和精神分裂症为主。我国部分地区的精神分裂症和抑郁症的经济负担研究显示，以 2004 年的数据计算，精神分裂症患者年人均总花费 15669.60 元，直接花费 5233.65 元（33.4%），间接花费 10435.95 元（66.6%）；抑郁症患者年人均总花费为 13293.26 元，直接花费 5011.56 元（37.7%），间接花费 8281.70 元（62.3%）。精神疾病多系慢性疾病，病程长，症状特殊，治疗较为困难，对患者、照料者、整个家庭和社会均会造成严重的健康和经济负担。

（二）精神障碍的家庭负担

家庭负担是指患者因患病给家庭造成的问题、困难和不良影响，是疾病负担的重要组成部分。家庭负担是普遍的、复杂的、多维的，任何疾病对于患者及其家庭都是负性生活事件，可能对家庭的各个层面产生影响。精神障碍作为一类特殊疾病，造成的家庭负担往往更重，超过了高血压、冠心病、糖尿病、癌症等慢性疾病。家庭负担主要表现为：对疾病的情感反应、对患者紊乱行为的应激反应、被打乱的家庭日常活动、面对耻感、社会活动的限制、经济困难等。Lauber 等（2003）的研究结果显示，家庭负担重要的指标是患者对家庭造成的悲伤和疾病急性期家庭成员关系的变化。除此之外，对家庭的威胁、伤害，家庭成员的时间花费和对社会、休闲活动的限制，对家庭日常活动的影响，对家庭关系的影响，对家庭成员生理健康的影响和对家庭成员心理健康的影响等，也是家庭负担的重要方面。精神分裂症患者对家庭成员的生活质量和心理健康造成严重影响，其所造成的家庭负担更为严重。由于精神障碍患者有可能出现自杀观念和行为，出现幻觉、妄想等精神病性症状，甚至冲动、伤人行为，家庭成员会出现恐惧、担心、焦虑等心理问题；由于社会对精神病人的偏见，其家属往往也会产生自鄙心理，或者自杀观念和行为，这些都是精神障碍造成的疾病负担。精神障碍造成的耻感和法律问题也是家庭社会负担的重要组成部分。社会上对精神疾病的消极态度是普遍现象，它们被视为危险的和不可预料的，人们对它们严重地恐惧，事实上更多潜在的危险主要针对患者和其近亲属。患者家属的耻感的形成与社会偏见和歧视密切相关并形成恶性循环，抛开疾病本身的损害不算，仅耻感就足以导致患者的社会隔离、失业、药物滥用、长时间被收容或无家可归，所有这些因素导致患者康复和回归社会更加困难。

（三）精神障碍的社会负担

严重精神障碍是一种反复发作的慢性疾病，其直接医疗开支和长期康复治疗，以及疾病残疾、社会功能缺失和肇事肇祸等，造成严重的疾病负担和社会危害。严重精神障碍肇事肇祸已成为各地政府关注的重点社会安全问题。沈阳市调查了 3012 例精神疾病患者，约 27.2%（820/3012）的患者造成过社会安全危害，以伤害他人（19.0%）、扰乱社会治安（14.9%）、家庭暴力（7.4%）等危害为主，肇事肇祸者以精神分裂症患者为多，其次是精神发育迟滞伴发精神障碍。研究数据表面，因精神障碍患者肇事肇祸行为导致的人员伤亡及社会财产损失仅次于社会刑事犯罪，位居第二位。

第四节 严重精神障碍三级预防

为减轻精神障碍造成的疾病负担，世界各国结合自身国家国情，建立了严重精神障碍的健康管理策略。1964 年，Caplan 首先倡导应重视对精神障碍的预防，并提出了"三级预防"模式，该模式的实践为精神障碍健康管理带来了理论和方法学指导。我国也制定了符合我国国情的精神障碍"三级预防"策略。2006 年世界卫生组织提出，精神障碍的预防是一个优先的公共卫生问题，其中，一级预防包括普遍的、选择性的和有明确指向性的病因预防，二级预防是通过精神疾患的早发现、早治疗以降低精神障碍罹患率，三级预防是指减少残疾、促进康复和预防复发。

一、一级预防

精神障碍的一级预防是在疾病影响因素分析评价，掌握影响精神障碍发生发展的"生物、心理、社会"因素的基础上，开展病因预防的干预策略。精神障碍的一级预防包括特异性的病因预防和非特性预防措施。特异性的病因预防是指消除或减少影响精神疾患发生的危害因素，促进影响疾病发生的保护因素，以防止或减少精神障碍的发生；非特异性预防措施包括针对高危人群的健康教育和健康促进。精神障碍的一级预防是最积极、最主动的预防措施，为有效开展精神障碍一级预防，应做好如下工作：

（1）加强精神障碍的流行病学调查研究，掌握精神障碍的发生率、发病规律、影响因素，以及其时间、空间和人群间的分布情况，为精神障碍病因预防提供循证依据。

（2）加强公民精神卫生健康教育，特别是精神障碍高危人群精神卫生的健康促进，普及精神卫生知识，提高公众精神卫生保健能力。不断修订完善精神卫生法律体系，增加精神卫生健康教育投入，培训合格心理卫生干预人员，推进不同层次学校的心理卫生课程开设，加强高危人群心理卫生监测。

（3）加强精神卫生的遗传咨询，提倡优生、优育、优教，防止近亲结婚，减少出生缺陷发生概率。

（4）加强心理咨询服务，特别是高危人群的心理干预服务。提供多途径心理咨询服务，提高公众心理保健能力，减少应激事件对心理健康的不良危害。针对具有特殊心理素质和从事高心理压力职业人群，应加强专业心理干预，提供心理宣泄途径，预防和减少精神障碍发生。重视儿童发育过程中的学校教育和家庭教育，及时纠正儿童不良行为问题、情绪问题，培养他们爱劳动、爱集体的品德与作风，养成诚实、坚强、克制和心情开朗的性格。探讨老年人群的心理健康特征，针对老年人群心理问题特点，帮助老年人群重新适应社会和家庭环境的角色变化，保持乐观情绪，保持积极向上的心理状态，勤于学习，科学用脑，更新观念，跟上时代的步伐。

（5）加强危机事件心理辅导，积极开展灾后心理援助与干预。面对突发灾难事件，人们在没有任何心理准备的情况下遭受打击，目睹死亡和毁灭，会造成焦虑、紧张、恐惧等急性心理创伤，甚至留下无法弥补的长久心理伤害。灾难发生后应及时对他们进行心理援助与干预，帮助灾难亲历者最大限度地应用积极应对技能，尽快走出可能的心理阴影。加强应急抢险人员的心理干预，抢险救援人员长时间、重复地工作在灾害现场，他们目睹死亡与灾难，更需要及时对他们进行心理援助与干预。

二、二级预防

精神障碍的二级预防是在寻找早期诊断指标基础上，通过高危人群筛查，早期发现和早期治疗患者的健康管理策略。精神障碍的二级预防可达到及时控制疾病发展、争取良好的疾病预后、防止疾病复发、降低疾病负担的健康管理目标。二级预防是严重精神障碍健康管理工作中极为重要的环节，应结合精神障碍特点做好如下二级预防工作：

（1）加强精神障碍诊断方法和治疗药物的科学研究，寻找精神障碍的早期筛查指标，研制有效的抗精神病药物，确保精神障碍的早期诊断和及时有效治疗。

（2）加强对公众特别是高危人群的精神卫生健康教育和健康促进工作，普及精神障碍二级预防知识，提高基层医疗卫生工作人员早期诊断、治疗技能，减轻精神障碍的社会歧视，提高心理卫生咨询可及性，提高患者及时就医的主动性和服药依从性。

（3）加强精神障碍服务体系与运行机制建设，建立"专科医院—综合医院—基层医疗机构"一体化的心理咨询平台，做好综合医院医务人员精神障碍诊疗培训，帮助非精神科医务人员早期识别、转诊精神障碍患者。

三、三级预防

精神障碍患者的三级预防是通过各种综合干预措施，最大限度地做好患者的康复训练，促进患者社会功能恢复，减少功能残疾，延缓疾病衰退进程，提高患者生活质量的健康管理策略。精神障碍的三级预防需要精神卫生专业机构、社区康复机构以及社会组织、家庭成员的互相参与。目前，70%以上的县（市、区）设立有精神障碍社区康复机构或通过政府购买社会组织开展的康复服务，在开展精神障碍社区康复的县（市、区）

中，50%以上的居家患者接受了社区康复服务。为有效开展精神疾患的三级预防工作，应动员多部门参与，做好如下工作：

（1）加强精神障碍三级预防的政府循证决策管理，政府应充分认识精神障碍康复治疗对减轻疾病负担和维持社会治安的重要性，应加强精神障碍患者治疗康复体系建设，加强多部门协作机制建设，加强多维度治疗康复模式的科学研究和推广应用，提供精神障碍治疗康复条件保障，提高精神障碍的社会支持力度。

（2）精神卫生中心、精神卫生医疗机构要建立医院内康复体系，主动开展住院患者的康复工作，做好病情稳定患者出院前的康复训练，保障患者出院后更好地适应家庭和社会生活。患者住院伊始，就是康复训练的开始，要积极开展院内各种生活自理能力、人际交往能力、职业工作能力的康复训练，尽量缩短住院时间，让患者保持与家庭及社会的交往和接触，使者尽快适应从医院环境到社区环境的转变。

（3）结合国家基本公共卫生服务项目和"686"项目工作，做好出院后居家治疗的严重精神障碍患者的定期随访工作，使者能够接受及时而有针对性的医疗指导和服务。应建立各种工娱治疗站、农疗站等社区康复平台，对患者进行各种康复训练，加强对患者的健康教育和疾病咨询，使者早日恢复家庭生活和社会功能。

（4）贯彻《关于实施以奖代补政策落实严重精神障碍患者监护责任的意见》，明确严重精神障碍患者监护人职责，尽可能地调整出院患者的生活环境，督促患者按时服药、定期体检，指导、协助患者参与力所能及的家务劳动，积极参加社区康复、家庭康复活动，维护患者的合法权利。发挥"关爱帮扶小组""综合管理小组"作用，利用"点对点技术支持"，动员家庭成员支持和参与患者的康复活动，指导家庭成员为患者制订生活计划，努力解决患者的心理健康问题和日常生活中的实际困难。

（5）对经过治疗病情趋于稳定的患者，进行多种形式的心理治疗和康复训练。让患者正确认识疾患，进一步正确认识自己，克服性格弱点，正确应对现实生活中的各种心理社会问题。督促患者按时按量服药，防止疾病恶化，努力减少残疾，使者最大限度地恢复心理和社会功能。尊重精神障碍患者的人格，关心和满足患者的合理要求，重视心理、社会环境对疾病预后、复发的影响，避免不必要的精神刺激。妥善解决精神障碍患者以及精神残疾者恢复工作或重新就业遇到的问题，实现患者真正回归社会、回归家庭。

第二章 健康管理基本理论

第一节 21世纪新的健康观

一、健康的定义与基本标准

世界卫生组织(WHO)1948年给健康下的定义是:"健康是一种躯体、精神与社会和谐融合的完美状态,而不仅仅是没有疾病或身体虚弱。"具体来说,健康包括3个层次。第一,躯体健康,指躯体的结构完好、功能正常,躯体与环境之间保持相对的平衡。第二,心理健康,又称精神健康,指人的心理处于完好状态,包括正确认识自我、正确认识环境、及时适应环境。第三,社会适应能力良好,指个人的能力在社会系统内得到充分的发挥,个体能够有效地扮演与其身份相适应的角色,个人的行为与社会规范一致,和谐融合。世界卫生组织的定义体现了积极的和多维的健康观,是健康的最高目标。然而,根据这个定义,全世界都没有如此完美的健康人。考虑到1948年定义的不可操作性,1986年世界卫生组织从健康促进的角度又重新定义了健康:"健康是每天生活的资源,并非生活的目的。健康是社会和个人的资源,是个人能力的体现。"[1]

二、健康模式的发展历史

健康是人生的财富,人人享有健康的权力,完美的家庭,和谐的社会,都以个人的健康为基石。健康更是每个人终身追求的目标。

那么,何为健康呢?

在一些词典中,"健康"被简单地定义为"机体处于正常运作状态,没有疾病"这是传统的健康概念。

《辞海》将健康定义为:"人体各器官系统发育良好、功能正常、体质健壮、精力充沛并具有良好劳动效能的状态。通常用人体测量、体格检查和各种生理指标来衡量。"这种解释要比"健康就是没有疾病"完善许多,但仍有不妥。因为它虽然提出了"劳动效能"这一概念,但仍然是把人作为生物有机体而不是社会人来对待。这种对健康的认识,在生物医学模式时代被公认是正确的。

为何在我们的词典里,会对健康有上述的注释呢?其原因不外乎两方面,一是编写

---

[1] 陈君石,黄建始.健康管理师(第一版)[M].北京:中国协和医科大学出版社,2007.

词典的作者，不知道世界卫生组织在 1948 年就有对"健康"的定义。二是他们对健康的认识本就如此，这样的知识传播，造成了很大的误区，应该说是"害人不浅"。然而，一般大众的认识，健康就是"机体处于正常运作状态，没有疾病"这个概念，在当时是被广大群众所认可和接受的，其中不乏医疗工作者。因为，在过去的很长一段时间内，我们对"心理和社会适应能力上的完好状态"处于无知的状态。直到近二十年来，心理和社会适应能力对健康的影响才开始得到重视。

关于健康和疾病的概念，人们习惯上采用《简明不列颠百科全书》给出的定义，特别是在非医学界流传广泛。该书 1987 年中文版对健康和疾病的定义是："健康，是个体能长时期地适应环境的身体、情绪、精神及社交方面的能力。疾病是已产生症状或体征的异常生理或心理状态，是人体在致病因素的影响下，器官组织的形态、功能偏离正常标准的状态。健康可用可测量的数值（如身高、体重、体温、脉搏、血压、视力等）来衡量，但其标准很难掌握。"这一概念虽提及心理因素，但在测量和疾病分类方面缺乏具体内容。可以说这是从生物医学模式向生物、心理、社会医学模式过渡过程中的产物。一方面，这种转化尚缺少足够的临床实践资料提供理论的概括；另一方面，撰写者虽然接受了新的医学模式的思想，但难以做进一步的理论探讨。

1978 年，国际初级卫生保健大会在《阿拉木图宣言》中，又重申"健康不仅是疾病体弱的匿迹，而是身心健康、社会幸福的完美状态。"这个概念不仅阐明了生物学因素与健康的关系，而且强调了心理、社会因素对健康的影响。也就是说对个体而言，只有身体、情绪、智力、精神和社会五个方面都健康才称得上真正的健康。

根据世界卫生组织的解释，健康不仅指一个人身体有没有出现疾病或虚弱现象，也包括在生理上、心理上和社会适应上的完好状态，这是现代关于健康的较为完整的科学概念。

现代健康的含义是多元的、广泛的，包括生理、心理和社会适应性三个方面，其中社会适应性归根结底取决于生理和心理的素质状况。心理健康是身体健康的精神支柱，而身体健康又是心理健康的物质基础。作为身心统一体的个人，身体和心理是紧密依存的两个方面。良好的情绪状态可以使生理功能处于最佳状态；反之，则会降低或破坏某种功能而引起疾病。身体状况的改变可能带来相应的心理问题，生理上的缺陷、疾病，特别是痼疾，往往会使人产生烦恼、焦躁、忧虑、抑郁等不良情绪，导致各种不正常的心理状态。

良好的居民健康是对整个社会扶贫、经济增长和长远经济发展的关键投入。若把健康作为 100 分计算，那么它是由 15% 的遗传因素、17% 的环境因素、8% 的医疗条件和 60% 的生活方式构成。由此而知，对于人类健康而言，若对群体和个体健康状况实施管理，控制了这 60%，那么就可以减少各种身体异常的出现和疾病的发生，提高健康期望寿命。

三、健康的影响因素

人类社会发展到今天，健康已经不仅仅局限于身体上的健康，而是一个包含生理、心理、社会等多方面的综合概念。就现在的状况来看，影响健康的因素主要有环境因素、生物学因素、生活与行为方式以及医疗卫生因素四个方面。其中，有人将生活与行为方式、医疗卫生因素划入了环境因素中，但由于其影响很重要，因此将其与环境因素并列。

(一) 环境因素

环境是指围绕着人类空间及其直接或间接地影响人类生活的各种自然因素和社会因素之和。因此，人类环境包括自然环境和社会环境。自然环境是指围绕人类周围的客观物质世界，它是人类生存的必要条件。在自然环境中，影响人类健康的主要因素有物理因素、化学因素和生物因素。

1. 物理因素

物理因素包括气流、气温、气压、噪声、电离辐射、电磁辐射等。在自然状况下，这些物理因素对人类一般无害，但是当某些因素超过人类的承受范围时，会对人类健康造成危害。随着经济社会的不断发展，信息化水平的提升，人类的工作和生活免不了和电子设备打交道，我们将会生活在一个布满电磁辐射的环境中。因此，一定要注意劳逸结合，长期遭受来自电子设备的辐射对健康是不利的。

2. 化学因素

化学因素主要包括天然的无机化学物质、人工合成的化学物质以及微生物体内的化学元素。有些化学元素是我们正常生活的保证，而有些化学物质当其浓度超过一定范围时，就会对人类造成危害，与物理因素不同的是，这类危害往往比较严重。近几年环境监测公布的 PM2.5、PM10 等污染物，长期累积会引起呼吸系统疾病，如气促、咳嗽、诱发哮喘、慢性支气管炎、慢性肺炎等，进而影响其他系统。因此，对于保护环境一定要引起足够的重视。

3. 生物因素

生物因素包括动物、植物、微生物。这些生物和我们人类一起生活在地球上，特别是有很多的动植物和微生物是我们人类赖以生存的基础物质，但一些微生物如细菌、真菌等会严重影响到健康。此外，近年来流行的禽流感病毒以及其他类似病毒对我们人类的健康构成了潜在的威胁，特别是新冠病毒，对全球的影响可谓是灾难性的。

4. 社会环境

社会环境又称非物质环境，是指人类在生产、生活和社会交往活动中相互形成的生产关系、阶级关系和社会关系等。社会环境中，有许多因素可以影响到人类的健康，如社会制度、经济状况、人口状况、文化教育水平等。但其中对健康影响最大的两个因素就是生活与行为方式以及医疗卫生服务因素。

(二) 生物学因素

生物学因素包括遗传因素和心理因素。遗传因素是指人类在长期生物进化过程中所形成的遗传、成熟、老化及机体内部的复合因素。遗传因素直接影响人类健康，它对人类诸多疾病的发生、发展及分布具有决定性影响。人类不断繁衍生息，在这个社会上不断发展，就是因为人类按照亲体的遗传模式进行世代繁衍。遗传是不可改变的因素，但是心理因素却是可以改变的。有研究显示，情绪的转变会影响下视丘饱食中枢的神经传递物质 Serotonin，从而造成摄食行为改变而影响体重控制①。同时压力会引发忧郁、焦虑，进而改变饮食行为、食欲增加而导致肥胖的发生。因此，保持一个积极向上的健康心态对我们的健康有十分重要的作用。

(三) 生活与行为方式

行为是人类在其主观因素影响下产生的外部活动，生活方式是指人们在长期的民族习俗、规范和家庭影响下所形成的一系列生活意识及习惯。随着社会的不断发展，一些不良的生活与行为方式正严重地威胁着人类的健康。在我国，由于吸烟、酗酒、纵欲、赌博等原因造成的身心疾病正在不断增多，而也正是因为这些不良的生活习性，才导致了一系列的现代病、富贵病的产生。世界卫生组织指出，世界范围内的慢性病中，有80%是由于不良的生活方式引起的。研究指出，坐式的生活方式，尤其是看电视、使用电脑等，是导致儿童肥胖的重要危险因素之一②。同时，不良的饮食和睡眠习惯会对健康造成巨大的影响。不吃早餐、连续熬夜，已经成为威胁当今年轻人的隐形杀手。因此，保持健康的生活与行为方式，改变不良的行为习惯，积极锻炼，做一个健康的人，是对生命的一种热爱和担当。

(四) 医疗卫生因素

医疗卫生服务是指促进及维护人类健康的各类医疗、卫生活动。它既包括医疗机构提供的诊断、治疗服务，也包括卫生保健机构提供的各种预防保健服务。卫生服务的范围、内容与质量直接关系到人的生、老、病、死及由此产生的一系列健康问题。一个国家的医疗水平及卫生服务水平，将对这个国家人民的健康状况起到重要的作用。在医疗卫生服务上，不管是我国独有的中医，还是西医，都是为了缓解人们的痛苦和给我们一个健康的身体。所以，医疗卫生是影响健康的又一重要因素。

四、健康教育与健康促进

(一) 健康教育与健康促进的基本概念

1. 健康教育

健康教育是通过信息传播和行为干预，帮助个人和群体掌握卫生保健知识，树立健

---

① 张庆.5-羟色胺递质的研究进展与其在食欲抑制剂中的应用[J].卫生职业教育，2007(6)：136-137.

② 袁萍，罗雷.儿童单纯性肥胖症发生危险因素的 META 分析[J].中国儿童保健杂志，2002，10(3)：161-163.

康观念，自愿采纳有利于健康的行为和生活方式的教育活动与过程。其目的和重点是改变不良行为，消除或减轻影响健康的危险因素，从而预防疾病的发生，促进健康水平和生活质量提高。目前，健康教育已被世界各国及地区的政府、卫生部门和医学界作为改善和管理健康状况的主要手段。

健康教育的实质是一种有计划、有组织、有评价的干预活动和过程，其核心是通过教育帮助人们形成有益于健康的行为和生活方式。即通过多种活动从多方面影响个体和群体，包括提供人们行为改变所必需的卫生保健知识和技能、相应的卫生保健服务，营造有益于健康的社会氛围等，达到形成有利于健康的行为的目的。

2018 年第十三届世界健康教育大会提出：健康教育是一门研究以传播保健知识和技术，影响人体和群体行为，消除危险因素，预防疾病，促进健康的科学。它注重研究知识传播和行为改变的理论、规律和方法，以及组织、规划和评价的理论与实践。健康教育提供人们行为改变所必需的知识、技术与服务，使人们在面临促进健康以及疾病的预防、治疗、康复等各个层次的健康问题时，有能力做出行为抉择。健康教育干预方法很多，但大致可以分为信息传播和行为干预两大类。

2. 健康促进

"健康促进"一词早在 20 世纪 20 年代便已见于公共卫生文献，近 10 年来受到广泛重视。有关健康促进的含义，随着健康促进理论和实践的迅速发展而不断发展。世界卫生组织曾经给健康促进做过如下定义："健康促进是促进人们维护和提高他们自身健康的过程，是协调人类与他们环境之间的战略，规定个人与社会对健康各自所负的责任。"

1995 年世界卫生组织西太区发表《健康新地平线》(New Horizons in Health) 重要文献，给健康促进的定义为："健康促进是指个人与其家庭、社区和国家一起采取措施，鼓励健康的行为，增强人们改进和处理自身健康问题的能力。"健康促进的基本内涵包含了个人行为改变和政府行为(社会环境) 改变两个方面，并重视发挥个人、家庭、社会的健康潜能。

3. 健康促进的基本策略与核心策略

1) 健康促进的基本策略

1986 年第一届国际健康促进大会发表的《渥太华宣言》中确定了健康促进的三大基本策略：倡导、赋权、协调。

(1) 倡导 (advocacy)：是一种有组织的个体及社会的联合行动。为了创造有利于健康的社会、经济、文化和环境条件，要倡导政策支持，开发领导，争取获得政治承诺；倡导社会对各项健康举措的认同，激发社会对健康的关注以及群众的参与意识；倡导卫生及相关部门提供全方位的支持，最大限度地满足群众对健康的愿望和需求。

(2) 赋权 (empowerment)：赋权与权利和政治密切相连。健康是基本人权，健康促进的重点在于实施健康方面的平等，缩小目前存在的资源分配和健康状况的差异，保障人人都有享受卫生保健的机会与资源。为使人们最充分地发挥各自健康的潜能，应授予群众正确的观念、科学的知识和可行的技能，获得控制那些影响自己健康的有关决策和行动的能力。把健康权牢牢地掌握在群众自己手里，这是实现卫生服务、资源分配平等合理的基础。

（3）协调（mediation）：健康促进涉及卫生部门、社会其他经济部门、政府、非政府组织（NGO）、社会各行各业和社会各界人士、社区、家庭和个人。在改善和保护健康的健康促进活动中，必须使个体、社区及相关部门等各利益相关者之间协调一致，组成强大的联盟和社会支持体系，共同协作实现健康目标。

2）健康促进的核心策略

健康促进要运用倡导、赋权、协调的策略，实现其目标。但从健康促进的内涵可以看出，健康促进涉及各级各类行业和部门，各方面的人群。因此，社会动员是其最基本的也是最核心的策略。社会动员包括的层次有：

（1）领导层的动员：主要指法律决策者、行政决策者、其他具有政治影响力的人士的动员。

（2）专业部门和人员参与的动员：包括立法机构官员、行政机构官员、技术部门官员和其他部门人员的动员。

（3）非政府组织（NGO）的动员：主要指民众（民间）团体、宗教团体、行业团体、工商业界等的动员。

（4）社区、家庭与个人参与的动员：可以进一步细分为：①社区团体的动员；②家庭和个人的动员。

（二）健康教育与健康促进的作用

1. 在卫生工作中的作用

1）健康教育与健康促进是实现初级卫生保健的先导

《阿拉木图宣言》把健康教育列为初级卫生保健八项任务之首，并指出健康教育是所有卫生问题、预防方法及控制措施中最为重要的。实践证明，为了完成初级卫生保健其他七项任务，必须有健康教育作为基础和先导。同时，实现初级卫生保健目标所需的最根本性条件，如领导重视、群众参与、部门协作等均需有健康教育的开发、动员、组织与协调。

2）健康教育与健康促进是卫生保健事业发展的必然趋势

随着疾病谱的改变，生活与行为方式作为疾病危险因素越来越多地在卫生领域受到关注。当前我国正面临着传染性疾病和非传染性疾病双重负担，健康教育和健康促进的核心是促使人们建立新的生活与行为方式，也体现了卫生事业发展的趋势。制定一系列使生活与行为方式向有益于健康发展的策略，降低危险因素，预防各种"生活方式病"，这正是一种社会性的突破。健康教育和健康促进在各项措施中处于核心地位并具有战略意义，是卫生保健事业发展的必然趋势。

3）健康教育与健康促进是一项低投入、高产出、高效益的保健措施

健康教育引导人们自愿放弃不良的生活与行为方式，减少自身制造的危险，追求健康的目标，从成本—效益的角度看是一项投入少、产出高、效益大的保健措施。健康促

进在促使环境改变中虽需要有一定的资源保证，但它们所需的资源投入与高昂的医疗费用形成鲜明的对照。有效的健康教育与健康促进由于预防疾病的发生，必能节省大量的社会财富，创造巨大的经济效益。美国疾病控制中心研究指出，如果美国男性公民不吸烟，不过量饮酒，采用合理饮食和进行经常的有规律的身体锻炼，其寿命可望延长 10年，而每年数以千亿计的钱用于提高临床医疗技术的投资，却难以使全美人口平均期望寿命增加 1 年。

4) 健康教育与健康促进是提高广大群众自我保健意识的重要渠道

自我保健是指人们为维护和增进健康，为预防、发现和治疗疾病，自己做出的与健康有关的决定以及采取的卫生行为，包括个人、家庭、邻里、同事、团体和单位开展的以自助/互助为特征的保健活动。它是保健模式从"依赖型"向"自助型"发展的体现。它能发挥人们自身的健康潜能和主观能动作用，提高人们对健康的责任感。自我保健意识和能力不能自发产生和拥有，只有通过健康教育和健康促进才能提高居民自我保健意识和能力，增强其自觉性和主动性，促使人们实行躯体上的自我保护，心理上的自我调节，生活与行为方式上的自我控制和人际关系上的自我调整，提高整体医学文化水平，提高人口健康素质。

2. 在健康管理工作中的作用

在健康管理工作领域，健康管理师除了要做个体化的健康管理之外，还面临着社区、企事业单位、学校等场所的大量群体健康干预与健康管理工作的现实需求与潜在需求。健康教育与健康促进是群体健康管理工作的重要工具、方法与策略。健康管理师了解、掌握和运用健康促进的基本策略、核心策略、行为干预的理论方法、健康传播的方法技巧、包括社区健康诊断在内的计划设计的基本步骤，以及健康效果的评价方法，均有助于实现其社区群体健康管理工作的目标。

(三) 健康教育与健康促进的任务

(1) 主动争取和有效促进领导和决策层转变观念，对健康需求和有利于健康的活动给予支持，并制定各项促进健康的政策。制定促进健康的公共政策位列健康促进五大领域之首，体现了在健康促进中，其他四方面的工作需以政策指定为基础和条件，这样才能更有效地开展健康促进工作。

(2) 促进个人、家庭和社区对预防疾病、促进健康、提高生活质量的责任感。通过为群众提供健康信息，发展个人自控能力，以帮助人们改变不良行为习惯和生活方式，排除各种影响健康的危险因素，使人们在面临个人或群体健康相关的问题时，能明智、有效地做出抉择。通过提高社区自助能力，实现社区资源(人、财、物)等的开发和公平性。

(3) 创造有益于健康的外部环境。健康教育和健康促进必须以广泛的联盟和支持系统为基础，与相关部门协作，共同努力来逐步创造良好的生活环境和工作环境。

(4) 积极推动卫生部门观念与职能的转变。在卫生部门当前的工作中，基本是以疾病治疗为主要任务，存在重治轻防的观念，这既不符合我国的卫生方针政策，也与人民群众的卫生需求有差距，特别是经历了新冠肺炎疫情考验，医、防脱节现象就暴露得愈发明显。因此，要求卫生部门能转变观念与职能，防治并举，医防融合，并且在疾病治疗过程中，纳入健康教育与健康促进的思想与理念，为大众提供更符合其需求、更以人为本的卫生服务。

（5）在全民中深入开展健康教育。教育和鼓励每一个公民进行明智的健康决策和实践，尤其要把健康实践作为重点。教育和引导人民群众破除迷信，摒弃陋习，养成良好的卫生习惯，提倡文明、健康、科学的生活方式，培养健康的心理素质，提高全民族的健康素质和科学文化水平。

第二节　健康管理概念

一、健康管理的定义与内涵

健康管理（managed care）这一概念的提出，最早可以追溯到 20 世纪 50 年代末的美国保险业，医生采用健康评价的手段来指导病人自我保健，有效地降低了慢性病的发病率，而且大大降低了医疗费用，同时也为保险公司控制了风险，其核心内容是医疗保险机构通过对其医疗保险管理对象（包括疾病患者或高危人群）开展系统的健康管理，达到有效控制疾病的发生或发展，显著降低出险概率和实际医疗支出，从而减少医疗保险赔付损失的目的。美国最初的健康管理概念还包括医疗保险机构和医疗机构之间签订最经济适用处方协议，以保证医疗保险管理对象可以享受到较低的医疗费用，从而减轻医疗保险公司的赔付负担。这为健康管理事业的发展奠定了基础。

随着实际业务内容的不断充实和发展，健康管理逐步发展成为一套专门的系统方案和营运业务，开始出现区别于医院等传统医疗机构的专业健康管理公司，并作为第三方服务机构与医疗保险机构或直接面向个体需求，提供系统专业的健康管理服务。到了 20 世纪 90 年代，企业决策层意识到员工的健康直接关系到企业的效益及发展，这一觉悟使得健康管理第一次被当成一项真正的医疗保健消费战略，企业决策层开始改变为员工健康的投资导向。为此，美国许多知名企业为员工提供了健康管理，这些企业涉及制造业、服务业和保险业等。

在最早诞生健康管理的美国，健康管理发展日益迅速。自 1980 年开始，美国在全国实行了"健康人民"计划，由联邦卫生和社会服务部牵头，与地方政府、社区和民间及专业组织合作，每 10 年进行一次计划、执行和评价的循环。其特点是健康管理人人参与，覆盖面广。国家层面的全国健康计划为健康管理提供了宏观政策上的支持，且医疗保险机构与医疗集团的合作，确保了健康管理的财政保障。美国的健康管理主要包括六个方面，即：①生活方式管理：主要关注健康个体的生活方式、行为可能带来什么健康风险，这些行为和风险将影响他们对医疗保健的需求。②需求管理：以人群为基础、通过帮助健康消费者维护健康以及寻求适当的医疗保健来控制健康消费的支出和改善对医疗保健服务的利用。需求管理使用电话、互联网等远程病人管理方式来指导个体正确地利用各种医疗保健服务来满足自己的健康需求。③疾病管理：疾病管理强调利用循证医学指导和增强个人能力，预防疾病恶化。疾病管理以改善病人健康为基本标准来评价所采取行动的临床效果、社会效果和经济效果。④灾难性病伤管理：为患癌症等灾难性病伤的病人及家庭提供各种医疗服务，要求高度专业化的疾病管理，解决相对少见和高价的问题。通过帮助协调医疗活动和管理多维化的治疗方案，灾难性病伤管理可以减少花费和改善结果。⑤残疾管理：试图减少工作地点发生残疾事故的频率和费用代价，并从雇主的角度出发，根据伤残程度分别处理，以尽量减少因残疾造成的劳动和生活能力下降。⑥综合的人群健康管理：通过协调不同的健康管理策略来对个体提供更为全面的健康和福利管理。

日本的健康管理始于 20 世纪 60 年代。最初是因为战后经济高速发展，生活水平提高，人们摄入过剩、运动不足导致高血脂等心脑血管疾病增加，为此日本加强了初级保健，关口前移，推行健康管理。这一举措不仅在疾病预防和国民健康促进方面取得了显著的成就，更使人均寿命最终提高至 83 岁，位居世界前列。日本的医疗机构和养老机构都配备有健康知识宣传资料，供人们免费索取，同时提供血压测量、身高体重测量设备方便人们使用。大量日本企业对员工的体重做出了限制。在日本，许多人一生都在进行健康投资，日本家庭普遍都享有健康管理机构的保健医生长期跟踪服务，为家庭建立健康档案，负责家庭的健康管理。日本健康管理的成功主要归因于其健全的法律、配套的健康管理制度和网络，还有其重视健康教育强化国民健康意识。

芬兰的健康管理源于慢性病的防治。芬兰北卡地区曾是世界心脏病的高发地区，20 世纪六七十年代心脏病死亡率高达 672/10 万，在国际上排名居首。1972 年，在芬兰政府、专业及研究机构、企业、学校、非政府组织以及社区等的共同努力下，北卡慢病防控项目启动，并在五年之后逐步推广到芬兰全国。该项目旨在通过采取综合防控措施，改变自然和社会环境，影响人们对生活方式的选择。根据当地生活习惯，芬兰政府主导调整企业经营策略，降低健康食品的价格，如将牛奶里的乳脂肪替换成大豆油，将黄油替换成富含多不饱和脂肪酸的软质人造黄油，增加了蔬菜供应等，使芬兰成功减少了82% 的心脏病死亡，成为全球慢性病预防控制方面的典范。

芬兰的健康管理是逐步探索一种改变人群生活习惯、发挥基层社区卫生服务组织的预防功能、从源头上降低疾病危险因素的新型健康管理模式，这种模式不仅改善了人口健康状况，提高了生命质量，而且还大大提高了医疗资源的利用效率。它的特点在于开展社区合作，并由国家大众健康院(National Institute of Public Health)定期进行健康管理项目评估；加大媒体对健康保健、健康生活方式的宣传力度；医生与不良生活习惯的人群对话；基层医疗服务人员特别是全科医生、公共卫生护士的系统性参与；制定国家健康政策，由政府组织在村庄、年轻人、学校中进行健康指导、健康教育。同时，芬兰还参加世界各地的健康促进活动，通过与 WHO 合作来共同开展慢性病干预项目。另外，其他国家如德国、英国等，也在逐步建立不同形式的健康管理组织。

健康管理在西方国家经历了数十年的发展，已经成为西方医疗服务体系中的重要一部分，同时也是以健康保险为核心的健康产业中不可或缺的部分。但在我国，公共健康方面的服务几乎为零，人们一直以来习惯于"生病就医"的医疗模式，在尚无明显症状的情况下对自己的健康状况不重视，甚至不了解。在生病住院之前，人们几乎没有其他渠道管理自己的健康。显然，我们缺少一个防患于未然的健康管理体系，即找出隐蔽在人群中可能引起疾病的危险因素，加以预防和解决。虽然早在2003年12月25日，由原卫生部、劳动和社会保障部以及保监会三大部委联合举办的"健康管理与健康保险高层论坛"会议上，首次正式发出"健康管理"新理念倡议，但健康管理在我国仍属一个新概念。健康管理的现状是服务对象较狭窄，主要集中在经济收入较高的人群，公众的认知度还不高，健康管理的一些理念尚未被公众所接受。随着我国卫生事业的不断发展，国家对于健康服务的政策性引导愈加完善。国务院"十二五"医改规划中，提出了积极发展商业健康保险，完善商业健康保险产业政策，鼓励商业保险机构发展基本医保之外的健康保险产品，积极引导商业保险机构开发长期护理保险、特殊大病保险等险种，满足多样化的健康需求。鼓励企业、个人参加商业健康保险及多种形式的补充保险，落实税收等相关优惠政策。

2013年9月28日，国务院下发了《关于促进健康服务业发展的若干意见》。《意见》指出，健康服务业以维护和促进人民群众身心健康为目标，主要包括医疗服务、健康管理与促进、健康保险以及相关服务，涉及药品、医疗器械、保健用品、保健食品、健身产品等支撑产业，覆盖面广，产业链长。加快发展健康服务业，是深化医改、改善民生、提升全民健康素质的必然要求，是进一步扩大内需、促进就业、转变经济发展方式的重要举措，对稳增长、调结构、促改革、惠民生，全面建成小康社会具有重要意义。《意见》中提出了明确的目标，到2020年，基本建立覆盖全生命周期、内涵丰富、结构合理的健康服务业体系，打造一批知名品牌和良性循环的健康服务产业集群，并形成一定的国际竞争力，基本满足广大人民群众的健康服务需求。健康服务业总规模达到8万亿元以上，成为推动经济社会持续发展的重要力量。实现五大目标：一是医疗服务能力大幅提升。医疗卫生服务体系更加完善，形成以非营利性医疗机构为主体、营利性医疗机构为补充，公立医疗机构为主导、非公立医疗机构共同发展的多元办医格局。康复、护理等服务业快速增长。各类医疗卫生机构服务质量进一步提升。二是健康管理与促进服务水平明显提高。中医医疗保健、健康养老以及健康体检、咨询管理、体质测定、体育健身、医疗保健旅游等多样化健康服务得到较大发展。三是健康保险服务进一步完善。商业健康保险产品更加丰富，参保人数大幅增加，商业健康保险支出占卫生总费用的比重大幅提高，形成较为完善的健康保险机制。四是健康服务相关支撑产业规模显著扩大。药品、医疗器械、康复辅助器具、保健用品、健身产品等研发制造技术水平有较大提升，具有自主知识产权产品的市场占有率大幅提升，相关流通行业有序发展。五是健康服务业发展环境不断优化。健康服务业政策和法规体系建立健全，行业规范、标准更加科学完善，行业管理和监督更加有效，人民群众健康意识和素养明显提高，形成全社会参与、支持健康服务业发展的良好环境。

2015年中国共产党第八届五中全会上，提出了"健康中国"的新概念，将健康融入所有政策，将健康上升到国家战略高度。2016年国务院"十三五"医改规划中，又提出了加快健康产业发展，积极发展健康服务新业态，提高健康管理与促进服务水平，打造一批知名品牌和良性循环的健康服务产业集群，并形成一定的国际竞争力。加快发展商业健康保险，鼓励企业和个人通过参加商业保险及多种形式的补充保险解决基本医保之外的需求。鼓励商业保险机构积极开发与健康管理服务相关的健康保险产品，加强健康风险评估和干预。国家层面一系列决策的出台，必将进一步推动并成为新的医改的核心，医改规划和加强健康管理的意见无疑会极大地推动我国健康管理工作的新发展。

二、健康管理的工作流程

（一）采集健康信息

1. 首诊服务内容

（1）介绍健康管理的意义及目的：详细介绍健康管理服务的内容、流程，给对方带来的益处，以及服务范畴、边界等。

（2）询问受检者健康管理需求：了解服务对象接受健康管理的目的，询问其健康管理需求，有针对性地推荐所提供的健康管理服务内容。

（3）建立健康管理档案：健康管理档案的内容是多方面的，而且是动态变化、不断更新和填充的。

健康管理档案的内容包含：健康档案首页、个人健康信息表、病史摘要、既往健康体检报告（个人、群体）、最新健康体检报告（个人、群体）、健康检测与监测指标记录表、健康管理动态跟踪记录表、膳食管理日记表、运动管理日记表、健康咨询与反馈记录表、专家会诊与干预服务记录表、健康管理服务预约记录表等。

（4）制定体检项目：体检项目要针对不同年龄、不同人群、不同工作性质给予个性化的设计，由专业的健康管理专家或健康管理师完成。

（5）体检时间安排与预约。

2. 体检服务流程

不同健康管理中心的体检服务流程不尽相同，但基本分为预约、登记、领取体检手册或体检单、体检、归还体检手册或体检单、通知领取结果、专家评估等。如图2-1所示。

3. 健康问卷的问询流程

1）健康问卷的内容

（1）个人基本信息：姓名、性别、年龄、民族、血型、文化程度、婚姻状况、职业、经济水平、联系电话、电子邮件、家庭住址等；

（2）个人目前健康状况：个人史（如既往疾病或伤残史、手术史，用药、输血及过敏史，妇女月经及婚育史等）、家族史（遗传病史、慢病家族史等）、健康体检史（如首次体检时间、主要阳性发现、跟踪管理处置情况等）；

（3）生活方式：如膳食习惯、体力活动、吸烟、饮酒、生活起居、睡眠、心理状况等。

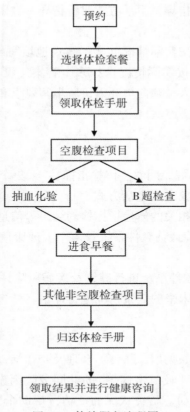

图 2-1 体检服务流程图

2）问询方式

健康管理师与服务对象面对面访谈是最宜采取的问询方式，这有利于取得服务对象的信赖，创造顺畅的沟通氛围。

SOAP 咨询方法是目前国外较为流行的健康咨询方法，此法方便、简单、易行，包括了咨询的主要内容。"S"是主观询问（subjcetive），"O"是客观检查（objective），"A"是评估（assessment），"P"是支持计划（plan）。SOAP 是这四个英文单词的英文字头缩写。

S：主观询问，是由受检者提供的主诉（健康问题）、症状、健康信息、既往病史、现病史、家族史、生活习惯、行为习惯、饮食结构等，通常采用服务对象的语言描述和表达。

O：客观检查，是在健康体检或疾病检查过程中所观察到的服务对象的资料。包括体检所见到的体征、实验室检查、X 线检查、心电图检查、CT 检查等资料，以及服务对象的态度、行为等。

A：评估，是 SOAP 中最重要的一个环节，也是能否做好访谈咨询的一个难点。完整的评估应包括初步分析判断和临床判断。

P：支持计划，是与健康问题相关的实施计划，是针对健康问题而提出的，每一个健康问题都应有一个相应的实施计划，包括诊断计划、治疗计划、管理计划、干预计划、个性化指导、各项保健指导、生活方式改善指导、健康教育等。

3）注意事项

认真阅读或听取问卷，按实际情况如实、客观地填写或回答，勿空填、漏填项目。对标有多项选择的问题，可按实际情况选择多个答案；没有标明的，则按单项选择填写。填写调查问卷前，工作人员须向填写人讲解填写要求和注意事项。

（二）开展健康风险评估

1. 健康风险评估流程

（1）个人健康信息采集（健康问卷、体检指标）：采集个人基础健康信息，即通过健康问卷的问询，了解服务对象个人生活方式、行为习惯、运动情况、患病史、现病史、家族史、心理健康状况以及相关的体检指标检测结果等信息。

（2）通过选定的健康风险评估软件系统录入个人健康信息，并将服务对象体检的结果导入健康风险评估软件。

（3）通过健康风险评估软件系统进行健康及疾病风险评估，即根据所收集的个人健康信息，对个人健康状况和未来的健康情况进行评估。

2. 健康风险评估内容

（1）生活方式评估

不良生活方式和行为，如吸烟、膳食不合理及身体活动不足等，是主要慢性病（心血管疾病、糖尿病、肿瘤、呼吸道疾病等）的共同危险因素。生活方式/行为评估主要是通过对吸烟状况、体力活动、膳食状况的评估，帮助个体识别自身的不健康行为方式，充分认识到这些行为和风险对其生命和健康造成的不良影响，并有针对性地提出改善建议，促使个体修正不健康行为。

（2）疾病风险评估

目前，健康风险评估已逐步扩展到以疾病为基础的危险性评价。疾病风险评估就是指特定疾病患病风险的评估。主要有以下四个步骤：第一，选择要预测的疾病（病种）；第二，不断发现并确定与该疾病发生有关的危险因素；第三，应用适当的预测方法建立疾病风险预测模型；第四，验证评估模型的正确性和准确性。

目前已建立多种慢性病风险评估模型，并制作为风险评估软件，使用时只需将服务对象的健康信息和体检信息录入或导入，即可评测其未来患如心血管疾病、糖尿病、肿瘤等慢性病的发病风险。

三、健康管理服务的主要对象

健康管理服务的对象狭义上是存在有健康问题的人群，但随着人们的健康需求意识提升，现代预防医学认为健康管理应从"零级预防"做起，故健康管理的服务对象可分为健康及亚健康人群、普通疾病人群、特定疾病人群和慢性高危人群。

（一）健康及亚健康人群

健康管理的最大一族目标人群是以身心疲劳、生物钟紊乱及睡眠障碍为主要表现的人群。此类人群属于健康及亚健康人群，管理的重点是状态调理、风险因子监控、健康改善与健康未来走向把握。通常采用生活方式管理来进行预防性健康管理服务，强调个体的健康责任和作用，利用行为纠正和健康教育等干预技术来激励个体或群体的健康行为。通常采取访谈、讲座、俱乐部活动、生活方式体验等多种方法和渠道帮助人群做出决策，矫正不良生活习惯，由此来减少健康危险因素对健康的损害，预防疾病或伤害的发生。倡导人群树立科学的生活方式，合理膳食，适量运动，戒烟限酒，保持心理平衡。通过对生活方式的调整，或适当采取免疫接种等保健措施，来达到最大限度促进自身健康的目的。

(二) 普通疾病人群

需求管理可以帮助此类人群解决一些就医和健康管理等方面的问题。可利用专家咨询管理方式来指导个体恰当选择种类繁多的保健品、理疗仪器服务和医疗服务等。通过帮助群体中个体维护自身健康以及寻求恰当的医疗保健，来控制健康消费的支出和改善对医疗保健服务的利用。通常采用的服务手段和工具有互联网、电话咨询、分流服务、预约就诊、专家门诊或上门服务等。

(三) 特定疾病人群

特定疾病人群常指患一种或多种特种疾病的人群，如老年慢性病人群、高血压人群、糖尿病人群等。一般采取疾病管理方式为该人群提供相关的医疗保健服务，多以系统为基础，重视疾病发生、发展的全过程，提供全方位的服务。如疾病高危人群的识别和管理、患病后的临床诊治、保健康复、其他疾病并发症的预防与治疗、疾病的自我维护与监测、相关医学和健康知识的普及与教育等，帮助患者控制病情的发展，防止病情的恶化及并发症的出现，提高患者和家人的生活质量。特定疾病人群的健康管理强调预防、保健、医疗等多学科的合作，强调个人积极参与和自我管理，如坚持服药、饮食、症状监控、及时与医护人员交流自己疾病状况等。提倡资源的及早利用，减少非必需的发病之后的医疗花费，提高卫生资源和资金的使用效率。常见的特定疾病人群管理方式有电话咨询指导、邮寄健康教育材料或上网阅读和上门家访等。

(四) 慢性高危人群

慢性高危人群指患有严重危害健康、医疗卫生花费巨大的"灾难性"疾病或伤害的群体，如癌症、慢性肾衰、严重外伤等高服务需求群体，通常采取如灾难性病伤的特殊就医协调管理方式。对慢性高危群体提供健康服务较为复杂和艰难，不仅专业化程度要求较高，而且要解决相对少见和高价问题。通过帮助协调医疗活动和管理多维化的治疗方案，来减少花费和改善结果。较为满意的慢性高危人群管理特征是：转诊及时；综合考虑各方面因素，制订适宜的医疗服务计划；多学科小组管理，能够有效应对可能出现的多种医疗服务需求；综合利用患者和家属的健康教育，最大限度地帮助患者进行自我管理。最终使医疗需求复杂的患者在临床、财力、心理和精神上都能获得最优化结果。

精神障碍属于慢性病，具有病因复杂、病程长、健康损害和社会危害严重的特点。精神障碍健康管理，可以利用 686 项目"双向转诊""点对点技术支持"和"关爱帮扶小组"三大措施，发挥基层综合管理小组的作用，结合"以奖代补"和民政、残联救治救助政策，与家庭康复、社区康复工作一并进行。

在健康管理实践中，选择何种服务计划和策略，取决于所定义人群的特点及怎样能够便捷地影响并改变他们的行为。因此，应该考虑采取综合的群体健康管理模式，即通过协调不同的健康管理策略来对群体或个体提供更为全面的健康和福利管理。

四、健康管理的方案制定

(一)制订健康干预计划

1. 干预目标

(1)近期干预目标：对亚临床状态的异常指标、生活方式、精神心理等进行干预。

(2)中期干预目标：对单病种疾病、生活方式、精神心理等进行干预。

(3)远期干预目标：对多种疾病特别是慢性非传染性疾病、生活方式、精神心理等进行干预。

2. 干预方法

从膳食营养、体力活动、睡眠状况等生活方式及身体生理、精神心理、社会环境等角度制定健康干预方法，对每个人进行全面的健康管理服务，以有效地帮助、指导人们成功把握与维护自身的健康。

(1)认知干预：通过健康教育、健康宣传的方式，培养和建立人们科学的健康观、健康的生活方式，树立人们疾病可防可治的信念。

(2)膳食干预：通过个性化的膳食营养方案，指导人们合理的饮食结构，均衡饮食营养，达到养生、防病、治病的目的。

(3)运动干预：通过改变不利于健康的久坐少动的生活方式，指导人们合理运动，避免运动损伤，达到增强身体素质，预防和辅助治疗疾病，提高生命质量的目的。

(4)心理干预：通过心理医生积极的引导、启发、转移、排解等方法，达到缓解人们精神心理压力的目的，并能给予人们积极的治疗建议。

(5)行为干预：通过建立和运用健康相关的行为和行动，达到增进健康、维护健康、恢复健康、预防疾病的目的。

(6)环境干预：通过对服务对象生活和工作环境、饮用水等进行专业评测，针对评测结果制订相关的干预计划。

(二)制定健康干预方案

1. 干预内容

针对服务对象的健康风险评估结果，制定个性化的干预方案。

(1)膳食营养改善方案：参照《中国居民膳食指南》。

（2）运动健身方案：包括日常运动方案和专门针对某种疾病的专项健身方案。

（3）心理调节方案：包括日常心理健康和特殊心理调节。

（4）健康危险因素干预方案：包括体重管理方案，高血压、高血脂、高血糖管理方案等。

（5）慢病管理方案：包括心脑血管疾病、糖尿病、代谢综合征、慢性阻塞性肺病、骨质疏松症、恶性肿瘤、精神障碍等疾病的管理方案。

2. 干预途径

通过门诊、会诊、特诊、监测、病友联谊会等途径进行疾病干预。

3. 干预频率

根据被管理者情况，由健康管理师制定。

4. 干预手段

通过随访、访谈、联谊会、短信、电话、互联网以及电子邮件等手段来跟踪个人执行健康干预方案的状况。

（三）健康干预的实施

1. 制定实施的工作时间表

制定项目实施的具体工作时间表的意义在于使各项活动在项目周期内能得到合理安排，并且使项目人员能够遵循时间表协调一致地开展活动，从而保障项目的时间进度。

时间表通常应该明确以下内容：

（1）活动内容：即每一个项目活动的具体内容，明确工作范围，如"召开协调会""培训项目实施人员""举办健康讲座"等。

（2）工作指标：在工作指标中主要体现项目活动应该达到的要求和标准，如"培训项目实施人员"的要求包括培训对象有哪些人、培训者是谁、培训多长时间、培训哪些内容等。

（3）活动时间：指每项活动在什么时间进行，既可以是具体的时间点，也可以是一个时间段。

（4）负责人员：指项目活动由哪个部门或具体的哪个人负责，以及活动中的工作人员包括哪些。

（5）活动资源：明确开展上述活动需要的设备设施、经费，确保活动如期顺利实施。

2. 组织机构建设

群体健康管理项目取得成功的影响因素是多方面的，要想有效动员目标人群参与，把各项干预活动落到实处，需要组织保障以及政策环境的支持，也需要多部门合作。因此，建立健康管理实施的组织网络是必不可少的环节。

（1）组织机构：健康管理的组织机构通常设立在人群所在工作场所或社区，全面对项目工作进行管理和协调，可以与工作场所、社区已有的负责人群及健康管理的科室、机构进行整合。

（2）组织间协调：健康管理项目在一些情况下，还需要与社区其他组织机构、企事业单位内不同科室协调，以确保项目各项活动的落实，如企业的各个科室要组织员工参加健康管理项目设计的活动。因此，要动员多部门参与，并协调有关部门在项目中发挥积极作用。

（3）政策支持：政策与环境支持是改变人们行为生活方式的有效方法，也是健康管理项目取得成效的必要保障。通过项目组织机构和协调机制，可以有效促成社区、企事业单位和学校等开展健康管理项目。利用已有的健康相关政策，或制定有益于项目实施以及目标人群健康的政策，并通过这些政策动员资源投入，营造有益于项目实施的环境，也是项目组织机构的任务之一。如某些企业通过制定自我健康管理绩效考核制度，与年终奖挂钩，并定期通报健康管理目标实施情况，就是一种健康自我管理的环境和制度支持方式，有利于在职工间营造健康管理的环境。

3. 实施的质量控制

健康管理项目实施的质量监测包含进度监测、内容监测、活动数量与覆盖范围监测、费用监测以及目标人群监测等几个方面的内容。

（1）进度监测：主要关注项目活动进度是否与项目计划一致，是否在特定的时期完成了特定的工作或活动。

（2）内容监测：主要关注项目活动内容是否属于项目计划的内容，有无额外添加的活动或更改的活动，添加或更改的理由是什么。

（3）数量与范围监测：工作、活动数量与范围是项目质量监测的重点内容，也是项目工作质量的基础。如在开展健康知识讲座中，需要监测参加讲座的人数是否达到计划要求的数量，讲座覆盖范围是否与计划一致。

（4）费用监测：每一项工作或活动都有其特定的预算，只有每一项活动严格执行预算，才能确保整个项目的经费得到合理使用，既杜绝浪费，又能确保活动质量。

（5）目标人群监测：随时了解目标人群参加项目的情况、目标人群认知和行为的变化等，可以更好地对项目活动作出更加符合目标人群需要的调整。

五、跟踪随访与效果评估

（一）跟踪随访的目的

通过定期跟踪随访健康管理方案的实施情况，能够帮助了解计划和方案执行的进度，指导计划和方案的执行，同时在跟踪过程中发现计划和方案中存在的问题，有针对性地调整和优化计划和方案，达到确保干预措施实施效果的目的。

（二）跟踪随访的方式

（1）短信、邮件：这是一种通过软件平台群发或有针对性地群发短信或电子邮件的方式，适用于大范围地提醒服务对象实施健康干预内容，也可通过软件设置针对特殊人群进行特殊内容的跟踪随访。

（2）互联网、电话、面谈：借助网络对话、电话或上门面对面随访，以及病友联谊会、门诊就诊等方式，实施主动跟踪随访。

（三）跟踪随访的内容

（1）生活方式的变化：了解服务对象在饮食、睡眠、运动、吸烟、饮酒等方面，在实施生活方式干预计划后的改善情况，并给出有针对性的建议。

（2）健康危险因素的变化：询问服务对象近期是否测量过一些简单的生理指标如体重、腰围、血压等，掌握这些健康危险因素的变化情况。

（3）异常指标的变化：询问服务对象近期是否做过相关体格检查和实验室检查，了解其开始进行健康管理时的异常指标是否有改变。

（4）慢病的发病、检查治疗及转归情况：了解患有慢性病的服务对象的疾病转归情况，询问他们的用药、药物副作用和其他相关治疗情况。

（5）新发疾病情况：了解服务对象近期是否有新发疾病，并就疾病给予相关的就医建议。

（6）干预对象所遇到的其他问题：了解服务对象在健康管理实施中所遇到的其他相关问题，并给出解决的建议。

（四）效果评价的目的

（1）效果评价是健康管理项目取得成功的必要保障。通过效果评价确定适宜的干预内容和方法，可以确保健康管理项目计划的有效性、合理性和先进性；通过过程评价，可以保证计划实施的质量和进度。

（2）通过评价可以科学地说明健康管理项目的价值。通过效果评价，能够科学地说明健康管理项目对健康行为、健康风险及健康状况的影响，确定健康管理计划是否达到预期目标以及可持续性如何，明确项目的贡献与价值。

（3）通过评价可以提高健康管理的实践与水平。通过过程评价可以了解项目进程中是否存在混杂因素及其对项目的影响程度；通过评价可以丰富健康管理人员的经验，总结健康管理项目的成功经验与不足，提高其健康管理理论与实践水平。

（五）效果评价的内容

1. 行为影响因素评价

人的健康行为生活方式的形成和发展会受到个体因素和环境因素的双重影响。其中，个体因素主要包括人们的卫生保健知识、健康价值观、对健康相关行为的态度、对疾病易感性和严重性的信念、采纳促进健康行为的动机以及实现健康行为生活方式所必需的技能等，这是个体、群体采纳健康行为生活方式的基础。

2. 行为生活方式评价

行为生活方式是影响健康的重要因素之一，也是健康管理的重点干预内容，如增加运动、控制饮食、戒烟限酒、心理干预等，从而减少发生心脑血管疾病、高血压、糖尿病、心理疾病的风险。开展行为生活方式评价的目的在于观察项目实施前后目标群体、个体的健康相关行为发生了什么样的改变，各种变化在人群中的分布如何，如烟草使用、食物选择、运动锻炼等。

3. 健康状况评价

健康状况的改善是健康管理的本质。但是，对于不同的健康问题，通过健康管理能达到的健康目标并不一致。如在学校实施健康管理项目，通过改变饮食、运动等行为降低超重、肥胖的发生，可能在数月就可以观察到健康结果，可以观察到儿童超重、肥胖等健康问题的改善，但无法看到由于超重、肥胖减少导致的心脑血管病患病的变化。在中老年群体开展的健康管理项目，一方面可以看到超重、肥胖比例的变化，另一方面也能看到血压、血脂、血糖控制情况的变化，如果项目持续的时间足够长，还可以看到心脑血管病患病情况的变化。所以，不同群体、个体的健康关注重点不同，针对的健康问题也有差异，评价指标也不尽相同。建议尽可能找到相对敏感的健康指标进行测量。

4. 生活质量评价

健康是个人发展、实现自我价值的基础，是家庭幸福的保障，是企事业单位创造产值、服务社会的资源，是社会进步与发展的力量。因此，健康管理效果评价中还应对健康管理项目导致的社会、经济影响进行评价。

5. 社会经济评价

社会经济评价观察的是健康管理项目实施后对于目标个体、群体社会参与度、经济花费等方面的改变。

第三节　健康管理职能层次

一、医院健康管理

（一）建立健康管理体系

1. 设立健康管理科

把健康管理科作为医院职能部门进行建设，配备专职人员，提供专门的办公场所和必要的办公设备，制定工作制度和职责，督促、协调、指导医院相关科室开展院前、院中、院后健康管理。重点督导本院体检人群和就诊人群的健康管理，对基层健联体开展技术指导，规范工作流程，明确工作任务，以使健康管理科能正常地履行健康管理职能。

2. 组建健康管理服务团队

组建脑卒中、高血压、糖尿病、肿瘤疾病、精神障碍健康管理服务团队，预防和控制慢性疾病的发生，促进人类健康，减少疾病的发生，降低医疗费用；组建健康管理师、心理咨询师、营养师团队，做好院内、院外人群的健康教育、健康促进、"五师"（医师、护师、药师、健康管理师、心理咨询师）查房等工作；组建体检后总检、干预指导专家团队，做好体检后人群的总检、分类跟踪干预工作。

3. 多部门协作

健康管理科作为医院职能管理部门，对全院的健康管理工作进行指导和协调，与其他职能部门相互协作，对各相关科室和部门的健康管理工作进行绩效考评。此外，还可培养一批专业的健康管理师、营养师、心理咨询师作为骨干力量，带动全院健康管理工作，加强全员培训，以观念的转变和理念的创新推动健康管理工作的开展，使以患者为中心和以健康为中心两个理念有机结合，形成人人参与健康管理的氛围。

（二）优化健康管理服务

1. 院前健康管理服务

院前健康管理服务主要是抓好健康教育和健康促进。一是可通过报纸、电视、讲座、现场解答等方式积极对居民进行健康教育及健康干预，宣传医院健康管理开展的工作及健康保健和疾病相关知识；二是可通过定期的"医疗乡村行""健康教育乡村行""健康大讲堂"等活动让健康管理工作走进基层、社区、家庭；三是发挥"健联体""医联体"的作用，定期安排专家到基层医疗机构坐诊，为心脑血管疾病、糖尿病、精神障碍等慢性病患者进行面对面健康管理，为其制定健康干预方案；四是将健康管理工作深入老年人群，定期为老年大学、老年公寓人员开展健康大讲堂活动。

2. 院中健康管理服务

做好院中健康管理服务工作，一是要加强门诊人群健康管理，落实"一病两方"及首诊测血压工作；二是要加强住院人群的健康管理，开展具有特色的"一病两方"（疾病治疗处方、健康教育处方）及"五师"工作；三是要将健康教育工作制度化，制定院中健康教育实施路径及质量考核评价标准。

3. 院后健康管理服务

建立健康档案，坚持全程健康监测和长期跟踪指导。制订随访和管理计划，并按计划落实每位出院患者的跟踪随访工作。出院一周内由管床医生进行出院后的第一次电话随访，随访内容包括患者出院后的病情、是否按医嘱服药、身体感觉如何、生活方式改变等与疾病相关的内容。第二次随访可安排在出院半年左右，根据患者的要求和健康需求修订管理方案，并提出改进措施。

4. 开设专科门诊健康管理服务

根据医院专科特色，针对健康危险因素设立糖尿病、高血压、脑卒中、肿瘤、心理咨询/精神障碍等干预门诊以及重大疾病筛查门诊。扩大综合医院和专科医院的服务职能，以现代健康概念以及中医"治未病"为指导，调整医疗服务模式，更新医师执业职能，引导临床医务人员转变服务理念，以病人健康为核心主动服务，推行预防、体检、治疗、康复、保健为一体的综合性连续健康管理。

将健康管理理念融于健康体检的全过程。通过健康体检和重大疾病筛查，实现相关疾病的早发现、早干预、早治疗。发挥综合性医疗机构的软硬件优势，由各科室专家组成健康管理团队，针对人群重点疾病和主要健康危险因素，提供个人及群体的健康管理服务。

二、专业防治机构健康管理

专业防治机构包括精神卫生防治机构、疾控机构、妇幼机构等。防治机构集"防""治"于一体，针对不同人群开展群体性及个体化的健康管理服务。

(一)精神卫生防治机构

(1)群体与个体化健康管理服务。开展各类人群精神障碍诊断、治疗与康复及家属教育服务。为儿童和青少年、职业人群、老年人、精神残疾等重点人群提供常见心理问题的干预与诊疗。在完善相关人群精神卫生与心理健康信息收集与统计分析的基础上，评估群体的心理健康状况，开展心理健康和精神卫生相关流行病学调查、监测和评估，为进一步做好精神障碍健康管理工作提供政策咨询与专业支撑。

(2)基层技术指导和培训。省、市级精神卫生防治中心应对下级精神卫生医疗机构及基层医疗卫生服务机构开展技术指导和培训，特别是结合严重精神障碍患者健康管理及心理健康服务工作提供技术支持。

(3)卫生健康行政支撑。开展心理健康和精神卫生防治理论、政策、标准、规划研究，为卫生健康行政部门制定相关的法律法规、政策规划和行业规范等提供技术支持。合理利用包括区域卫生统计、相关流行病学调查与监测信息系统等人群健康资料和信息，评价当地人群心理健康状况、精神卫生体系建设与服务能力等，为政府精神卫生决策提供科学依据。

(二)疾病预防控制机构

(1)群体与个体化健康管理服务。充分利用疾控中心现有的慢病防控、健康教育、流行病学与卫生统计、从业人员体检的人员、技术和检测设备优势，以机关、企事业单位职业人群和中小学生为重点，全面推行以管理健康、预防疾病为宗旨，以健康信息收集、健康评估、健康干预及持续健康服务为主要内容的全程健康服务。开展预防性健康体检，倡导功能性检测与无创性整体检测等新型检测和个人行为危险因素信息收集，建立动态电子健康档案；推行健康相关因素(空气、水、环境等)监测服务；以专家评估服务为主，系统评估服务为辅，开展单位(场所)和个人健康风险评估服务，并制定健康干预及管理计划；开展以健康教育、生活方式干预为主的健康干预服务，并做好跟踪评价。

(2)基层技术指导和培训。疾控机构应对基层医疗卫生服务机构及其他健康管理机构开展技术指导和培训，特别是结合基本公共卫生服务项目，开展健康管理技术的服务能力和信息分析利用能力建设。

(3)卫生健康行政支撑。协助卫生健康行政部门制定慢性病、职业病等健康管理工作规划、技术规范，开展相关考核评估。合理利用包括区域卫生统计、相关调查与监测系统、各级各类健康管理机构通过健康体检与健康管理服务所获得的各项人群健康资料和信息，评价当地人群健康状况和疾病负担，提出人群干预的优先领域，为政府卫生决策提供科学依据。

(三) 妇幼机构

(1)群体与个体化健康管理服务。开展孕产妇、婴幼儿健康管理服务，主要包括生理期保健、孕前检查、孕产期健康管理，婴幼儿成长发育评估等。妇幼机构的健康管理应与本机构的临床治疗职能相结合，开展孕前优生检查、产前筛查与诊断、新生儿疾病筛查等，实现健康管理的"零级预防"。在完善相关妇幼健康管理的信息收集与统计分析的基础上，评估妇幼群体的健康状况，动态掌握妇幼健康信息，为进一步做好妇幼健康管理工作提供政策咨询与专业支撑。

(2)基层技术指导和培训。省市级妇幼机构应对下级妇幼保健机构及基层医疗卫生服务机构开展技术指导和培训，特别是结合基本公共卫生服务项目，为孕产妇及儿童管理工作提供技术支持。

(3)卫生健康行政支撑。协助卫生健康行政部门制定孕产妇保健、婴幼儿及儿童健康管理工作规划、技术规范，开展相关考核评估。合理利用包括区域卫生统计、相关调查与监测系统等人群健康资料和信息，评价当地孕产妇及婴幼儿健康状况，为政府卫生决策提供科学依据。

三、基层医疗卫生机构健康管理

基层医疗卫生机构设置健康管理室(门诊)或健康危险因素专项干预门诊等健康管理服务机构，承担辖区内健康管理工作。

(一)基本公共卫生服务项目健康管理

以基层医护人员为骨干，推行家庭医生健康管理签约制度和网格化管理，组建由临床医师(包括全科医生、中医师等)、公共卫生医师(包括精防医师)、注册护士等组成的健康管理服务团队，将健康管理服务的技术手段与基本公共卫生服务紧密结合，特别是开展儿童、老年人、慢性病人、严重精神障碍患者等重点人群的健康维护、随访管理和健康教育。

(二)个体化服务与管理

充分运用中西医结合的理论与方法开展健康管理，广泛推行以病人自我管理、饮食运动、中医养生保健、精神卫生等生活方式指导为重点的个体化健康管理服务。对有需求的慢性病患者等重点人群和高危人群进行中医药调理，帮助其戒烟，控制体重、血压、血脂、血糖，进行心理咨询与干预等健康危害因素专项干预。有条件的基层医疗卫生机构，鼓励开展居家养老、日间照料等各类健康养老服务。

(三)辖区卫生行政管理支撑

做好辖区内居民电子健康档案的建立与维护；开展人群健康状况综合评估，明确辖区居民在社区、家庭和个人层面分别存在的主要健康问题，科学制定健康指导方案，大力开展居民健康教育与健康倡导等群体性健康管理工作，维护和促进居民健康。

第四节　健康管理策略与内容

一、健康管理基本策略

健康管理的基本策略有以下 6 种，即生活方式管理、需求管理、疾病管理、灾难性病伤管理、残疾管理和综合的群体健康管理。

(一)生活方式管理

生活方式与人们的健康和疾病休戚相关。国内外关于生活方式影响或改变人们健康状况的研究已有很多。研究发现，即使被调查者从前的生活方式不健康，生活方式改变后所带来的好处也是显而易见的。健康的生活方式不可能被药物和其他东西所替代。改变生活方式永远不会晚，即使到中年或是晚年才开始健康的生活方式，也能从中受益。

1. 生活方式管理的概念

从卫生服务的角度来说，生活方式管理是指以个人或自我为核心的卫生保健活动。该定义强调个人选择行为方式的重要性，因为行为方式直接影响人们的健康。生活方式管理通过健康促进技术，比如行为纠正和健康教育，来保护人们远离不良行为，减少健康危险因素对健康的损害，预防疾病，改善健康。与危害的严重性相对应，膳食、体力活动、吸烟、饮酒、精神压力等是目前对国人进行生活方式管理的重点。

2. 生活方式管理的特点

(1)以个体为中心，强调个体的健康责任和作用。选择什么样的生活方式纯属个人的意愿/行为，我们可以告知人们什么样的生活方式是有利于健康而应该坚持的，比如不吸烟，吸烟的人应该戒烟；不挑食、偏食而应平衡饮食，等等；也可以通过多种方法和渠道帮助人们做出决策，比如提供条件供大家进行健康生活方式的体验，指导人们掌握改善生活方式的技巧等。但这一切都不能替代个人做出选择何种生活方式的决策，即使一时替代性地做出，也很难长久坚持。所以说，每个人是自己健康的第一责任人，维护自己的健康应该是个人的责任。

(2)以预防为主，有效整合三级预防。预防是生活方式管理的核心，其含义不仅仅是预防疾病的发生，还在于逆转或延缓疾病的发展历程(如果疾病已不可避免的话)。因此，旨在控制健康危险因素，将疾病控制在尚未发生之时的一级预防，通过早发现、早诊断、早治疗而防止或减缓疾病发展的二级预防，以及防止伤残，促进功能恢复，提高生存质量，延长寿命，降低病死率的三级预防，在生活方式管理中都十分重要。其中，尤以一级预防最为重要。针对个体和群体的特点，有效地整合三级预防，而非单独、机械地分别采用三个级别的预防措施，才是生活方式管理的真谛。

(3)通常与其他健康管理策略联合进行。与许多医疗保健措施需要付出高昂费用和代价相反，预防措施通常是便宜而有效的，它们不但节约了更多的成本，而且还可以收获更多的边际效益。根据循证医学的研究结果，最典型的例子就是疫苗的应用，如在麻疹预防上花费 1 美元的疫苗可以节省 11.9 美元可能发生的医疗费用。

3. 健康行为改变的技术

生活方式管理是群体健康管理策略的基础成分。生活方式的干预技术在生活方式管理中举足轻重。在实践中，4 种主要技术常用于促进人们改变生活方式。

(1) 教育。传递知识，确立态度，改变行为。

(2) 激励。通过正面强化、反面强化、反馈促进、惩罚等措施激励行为矫正。

(3) 训练。通过一系列的参与式训练与体验，培训个体掌握行为矫正的技术。

(4) 营销。利用社会营销技术推广健康行为，营造健康的大环境，促进个体改变不健康的行为。

单独应用或联合应用这些技术，都可以帮助人们朝着有利于健康的生活方式方向改变。实践证明，不良生活方式和行为改变绝非易事，养成健康的生活方式和习惯并终身坚持是健康行为改变的终极目标。在此过程中，亲朋好友监督、社区等社会支持系统的帮助非常重要。在实际应用中，生活方式管理可以采取多种不同的形式出现，也可以融入健康管理的其他策略中去。例如，生活方式管理可以纳入疾病管理项目，用于减少疾病的发生率，或降低疾病的损害；可以在需求管理项目中出现，帮助人们更好地选择食物，提醒人们进行预防性的医学检查等。不管采用了什么样的方法和技术，生活方式管理的目的都是相同的，即通过选择健康的生活方式，减少疾病的危险因素，预防疾病或伤害的发生。

(二) 需求管理

1. 需求管理的概念

需求管理是健康管理常用策略之一。需求管理包括自我保健服务和人群就诊分流服务，帮助人们更好地使用医疗服务和管理自己的"小病"。这一管理策略是基于这样一个理念：如果人们在和自己有关的医疗保健决策中扮演积极作用，服务效果会更好。通过提供一些工具，比如"小病"自助决策支持系统和行为支持，个人可以更好地利用医疗保健服务，在正确的时间、正确的地点利用正确的服务类型。

需求管理实质上是通过帮助健康消费者维护自身健康和寻求恰当的卫生服务，来控制卫生成本，促进卫生服务的合理利用。需求管理的目标是减少昂贵的、临床并非必需的医疗服务，同时改善人群的健康状况。需求管理常用的手段包括寻找手术的替代疗法、帮助病人减少特定的危险因素并采纳健康的生活方式、鼓励自我保健/干预等。

2. 影响需求的主要因素

以下四种因素影响人们的卫生服务消费需求：

(1) 患病率。患病率可以影响卫生服务需求，因为它反映了人群中疾病的发生水平，但这并不表明患病率与服务利用率之间有良好的相关关系。原因是相当多的疾病是可以预防的。

（2）感知到的需要。个人感知到的卫生服务需要是影响卫生服务利用的最重要的因素，它反映了个人对疾病重要性的看法，以及是否需要寻求卫生服务来处理该疾病。有很多因素影响着人们感知到的需要，主要包括：个人关于疾病危险和卫生服务益处的知识、个人感知到的推荐疗法的疗效、个人评估疾病问题的能力、个人感知到的疾病的严重性、个人独立处理疾病问题的能力以及个人对自己处理好疾病问题的信心等。

（3）病人偏好。病人偏好的概念强调病人在决定其医疗保健措施时的重要作用。与医生一道，病人对选择何种治疗方法负责，医生的职责是帮助病人了解这种治疗的益处和风险。关于病人教育水平的研究结果表明，如果病人被充分告知了治疗方法的利弊，病人就会选择那些创伤更低、风险更小、价格更便宜的治疗手段，甚至在医生给他们提供别的选择时也如此。

（4）健康因素以外的动机。事实表明，一些健康因素以外的因素，如个人请病假的能力、残疾补贴、疾病补助等，都能影响人们寻求医疗保健的决定。保险中的自付比例也是影响卫生服务利用水平的一个重要因素。

3. 需求预测方法与技术

目前已有多种方法和技术用于预测谁将是卫生服务的利用者。归纳起来这些方法主要有：

（1）以问卷为基础的健康评估。以健康和疾病风险评估为代表，通过综合性的问卷和一定的评估技术，预测在未来的一定时间内个人的患病风险，以及谁将是卫生服务的主要消耗者。

（2）以医疗卫生花费为基础的评估。该方法是通过分析已发生的医疗卫生费用，来预测未来的医疗花费。与问卷法不同，医疗花费数据是已经客观存在的，不会出现个人自报数据对预测结果的影响。

4. 需求管理的主要工具与实施策略

需求管理通常通过一系列的服务手段和工具，去影响和指导人们的卫生保健需求。常见的方法有：24 小时电话就诊分流服务、转诊服务、基于互联网的卫生信息数据库、健康课堂、服务预约等。有的时候需求管理还会以"守门人"的面目出现在疾病管理项目中。

（三）疾病管理

疾病管理是健康管理的又一主要策略，其发展历史较长。美国疾病管理协会（Diease Management Association of America，DMAA）对疾病管理的定义是："疾病管理是一个协调医疗保健干预和与病人沟通的系统，它强调病人自我保健的重要性。疾病管理支撑医患关系和保健计划，强调运用循证医学和增强个人能力的策略来预防疾病的恶化，它以持续性地改善个体或群体健康为基准来评估临床、人文和经济方面的效果。"该协会进一步表示，疾病管理必须包含"人群识别、循证医学的指导、医生与服务提供者协调运作、病人自我管理教育、过程与结果的预测和管理以及定期的报告和反馈"。

由此可以看出，疾病管理具有以下 3 个主要特点：

（1）目标人群是患有特定疾病的个体。如糖尿病管理项目的管理对象为已诊断患有1型或2型糖尿病的病人，精神障碍管理项目的管理对象是诊断明确、患有精神疾病的病人。

（2）不以单个病例或/和其单次就诊事件为中心，而关注个体或群体连续性的健康状况与生活质量，这也是现代疾病管理与传统的单个病例管理的区别。

（3）医疗卫生服务及干预措施的综合协调至关重要。疾病本身使得疾病管理关注健康状况的持续性改善过程，而大多数国家卫生服务系统的多样性与复杂性，使得协调来自多个服务提供者的医疗卫生服务与干预措施的一致性与有效性特别艰难。然而，正因为协调艰难，才显示了疾病管理协调的重要性。

（四）灾难性病伤管理

灾难性病伤管理是疾病管理的一个特殊类型，顾名思义，它关注的是"灾难性"的疾病或伤害。这里的"灾难性"可以是指对健康的危害十分严重，也可以是指其造成的医疗卫生花费巨大，常见于肿瘤、肾衰、严重外伤等情形。

疾病管理的特点对灾难性病伤管理同样适用。因为灾难性病伤本身所具有的一些特点，如发生率低，需要长期复杂的医疗卫生服务，服务的可及性受家庭、经济、保险等各方面的影响较大等，注定了灾难性病伤管理的复杂性和艰难性。

一般来说，优秀的灾难性病伤管理项目具有以下一些特征：转诊及时；综合考虑各方面因素，制订出适宜的医疗服务计划；具备一支包含多种医学专科及综合业务能力的服务队伍，能够有效应对可能出现的多种医疗服务需要；最大限度地帮助病人进行自我管理；患者及其家人满意。

（五）残疾管理

残疾管理的目的是减少工作地点发生残疾事故的频率和费用代价。从雇主的角度出发，根据伤残程度分别处理，希望尽量减少因残疾造成的劳动和生活能力下降。对于雇主来说，残疾的真正代价包括失去生产力的损失。生产力损失的计算是以全部替代职员的所有花费来估算的，必须用这些职工替代那些由于短期残疾而缺勤的员工，而造成残疾时间长短不同的原因包括医学因素和非医学因素。

1. 医学因素

医学因素包括：疾病或损伤的严重程度；个人选择的治疗方案；康复过程；疾病或损伤的发现和治疗时期(早、中、晚)；接受有效治疗的容易程度；药物治疗还是手术治疗；年龄影响治愈和康复需要的时间，也影响返回去工作的可能性(年龄大的时间更长)；并发症的存在，依赖于疾病或损伤的性质；药物效应，特别是副作用(如镇静)。

2. 非医学因素

非医学因素包括：社会心理问题；职业因素；工人与同事、主管之间的关系；工作压力；对工作任务的不满意程度；工作政策和程序；即时报告和管理受伤、事故、旷工和残疾的情况；诉讼；心理因素，包括压抑和焦虑；过渡性工作的信息通道不流畅。

3. 残疾管理的具体目标

残疾管理的具体目标包括：防止残疾恶化；注重功能性能力而不是疼痛；设定实际康复和返工的期望值；详细说明限制事项和可行事项；评估医学和社会心理学因素；与病人和雇主进行有效沟通；有需要时要考虑复职情况；要实行循环管理。

(六)综合的群体健康管理

综合的群体健康管理是通过协调上述不同的健康管理策略来为个体提供更为全面的健康和福利管理。这些策略都是以人的健康需要为中心而发展起来的，有的放矢。健康管理实践中基本上应该考虑采取综合的群体健康管理模式。

二、健康管理的主要内容

(一)健康档案管理

1. 健康档案的定义

建立健康档案是健康管理所必需的。健康档案用来记录管理对象生命体征以及自身所从事过的与健康相关的行为与事件。它主要包括健康现状、既往病史、诊断治疗情况、家族病史、历次体检结果及个体的生理、心理、社会、文化、压力调适、生活行为等。它是一个动态连续且全面的过程，通过详细完整的健康记录为管理对象提供全方位的健康服务。

2. 健康档案管理的内涵

健康档案管理服务包括：

(1)个人历史医疗资料的收集、整理、建档：包括生活方式、行为习惯、体格检查、疾病状态等与健康相关的信息资料。收集被评估者提供的个人家族史、健康史、生活方式、膳食结构、体格报告以及相关实验室检查报告。

(2)个人健康状况动态跟踪和记录：包括过去健康状况、曾患病史、现在健康状况、现病史、家族疾病史等状况的演变、警示和全面的动态跟踪与全程的记录和更新维护。

(3)疾病治疗方案及效果评估存档：包括既往病史、现病史的治疗情况与效果评价及调整。

3. 健康档案管理的目的

健康档案管理的目的是通过对个人既往健康历史、现在健康状况以及健康的未来走向预测分析，来帮助管理对象更加了解自身的健康状况，从多方面去避免疾病的发生、发展，提供可供参考的健康信息资料，为延缓衰老、延长寿命、增进健康而做的一个自我健康的完整记录。

4. 健康档案信息化管理是健康管理的基础

随着人们物质生活水平的不断提高，因各种不良生活方式导致人们患病的概率和风险增高，引发健康需求的加大，造成临床医疗负担加重，医疗费用支出增加，致使居民

"看病难，看病贵"的问题日益严重。面对这一严峻现实，有关专家指出：中国必须建立一个以预防为主的健康管理体系，卫生改革要"战略前移，重心下移"。而如何缓解乃至最终解决民众"看病难，看病贵"的问题，出路必然是首选健康管理。

在医疗卫生体制改革中，社区卫生服务作为缓解"看病难，看病贵"的重要手段备受重视。而社区卫生机构如何做到不辱使命，其中关键一环就是首诊在社区，转诊到医院，即社区卫生服务与大医院之间实现双向转诊，既保证了患者得到及时有效的医疗服务，又减少了医疗费用成本支出。随着整个人类社会进入信息化时代，医疗系统信息化也成为一种必然的趋势，这也是双向转诊的需要。为加速社区卫生服务的信息化建设，更好地为社区群众提供方便快捷而又有针对性的基本医疗服务，健康档案信息化管理将是社区医疗服务的重要举措。最终将实现：一是健康档案信息的数字化、网络化；二是健康档案信息接收、传递、存储和提供利用的一体化；三是健康档案信息高度共享；四是也将引发健康档案管理模式的变革。这就意味着，人们将来如果利用健康档案，不用再亲自到医院病案室或档案室去查阅卷宗，而是可以通过网络查阅开放档案，不再受时间、地域和文件数量的限制，可在任何时间、任何地点浏览档案全文，我们面对的将是"永不关门"的电子健康档案信息库。

5. 健康档案是社区卫生信息化建设的一项重要内容

健康档案可为健康管理中疾病预防控制工作提供可靠的参考和依据，是疾病预防控制工作不可或缺的重要组成部分。推进健康档案信息化，对于开发利用疾病预防控制档案信息资源，实现资源共享，提高健康管理与医疗救治工作效率等有着重要意义。

(1)对于社区医生的意义：可为社区医生提供病人全面的基础资料，是医生全面了解居民个体及其家庭问题、做出正确临床决策的重要基础；保障了社区医生为居民提供有针对性和连续性的服务，体现了"生物—心理—社会"医学模式在健康档案中的应用；为开展三级预防提供基础性资料；利用家庭健康档案，掌握家庭卫生问题和卫生资源情况，更好地实现慢性病管理；可以建立健康教育、预防保健数据库，普及推广健康教育知识。

(2)对于社区卫生服务的意义：通过建立社区居民健康档案，能够了解社区居民的整体健康状况，为社区诊断提供依据。掌握社区的疾病分类情况，通过流行病学调查，得出危害居民健康的危险因素，从而能够有针对性地开展工作。通过建立社区居民健康档案，能够更多地了解社区居民的综合情况，从而更有针对性地为居民提供预防、治疗、保健、康复、健康教育和优生优育指导等多方位的社区卫生服务。

(3)对于社区管理人员的意义：使社区服务站日常工作更加方便、快捷、规范，使其能为居民提供更好的服务；使其从大量的手工工作中解脱出来，快速、方便、准确地找到所需要的资料、数据，强化了社区卫生服务的管理，提高了工作效率。

对于转诊，在社区医院看完病后，患者不用拿转诊单到任何一家医院，患者在各医疗机构的历史诊断信息就会展现在医师面前。实现双向转诊，重要的一点就是信息的更新、完善与共享。没有完善、及时更新的电子病历、健康档案等基础信息，信息化支撑转诊可谓无源之水，就失去了信息共享的基础和意义。只有有了基础信息，才能够转诊时各类医疗机构之间共享信息，才能实现"提高质量，降低费用"的目的。

在 2005 年美国新奥尔良飓风中，美国丢失了 50 多万人的纸质医学档案，当地的州政府认为这是一个巨大的事故。从这件事反过来看，我们可以认识到建立病历电子化的紧迫性和重要性，因为电子病历的存放、利用会更加便捷、安全。据相关统计资料显示，通过电子病历可以将病人入院的时间缩短 10%，可大大优化病床管理，接纳入院病人的能力可提高 40%，并可降低账单的差错率。因此，对医生来讲，病历信息不再是劳神费力的库存而成为研究资源；对整个医疗行业来说，电子信息化可以使医改真正进入实质性进程。

（二）健康体检管理

1. 健康体检管理的定义

健康体检管理是对受检者的健康与疾病状态检测后进行全面评估。而体检项目的设计要有针对性和个性化。这是与常规医疗体检最本质的区别。

2. 健康体检管理的内涵

健康体检管理包括：

（1）体检设计：通过健康信息收集相关资料，有针对性地制订个性化的健康检查方案。

（2）体检服务：定期进行适宜的健康检测与监测，由专业人员陪同体检，负责取送体检报告。

（3）体检评估：医院体检中心出具汇总报告，再由健康管理专家会诊评估，并撰写评估报告，对检出的异常指标或疾病，及时安排检后诊疗服务，跟踪指导保健，并纳入健康管理服务流程。

由于性别、年龄、职业、身体状况不同，不同人的体检项目也是有差别的，为了向体检者提供科学的体检方式和处置方式，健康管理专家将根据每个受检者的健康状况，出具一个检查项目单。受检者根据自己的意愿选择体检方式。体检完成后，健康管理专家对每个人的体检报告进行分析评估，包括对异常指标的分析和检后的医疗安排建议及必要的健康指导，使体检报告不再晦涩难懂，检后诊疗意见也不再流于形式。

3. 健康体检对危险因素分析评估的意义

健康体检是健康信息采集的一个重要手段，是进行评估的必要资料。常规健康体检主要是寻找疾病，不会重视边缘指标对健康的影响。而健康体检则是在两个维度上给予筛检：一方面是发现疾病、寻找病因并积极治疗，对已患疾病防止其进展和延缓并发症的发生；另一方面是通过体检发现边缘及异常指标，进行健康风险的评估与预测，予以疾病前的干预，做到未病先防，有病早发现、早治疗。

（三）健康风险分析与评估管理

1. 健康风险分析与评估管理的定义

健康风险分析与评估管理也称健康危险度评估管理，是将生活方式等因素转化为可测量的指标，预测个体在未来一定时间发生疾病或死亡的危险，同时估计个体降低危险的潜在可能，并将信息反馈给个体。健康风险分析与评估是对个人的健康状况及未来患病或/和死亡危险性的量化评估，也是进行健康风险管理的基础和关键。健康危险度评估属于疾病的初级预防，在疾病尚未出现时评估危险因素对疾病的影响，通过健康教育促进人们建立健康的生活方式。

2. 健康风险分析与评估管理的内涵

主要针对个人的生活方式、行为方式、饮食习惯、运动方式、身体功能指标、生化检查、疾病状态、环境因素、精神因素等逐一进行分析、比对和全面综合评估。健康危险度评估是一项积极的健康促进措施，也是预防慢性病的有效手段。

3. 健康风险分析与评估管理的作用

（1）目前无任何病症的人群有可能处于潜在病症的发展中，任其发展在将来有可能患病乃至过早死亡。

（2）导致这种风险的因素是可以被检查、测量出来的。

（3）有些风险因素是可以被消除或者控制的，从而防止或减轻病情的发展，防止或推迟患病或死亡。

4. 健康风险分析与评估管理的目的

（1）危险度评估最重要的意义并不在于精确地预测未来，而是作为预防疾病的手段，使个体能够及时识别目前存在的危险因素，从而改变不良的生活方式，促进健康。

（2）通过对群体的危险度评估，了解群体的健康状况，为确定优先干预的危险因素提供参考，达到促进健康的目的。

5. 健康风险分析与评估管理的意义

健康风险分析与评估管理的意义是观察其生物医学指标变化情况，发现可以导致疾病发生、发展的危险因素，为采取有效的预防措施和监测管理提供可靠的依据，同时将被评估者的健康状况进行分级管理，制订出个性化的健康干预改善计划和方案，使健康得到有效的干预管理。

（四）生活方式管理

1. 生活方式管理的定义

生活方式管理是在科学方法指导下培养健康习惯，改掉危害健康的坏习惯，建立有益于健康的生活方式和习惯，减少健康风险因素。主要强调个体对自己的健康负责，调动个体的积极性，关注评价个体的生活方式可能带来的健康风险和健康风险对个体医疗保健需求的影响以及所产生的医疗需求，帮助个体做出最佳的健康行为选择。

生活方式管理是帮助个体或群体改变行为，降低健康风险，促进健康，预防疾病和伤害。主要是通过矫正不良生活方式与行为习惯，对健康状态进行更好的维护和促进，防患于未然。

2. 三级预防

（1）一级预防：是指在疾病还没有发生时进行的预防，属于病因预防，包括防止环境污染，开展健康教育，加强法制管理，预防接种，婚前、产前咨询，孕产妇、婴幼儿保健，心理健康咨询，良好的卫生习惯和生活方式，预防医源性疾病等。

（2）二级预防：是指在症状出现以前发现疾病或在疾病早期、可治愈的阶段发现疾病，包括人群筛检、定期体检、专科门诊等。

（3）三级预防：是指在疾病症状已经出现时如何减缓疾病的进程并促进康复，通过治疗和康复，减少病人的痛苦，减轻病情及致残程度，恢复有效功能，防止并发症，延长寿命，提高生活质量。

生活方式管理的核心是预防，不仅仅是预防疾病的发生，还在于推迟和延缓疾病的发展进程（如果疾病已不可避免的话）。生活方式管理的结果主要取决于参与者采取什么行动。生活方式管理是健康管理的最基本组成成分之一，因为对健康影响最大的因素是生活方式和习惯。生活方式管理主要采用促进行为改变的干预技术。

3. 生活方式管理的内涵

生活方式管理包括：

（1）对个人生活方式与行为等进行分析，发现不利于健康的危险因素，予以提示和预警，以便及时改善和调整。

（2）监测身体状况，随时掌握自身机体变化，采取措施使机体处于稳定的健康状态。

（3）健康知识、健康方法的学习，掌握一套自我保健和防病抗衰老的有效方法，维护和促进自身健康。

人体健康与疾病的发生是一个动态演变的缓慢过程。通过营养、心理、生活方式、运动等健康措施的调整、改善，来提高、维护个人的健康水平，使健康呈现更佳的状态，将能够较大地降低疾病发生的可能性。

4. 生活方式管理的目的

生活方式管理主要是针对健康、亚临床和疾病人群的健康管理。其目的是做到未病先防，防患于未然，保持理想、正常的健康状态，并且通过这样的管理为健康人群带来明显的近期收益，如通过提高抵抗力来降低患流感及相关疾病的可能性。简而言之，生活方式管理是改善生活质量、保持理想健康状态既经济实惠、又有效的措施。

（五）亚临床管理

1. 亚临床管理的定义

亚临床管理是对有亚临床症状的个体或群体的健康进行综合调理，将疾病控制、消灭在萌芽状态，进而转归步入健康状态。

2. 亚临床管理的内涵

亚临床管理包括：

（1）对体检异常指标制订管理计划，并督促计划的落实、监督实施的效果。

（2）综合分析影响健康的危险因素，有重点、有步骤地实施预防计划。

（3）定期安排健康管理专家、营养保健专家、心理专家见面咨询，及时了解健康状况的动态变化，调整健康饮食结构，缓解精神压力，改善不健康行为方式。

（4）可推荐适宜的疫苗接种。很多人觉得健康就是没有疾病，但却忽视了从健康到疾病有一个漫长的亚临床过程，如高血压、糖尿病、冠心病、脑卒中、癌症、精神障碍等很难确定具体病程从何时开始，后续的治疗几乎伴随终身，而临床治疗效果则在某种程度上取决于能否在早期获得有效的治疗。所以，要积极抓住预防保健这一重要环节，守住健康的第一道大门，从源头上积极预防。但遗憾的是许多慢性病尚无效果确切的疫苗，目前市场上推荐使用的乙肝疫苗、HPV 疫苗等应适时安排接种。

3. 亚临床管理的时效性

健康管理师或健康管理专家对亚临床人群进行管理的结果，是避免危险因素升级而发展成疾病，改善健康状况，提高工作效率和生活质量，为健康提前买单，收到事半功倍的效果。我们对健康的维护不仅仅是对疾病的治疗，更重要的是在疾病没有到来之前的"防患"。专家预言：疲劳是 21 世纪人类的第一杀手。所以，亚临床管理是健康管理的重要核心部分。

（六）疾病管理

1. 疾病管理的定义

疾病管理是指有组织地、主动地通过多种途径和方法为个体或人群中患有某种特定疾病的所有患者提供卫生保健服务。是以整个疾病及并发症发生、发展的自然过程，包括并发症的预防和卫生服务为重点而提供的一体化医疗保健服务。主要是在整个医疗服务系统中为病人协调医疗资源，对疾病控制诊疗过程采取综合干预措施，使疾病得到全面地、连续性地医治和提高生活质量。

与诊疗服务不同的是，疾病管理注重效果与保健。疾病管理强调病人自我保健的重要性，实质上是病人自我管理。病人必须监督自己疾病的进展，在各个方面改善自己的行为，如坚持服药、饮食和症状监控等。病人必须定期和医护人员交流自己的疾病状态。有研究表明，慢性病患者接受如何管理自己疾病的教育后重复看病的频率明显降低。

2. 疾病管理的内涵

疾病管理包括：

（1）汇总连续的疾病诊疗档案，为续次就医提供详尽的资料。

（2）提供就医导航，指导选择最佳的就诊医院和医生。

（3）指导和跟踪治疗医嘱的执行情况，纳入健康管理流程。

（4）提供就医服务，快速安排疾病诊疗相关事宜。

（5）慢性病建档管理，对重要疾病指标重点观察和记录，控制疾病发展。

慢性病是目前影响人类生活质量的一个重要的突出问题。慢性病不仅影响个人的健康，导致生命质量的下降，而且昂贵的医药费用给个人、家庭、社会带来沉重的经济负担和精神困扰。更为突出的是患者遭受疾病痛苦，连累家人也饱受精神、身体的折磨。所以，一旦明确了个人患慢性病的危险性及疾病危险因素状况，就应该实施个性化的健康促进。通过对个人的具体指导，采取一系列针对性强、目标明确的健康管理措施，来降低患慢性疾病的风险。比如，目前美国前 10 位死因疾病中，不良行为和生活方式在致病因素中占 70%，美国经过 30 年的努力，使心血管疾病的死亡率下降了 50%，其中 2/3 是通过改善行为和生活方式取得的。

3. 疾病管理实现的目标

通过对各种慢性疾病的健康管理，将逐步实现"四降""三减""二改变""一学会"的综合防治目标，进而提升疾病人群的健康生活品质，促进社会、家庭和谐发展。

(1)四降：降血糖、降血压、降血脂、降体重。

(2)三减：减少用药量，减少医疗费支出，减少住院率。

(3)二改变：改变不合理饮食习惯，改变不良的生活方式。

(4)一学会：学会一套自我管理和日常保健的方法。

(七) 健康需求管理

1. 健康需求管理的定义

由于人们物质生活水平提高，人群老龄化问题凸显，未老先衰、英年早逝等危及健康长寿的问题日益严峻。加之人们健康素养不断提高，社会健康需求也随之不断增加。健康需求管理是以满足个体或群体中的健康需求为主导的服务，目的是促进和维护人类健康。

2. 健康需求管理的内涵

健康需求管理的内涵是为被管理者提供生活、起居、环境、工作、家庭等卫生保健服务和医疗需求服务，减少个体或群体因不良饮食、行为、睡眠、压力、运动等造成的对机体的危害，降低由此而造成的不必要的经费支出。

健康需求管理是利用远程管理的方式来指导个体恰当地利用各种医疗保健服务。通过提供决策支持和行为支持等帮助，使个人更好地寻求恰当的卫生服务，控制卫生成本，在合适的时间、合适的地点获取合适的服务来维护自身健康。

许多人误以为越是昂贵的医疗服务，在临床上一定越是有效的，也越是必需的，其实并不一定。健康需求管理帮助个体选择最合适的医疗方式和医疗服务来解决日常生活中的健康问题，控制费用，减少医疗资源浪费。

3. 健康需求管理的方法

健康需求管理的主要工具和常见方法有：24 小时电话就诊分流服务与转诊服务、基于互联网的卫生信息数据库、健康课堂、服务预约等。有的时候，健康需求管理还会以"守门人"的面目出现在疾病管理项目中。

4. 健康需求管理的手段

健康需求管理常用的手段包括：寻找手术的替代疗法，帮助病人减少特定的危险因素并采纳健康的生活方式，鼓励自我保健或干预等。

(八) 健康知识管理

1. 健康知识管理的定义

健康知识管理是帮助个体或群体树立科学的健康观，正确地引导个体或群体对健康和疾病的认识，提高他们的自我健康意识，学习健康知识和保健方法，正视健康，面对疾病，共同歼灭"疾病大敌"。

健康知识管理是健康教育中一项有计划、有目的、有评价的有关医药卫生、心理学、行为学、营养学等基础知识和基本理论的传播教育活动，目的是帮助人们知晓影响健康的行为，并自觉地选择有益于健康的生活方式。

知识不仅是力量，而且还是健康。在知识面前人人平等，你虽然是其他学科知识的享有者，但对于健康知识也许是知之甚少或匮乏。所以，我们不仅需要学习科学知识，更需要学习健康知识。

有专家指出：现在许多人不是死于不可抗拒的严重疾病，而是死于对"健康的无知和愚昧"，更多的是死于"知之"而不"为之"，死于不健康的行为和生活方式。所以，必须为追求健康的人提供全面的医学保健知识，使之掌握通俗易懂、简便易学的保健方法，达到提高生活兴趣、提升健康品质、创造和谐社会之目的。

2. 健康知识管理的内涵

健康知识管理的内涵就是定期或不定期地举办关于健康保健和疾病防治知识的专题讲座、患者联谊会或沙龙活动等，在讲座、联谊会或沙龙活动中进行互动交流，将受益者的自身体会和经验分享给更多的人，为传播健康文化播撒关爱的火种。

3. 健康知识管理的方式和途径

在健康管理过程中，一个常被忽视的问题是健康知识的学习和运用。人们在生活中常常会因为医学保健知识的匮乏，感到茫然无助而无法掌控自己在医疗行为中应有的权利。

电话、短信、互联网、健康讲座、科普宣传读物、视频媒体、面对面交流等，都是健康知识传播的有效方式与途径。

4. 实现健康知识管理的有效方法

健康管理专家不仅是健康监护人，还是健康知识的宣传者、咨询者和教育者。在健康管理的每一个环节，都可为管理对象提供各种健康与疾病问题咨询服务、解释各种相关资料，并利用各种机会和形式对管理对象进行深入细致的健康教育。

(九) 动态跟踪管理

1. 动态跟踪管理的定义

动态跟踪管理是对个体或群体在实施健康管理服务过程中的机体健康变化予以时时关注和观察，以随时掌握其健康状况变化，为有效地实施健康管理服务提供健康数据和指标，并依据其变化调整健康干预方案，达到促进良好健康的目的。

2. 动态跟踪管理的内涵

人体的各种健康指标是不断变化着的，因此，对健康的监测、跟踪与干预服务是健康管理服务的根本。可通过短信、电话、互联网、邮件、上门服务等，来跟踪个体执行健康管理计划的状况，并定期进行重复评估，给个体提供最新的改善结果，使健康得到有效的管理和维护。

    3. 动态跟踪管理的实施步骤

    定期对管理对象进行有关健康的电话随访或上门随访，了解管理对象健康状况的最新动态，并依据随访管理对象健康现状，及时进行个性化健康管理干预方案的修正、补充和调整，为管理对象提供全面的健康管理服务。对阶段性的管理目标、计划执行、季度和年度健康管理效果进行评估和总结，并指导管理对象做好今后的健康维护。

第三章　严重精神障碍患者健康管理

根据世界卫生组织《国际疾病和健康相关问题分类(第10版)》(以下简称"ICD-10"),精神障碍可分为10大类72小类,有近400种疾病。目前日常工作中大家谈及的严重精神障碍,在我国是指精神分裂症、分裂情感性障碍、偏执性精神病、双相(情感)障碍、癫痫所致精神障碍和精神发育迟滞伴发精神障碍6种。2009年健康管理概念与学科体系的中国专家"初步共识"认为,健康管理是以现代健康概念(生理、心理和社会适应能力)和新的医学模式(生理—心理—社会)以及中医治未病为指导,通过采用现代医学和现代管理学的理论、技术、方法和手段,对个体或群体整体健康状况及其影响健康的危险因素进行全面检测、评估、有效干预与连续跟踪服务的医学行为及过程。其目的是以最小的投入获取最大的健康效益[1]。健康管理的宗旨是调动个体和群体及整个社会的积极性,有效地利用有限的资源来达到最大的健康效果。那么,严重精神障碍患者健康管理,就应该是结合严重精神障碍这个特定人群的健康需求,对健康资源进行计划、组织、指挥、协调和控制的过程,也就是对严重精神障碍患者个体或群体健康进行全面检测、分析、评估,提供健康咨询和指导及对健康危险因素进行干预的过程。

第一节　健康管理机构

自2001年我国第一家健康管理公司成立到目前遍布全国的上万家健康管理(体检)机构,健康管理机构发展迅速,健康管理产业获得了突飞猛进的增长。我国健康管理服务机构主要包括健康管理医学服务机构、非健康管理医学服务机构和整合式健康管理服务机构三类。这三类健康管理服务机构的共同点是:以健康管理的理念或理论为指导,以健康维护和促进为目的,为服务对象提供健康服务产品。这三类健康管理服务机构的不同点是:注册和管理的机构不同,服务人员的资质不完全相同,提供健康服务的主要技术不同,健康服务的模式和路径不同,服务的对象不完全一致。关于严重精神障碍患者健康管理机构,本书仅指当地精神卫生工作领导小组、卫生健康行政部门以及在当地卫生健康行政部门注册的、承担严重精神障碍患者诊断/治疗并履行或部分履行公益性公共卫生职能的各级各类精神卫生医疗卫生机构。

---

① 武留信.健康管理师:社区管理分册[M].北京:人民卫生出版社,2015.

一、精神卫生工作领导与协调制度

2013年5月正式实施的《精神卫生法》，明确规定国家对精神卫生工作实行预防为主的方针，坚持预防、治疗和康复相结合的原则，建立政府组织领导、部门各负其责、全社会共同参与的机制，实行综合管理。2018年重新修订的《严重精神障碍管理治疗工作规范》也要求，县级以上卫生健康行政部门要主动配合当地人民政府建立精神卫生工作领导小组或部门协调工作机制，每年至少召开两次例会，研究制定辖区精神卫生政策和相关制度，统筹协调解决综合管理、救治救助、人才培养、机构运行、保障等问题，负责组织辖区精神卫生工作的开展与督导。探索建立精神卫生医疗机构、社区康复机构、社会组织和家庭相互支持的精神康复服务模式，完善医院康复和社区康复相衔接的服务机制。结合辖区实际建立"对口帮扶"等工作制度，在辖区组织开展精神卫生科普宣传、患者诊断复核、病情评估、调整治疗方案等。各级卫生健康行政部门应当主动与同级政法部门协调，将严重精神障碍患者规范管理率、规律服药率等纳入当地平安建设的考核指标，提高患者救治管理水平。县级及乡镇（街道）卫生健康部门要与政法、公安、民政、人力资源与社会保障、残联等部门建立信息共享机制，定期交换患者相关信息。

乡镇（街道）医疗卫生机构要主动配合当地政府建立由政法、卫生健康、公安、民政、司法行政、残联等单位参与的精神卫生综合管理小组，指导村（居）民委员会建立由网格员、基层医疗卫生机构负责精神疾病防治的工作人员（以下简称"精防人员"）、派出所民警、民政干事、残疾人专职委员、家属、志愿者等组成的患者关爱帮扶小组，每季度至少召开1次例会，各部门根据工作实际通报重点工作情况。综合管理小组、关爱帮扶小组成员之间要加强协作，熟悉各自联系方式，及时保持沟通，协同随访患者，共同开展严重精神障碍患者日常筛查和登记，交换患者信息，全面了解辖区内在册患者及其家庭的基本情况，解决患者管理、治疗、康复和生活中的难题。工作中应注意保护患者个人隐私，避免将信息泄露给无关人员。

二、卫生健康行政部门

严重精神障碍患者健康管理实行属地化管理。省级卫生健康行政部门会同有关部门制订辖区精神卫生工作规划和工作方案并组织实施。会同发展改革委等有关部门健全精神卫生服务体系。加强与当地财政等部门的沟通与协调，保障必要的工作经费。负责辖区精神卫生信息系统的建设及维护。组织开展辖区精神卫生工作督导、考核、评估及培训等。统筹辖区内精神卫生资源，对技术力量薄弱地区组织开展对口帮扶。对辖区内发生的精神障碍患者肇事肇祸案（事）件，应当积极组织开展相关调查，并上报调查结果。成立由精神卫生预防、治疗、康复等方面专家组成的专家技术指导组，负责技术指导、疑难患者诊治、质量控制和培训等。

市级卫生健康行政部门会同有关部门制订辖区精神卫生工作计划、方案并组织实施，保障必要的工作经费。统筹安排辖区精神卫生资源，组织精神卫生医疗机构对辖区县(市、区)开展对口帮扶。负责辖区精神卫生信息系统的管理。组织开展辖区精神卫生工作督导、考核、评估及培训等。对辖区内发生的精神障碍患者肇事肇祸案(事)件，应当积极组织开展调查，并逐级上报调查结果。成立由精神卫生预防、治疗、康复等方面专家组成的专家技术指导组，负责技术指导、疑难患者诊治、质量控制和培训等。

县级卫生健康行政部门会同有关部门制订辖区精神卫生工作计划、方案并组织实施，保障必要的工作经费。统筹协调落实精神卫生医疗机构对口帮扶基层医疗卫生机构工作。组织开展辖区精神卫生工作督导、考核、评估及培训等。负责与有关部门协调，推动区域内精神障碍康复体系建设。对辖区内发生的精神障碍患者肇事肇祸案(事)件，应当积极组织开展调查，并逐级上报调查结果。与政法、公安、民政、人力资源与社会保障、残联等部门建立信息共享机制。

三、精神卫生防治管理机构

近年来，在国家的大力推动下，民营医疗机构得到快速发展，特别是精神卫生医疗机构发展速度更快，除地理位置偏僻的省份外，大部分内陆地区原来的精神卫生"空白县"(无精神卫生诊疗机构、无专业技术人员)的数量大幅减少乃至消除。但同时，这些快速发展的民营精神卫生医疗机构，大多规模偏小，专业人员数量有限，技术力量薄弱。针对这种情况，县级以上卫生健康行政部门应当在辖区内指定一家具备条件的精神卫生医疗机构为精神卫生防治技术管理机构(以下简称"精防机构")，来承担精神疾病和心理行为问题的预防、治疗、康复、健康教育、信息收集等培训与指导，负责严重精神障碍管理治疗工作的业务管理。如果一个县(市)有数家公立、民营的精神卫生医疗机构，一般来说，应该指定其中一家硬件设施、技术力量等综合条件相对较好的、公立的精神卫生医疗机构为辖区的精防机构。暂不具备条件的，可委托同级疾病预防控制中心或有关机构承担管理任务，并应当同时指定一家精神卫生医疗机构承担技术指导任务。各级精防机构设立防治办公室，具体负责精神卫生工作组织实施与日常管理。国家、省、地(市)、县级精防机构组成业务技术管理网络。

国家级精防机构协助国家卫生健康委员会研究编制精神卫生工作规划和实施方案，参与有关政策的研究，编制技术规范和有关标准等。指导下级精防机构工作，开展技术指导、培训、质量控制和效果评估等。负责国家严重精神障碍信息系统日常管理，定期编制信息简报，定期调查、分析、报告相关数据和工作信息。组织开展精神卫生健康教育和宣传。承担国家卫生健康委员会交办的各项任务。

省、地(市)级精防机构协助同级卫生健康行政部门起草精神卫生有关工作规划、计划、实施方案。指导下级精防机构工作，开展技术指导、培训、质量控制和效果评估。负责本级信息系统日常管理及信息上报工作，定期编制信息简报。组织开展精神卫生宣传和健康教育。承担同级卫生健康行政部门和上级精防机构交办的各项任务。承担对辖区技术力量薄弱的市(地、州)、县(市、区)的技术帮扶工作。

县级精防机构协助同级卫生健康行政部门起草精神卫生有关工作计划、实施方案等。指导基层医疗卫生机构开展严重精神障碍患者筛查、确诊患者登记报告、随访管理等工作。开展技术指导、培训、质量控制和效果评估。负责本级信息系统日常管理、信息上报及患者信息流转管理。定期调查、分析和报告基层医疗卫生机构患者管理的相关数据和工作信息，提出改进意见和建议。承担基层医疗卫生机构、乡镇（街道）相关部门工作人员的培训。开展精神卫生宣传和健康教育。承担县级卫生健康行政部门和上级精防机构交办的各项任务。

四、精神卫生医疗机构

精神卫生医疗机构包括精神专科医院、有精神专科特长的综合医院（含中医院等）。在严重精神障碍管理治疗工作中承担的职责包括：提供各类精神障碍的诊断、治疗、联络会诊等诊疗服务。及时向上级精神卫生医疗机构转诊疑难重症和病情不稳定患者，对符合出院条件的患者及时办理出院并将患者信息转回社区。将本机构门诊和出院确诊的六种严重精神障碍患者和符合《精神卫生法》第三十条第二款第二项情形患者的相关信息录入信息系统。对基层医疗卫生机构开展对口帮扶，提供随访技术指导。指导基层开展患者应急处置，承担应急医疗处置任务。开展院内康复并对社区康复提供技术指导。在精神卫生健康教育中提供专业技术支持。

五、基层医疗卫生机构

基层医疗卫生机构包括乡镇卫生院、社区卫生服务中心和村卫生室、社区卫生服务站。主要职责：承担国家基本公共卫生服务规范中严重精神障碍患者管理服务内容，包括登记严重精神障碍患者信息并建立居民健康档案，对患者进行随访管理、分类干预、健康体检等；配合政法、公安部门开展严重精神障碍疑似患者筛查，将筛查结果报告县级精防机构；接受精神卫生医疗机构技术指导，及时转诊病情不稳定患者；在上级精防机构的指导下开展辖区患者应急处置，协助精神卫生医疗机构开展应急医疗处置；组织开展辖区精神卫生健康教育、政策宣传活动；优先为严重精神障碍患者开展家庭医师签约服务。

六、疾病预防控制机构

在暂不具备条件的地区，受当地卫生健康行政部门委托，疾病预防控制机构可承担同级精神卫生防治管理机构职能，并应同时指定一家精神卫生医疗机构承担技术指导任务。疾病预防控制中心作为政府设置的履行公共卫生职能的公益性事业单位，承担着辖区疾病预防与控制、突发公共卫生事件应急处置、疫情报告及健康相关因素信息管理、健康危害因素监测与干预、健康教育与健康促进、实验室检测分析与评价、技术管理与应用研究指导等公共卫生服务职能，由其单独承担精神卫生防治管理机构职能，可能会欠缺临床诊断和治疗技术力量。精神专科医院、有精神专科特长的综合医院（含中医院等）承担精神卫生防治管理机构职能，由于传统原因，可能会缺乏公共卫生专业人才，导致公共卫生技术薄弱。如果在当地卫生健康行政部门领导下，由疾病预防控制机构协助同级精神卫生防治管理机构一并开展精神卫生工作，二者各自发挥专业优势，团结协作，医防融合，共同承担精神卫生工作，势必会取得更好的效果。

第二节　健康管理内容

健康危险因素识别、评估和干预是健康管理的三大内容。简单来说，就是了解健康、评估健康并预测健康风险，计划、干预并管理健康，达到预防与控制疾病，提高健康水平的目的。了解健康，就是通过问卷和健康体检收集健康信息，从中找出健康危险因素。健康及疾病风险性评估，就是收集个人健康信息，对个人目前健康状况进行评估，同时对未来患病或死亡的危险性，应用适当的疾病预测模型进行预测。管理健康就是开展健康咨询与指导，有计划地干预、控制健康危险因素，实现个人健康管理计划目标①。与一般健康教育和健康促进不同的是，健康管理过程中的健康干预是个性化的，即根据个体的健康危险因素，由专业人员（如健康管理师）进行个体指导，设定个体目标，并动态追踪效果。实践证明，由专业人员为患者建立个性化健康宣教、干预方案，文化程度较高者应用示范教育，反之则应用实践教育，可改进患者的用药依从性等，明显降低疾病复发率②。

自 2004 年和 2009 年开始实施的"中央补助地方严重精神障碍管理治疗项目"（以下简称"686 项目"）和国家基本公共卫生服务项目，二者相辅相成，均服务于严重精神障碍患者的健康管理。与这两个项目相配套的《严重精神障碍管理治疗工作规范》《国家基本公共卫生服务规范》于 2009 年相继颁发，标志着全国范围内社区精神卫生服务工作的全面开展，内容包括严重精神障碍患者的发现、诊断、登记和报告、随访管理与指导、居家患者药物治疗、应急处置、精神康复、人员培训、宣传和健康教育、督导、信息与资料管理、质量控制，以及服务对象、患者的信息管理、随访评估、分类干预、健康体检等，根据工作发展和形势变化，工作规范和服务规范目前均已完成第三版修订。在实际工作中，严重精神障碍患者健康管理内容，可分为患者信息管理、随访评估、分类干预、健康体检四大部分。

一、患者信息管理

患者信息管理，是指对患者信息收集、信息传输、信息加工、信息储存和信息利用等一系列工作的总称。患者信息管理具有管理类型和时代的特征。

管理类型特征：患者信息管理是管理的一种，因此它具有管理的一般性特征。例如，管理的基本职能是计划、组织、领导、控制；管理的对象是组织活动；管理的目的是实现组织的目标等。但是，患者信息管理作为一个专门的管理类型，又有自己的独有特征：管理的对象是信息资源和信息活动；信息管理贯穿于整个管理过程之中。

---

① 王培玉. 健康管理学［M］. 北京：北京大学医学出版社，2012.
② 王璟，殷军波. 个性化健康教育在精神病康复管理中的应用［J］. 健康大视野，2019（18）：289.

　　时代特征：随着科学技术的飞速发展和工作要求的不断提高，患者信息管理的时代特征具体表现为信息量猛增、信息处理和传播速度更快、信息处理的方法日趋复杂、信息管理所涉及的领域不断扩大、信息安全更加引人关注等。

　　严重精神障碍患者信息，目前有纸质版和电子版之分，随着信息化建设的普及，纸质版的患者信息将逐步被电子版所取代，快速、便捷、互联互通、信息共享，将更便于我们对患者信息进行管理。严重精神障碍患者信息管理包括患者基础信息、随访信息和医疗诊治信息等。需要说明的是，严重精神障碍患者实行按要求登记和自愿管理的原则，即患者社区管理实行知情同意原则，在患者或家属知情同意的情况下，采集患者的个人基础信息，基本健康信息、填写个人信息补充表等相关资料，并开展社区随访服务等健康管理工作①。但对于符合《精神卫生法》第三十条第二款第二项情形并经诊断、病情评估为严重精神障碍的患者，告知后将被直接纳入社区健康管理。

　　1. 基础信息

　　严重精神障碍患者基础信息，包括个人基本信息、健康体检、健康管理记录和其他医疗卫生服务记录。

　　(1)个人基本情况：姓名、性别等基础信息和既往史、家族史等基本健康信息；

　　(2)健康体检：一般健康检查、生活方式、健康状况及其疾病用药情况、健康评价等；

　　(3)健康管理记录：严重精神障碍患者个人信息补充、管理治疗服务知情同意书等；

　　(4)其他医疗卫生服务记录：上述记录之外的其他接诊、转诊、会诊记录等。

　　2. 随访信息

　　(1)危险性评估信息：危险性评估等级及时间等；

　　(2)随访服务记录信息；

　　(3)点对点技术支持信息；

　　(4)关爱帮扶信息；

　　(5)以奖代补、社区康复信息等。

　　3. 医疗诊治信息

　　(1)疾病诊断与复核诊断信息；

　　(2)居家治疗/住院治疗信息；

　　(3)其他躯体疾病、药物副反应信息等。

　　附件清单：

　　(1)个人基本信息表(附表1)；

　　(2)健康体检表(附表2)；

　　(3)严重精神障碍患者个人信息补充表(附表3)；

---

　　① 杨树旺，汤世明，李俊琳，等．社区精神卫生理论与实践[M]．武汉：武汉大学出版社，2019.

（4）参加严重精神障碍社区管理治疗服务知情同意书(附表4)；

（5）严重精神障碍患者危险性评估表(附表5)；

（6）严重精神障碍患者随访服务记录表(附表6)；

（7）点对点技术支持记录表(附表7)；

（8）关爱帮扶记录表(附表8)。

二、随访评估

随访评估，严格来说是一件事情的两个阶段，即随访和评估。在严重精神障碍健康管理工作实践中，随访与评估是一个连续的过程，就是通过对患者的随访服务，检查患者的精神状况，包括感觉、知觉、思维、情感和意志行为、自知力等，询问和评估患者的躯体疾病、社会功能情况、用药情况及各项实验室检查结果等，综合判定患者的危险性评估等级。

（一）随访

随访是指医院对曾在医院就诊过的患者以通信或其他方式，进行定期了解患者病情变化和指导患者康复的一种观察方法。通过随访，可以提高医院医前及医后服务水平，同时方便医生对患者进行跟踪观察，掌握第一手资料，以进行统计分析、积累经验，同时也有利于医学科研工作的开展和医务工作者业务水平的提高，从而更好地为患者服务。

1. 随访的形式

随访的形式有多种，且随着时代的变化而发展。常规的随访形式有门诊随访、信函随访、家庭随访、委托代随访等。随着时代的发展，电话随访以及网络随访(电子邮件随访、微信/QQ随访等)应运而生。

（1）门诊随访：通过患者再次到门诊就诊、取药时进行的随访。此类随访的时间一般由患者确定，具有时间上的不确定性。虽然医生可以根据本次开具的药品数量、叮嘱患者下次门诊复查的时间来大致规定患者下次取药、复查的时间，进而来确定患者门诊随访的时间，但不排除患者更改就诊地点等所带来的变化。

（2）信函随访：通过书信通信方式进行的随访。书信既可以是手写体，也可以是统一格式的印刷体。随着社会经济的快速发展，固定电话、手机的普及以及网络的发展，书信通信方式逐步退出了历史舞台，取而代之的是电话和网络的交流。

（3）家庭随访：通过上门服务的方式进行随访。经治医院的医生在患者出院后，通过上门服务的方式进行家访，以了解患者的治疗效果、目前的状况，必要时配合简单的体格检查，进而确定原治疗方案是否需要调整、如何调整或者叮嘱患者到医院进行复查等。严重精神障碍患者管理治疗中推行的"点对点技术支持"，其中一项内容就是精神科医生通过上门随访对患者进行疗效评估、治疗方案调整、药物副反应处理、伴发躯体疾病诊治、家庭康复指导、健康教育等，以提高患者治疗的依从性，巩固治疗效果，促进患者康复，更好地融入家庭、回归社会。

(4)委托代随访：经治医院的医生通过委托其他科室的医生代替自己上门进行家庭随访，或者是上级卫生行政部门指定其他医疗卫生机构代替专业医疗机构进行随访。委托代随访的医生，需知晓这类疾病的诊治原则、处置方法等。如果被委托方不完全知晓该类疾病的诊治原则、处置方法等，需事先进行培训，方可接受委托代随访。目前实施的国家基本公共卫生服务项目和"686项目"，对严重精神障碍患者的定期随访，就是以委托代随访形式进行的。辖区内基层医疗卫生机构受当地卫生行政部门委托代替精神卫生专业机构对在家居住的严重精神障碍患者上门随访，这些基层医疗卫生机构接受委托代随访的医生，全部是社区卫生服务中心/乡镇卫生院的精防医生，他们是全科医生出身而不是精神医学专科医生。因此，精防医生上岗前需进行精神医学专科基础知识、随访具体内容及要求等培训，培训合格后方能上岗工作。

实践证明，依靠全科"医、护、防"团队的服务模式可以为严重精神障碍患者及家属提供全面、人性化的全方位服务。由于我国目前正处于向健康快速转型阶段，精神卫生防治体系仍不够健全等原因，当前在社区层面建立和推广多学科团队工作模式还有困难，因此全科团队的工作模式更适合我国目前国情①。

(5)电话随访：通过电话，与患者本人或者与患者一起生活且知晓患者近期状况的成年家属、监护人联系，了解患者服药及副反应情况、治疗效果、目前身体状况等，进而指导患者本人或者通过成年家人、监护人监督和指导患者继续服药治疗或者去医院复查。

(6)网络随访(电子邮件随访，微信/QQ语音、视频随访等)：通过网络进行的随访，是门诊随访、信函随访、家庭随访、委托代随访及电话随访随时代的发展而升级后的一种新形式。如果患者本人不会或者不能使用网络，可由与患者一起生活、知晓患者近期状况的家属代为进行。网络随访管理具有方便、快捷、隐秘的特点，但缺点是容易将没有网络或者不会、不能使用网络的人排除在外。

2. 随访的目的

依照随访的目的不同，随访可分为评估性随访、预防保健性随访、急诊性随访和连续照顾性随访四种。

1)评估性随访

评估性随访是为了评估严重精神障碍患者及其家庭成员的精神状况，包括个体、家庭的需求和担忧等而开展的随访，目的是为制订下一步援助计划提供依据。

(1)通过基层医疗卫生机构委托代随访或/和"点对点技术支持"精神科医师的随访，可以了解服务对象及其家庭成员的精神和身体健康状况、经济状况、家庭结构及环境状况、监护人对患者的照料及家庭康复训练情况等，最大限度地发挥家庭功能和监护人的职责，有针对性地制订家庭援助计划，督促患者遵医嘱服药、定期复查、参加家庭康复训练等，为患者提供合适、有效的照顾。

---

① 李艳玲，袁菊梅，苗杰，等. 北京地区全科团队管理重性精神疾病的效果评估[J]. 中国全科医学，2015，18(34)：4174-4178.

（2）检查服务对象的危险体征、评估危险性等级，掌握患者服药情况、副反应情况、合并躯体疾病情况、家务劳动情况、家庭康复情况等，对患者实行分类干预，促进患者康复、回归社会。

（3）解读当地严重精神障碍患者救治救助政策，包括医保、民政、残联等对严重精神障碍患者临床治疗、康复训练的报销、救治救助政策，在条件许可的情况下对精神障碍患者及其家庭实行"关爱帮扶"，体现国家、社会对严重精神障碍患者的关心与照顾，鼓励患者树立战胜疾病、回归家庭/社会的信心。

（4）对被关锁精神障碍患者随访，了解被关锁患者发病、治疗经历及被关锁原因，提出患者解锁建议及措施，在政府有关部门主导下帮助患者解锁。

2）预防保健性随访

预防保健性随访主要进行精神障碍健康教育、心理疏导以及康复指导等，针对患者的具体情况和评估结果来开展分类干预工作。

（1）开展卫生宣教，普及精神卫生科普知识，消除人们对精神障碍的歧视，营造患者回归家庭和社会的宽松环境。

（2）对严重精神障碍患者家属、监护人进行关于抗精神病药等的治疗原则、副反应表现、患者病情复发的征兆以及患者家庭生活技能训练等内容的家庭护理教育与康复指导，巩固患者治疗效果，促进患者康复。

3）急诊性随访

急诊性随访主要解决患者一些临床治疗问题以及肇事肇祸危险行为等突发情况，如伤人攻击、自杀自伤以及严重药物副反应、其他躯体疾病等应急处置。

（1）严重精神障碍患者病情突然加剧，出现伤人攻击、自杀自伤等肇事肇祸行为时，要立即启动应急处置预案，协助公安等部门，对患者实行非自愿住院治疗。

（2）对于严重药物副反应、合并其他严重躯体疾病等导致的突发情况，委托代随访的基层医疗卫生机构的精防医生应及时联系精神卫生医疗机构，在负责"点对点技术支持"的精神科医师的指导下，对症处理，必要时立即转诊到上级精神卫生医疗机构住院治疗。

4）连续照顾性随访

连续照顾性随访是指在有医嘱的前提下，对需要照顾的患者个人及其家庭，在自己的居家环境中，获得定期的专业健康照顾和护理服务，达到促进健康、维护健康及预防疾病的目的。连续照顾性随访的对象为需要在家接受直接援助的精神障碍患者及其家属。

（1）部分合并其他疾病的精神障碍患者，如合并严重糖尿病者，经与患者本人、监护人协商一致，可以设立家庭病床，为患者提供连续照顾性随访服务。

（2）被关锁精神障碍患者在解锁之前，针对被关锁患者的生存状况，基于人道主义精神，应进行连续照顾性随访。

3. 随访的内容

按照《国家基本公共卫生服务规范》和《严重精神障碍管理治疗工作规范》的要求，

对在管严重精神障碍患者每年至少应随访4次，每次随访应对患者进行危险性评估，并检查患者的精神状况，包括感觉、知觉、思维、情感和意志行为、自知力等；询问患者的躯体疾病、社会功能情况、服药情况、各项实验室检查结果、康复措施以及近期本人/家庭重大生活事件等，并按要求填写严重精神障碍患者随访服务记录表，于10个工作日内录入国家严重精神障碍信息系统。

(1)危重情况处置。观察、询问和检查患者有无出现暴力、自杀、自伤等危险行为，以及急性药物不良反应和严重躯体疾病。若有，限于疾病的处理难度及基层医疗卫生机构治疗条件，应紧急转诊到上级综合医院或者精神卫生医疗机构进一步诊断和治疗。

对于所有患者，都要观察和询问其是否有暴力、自杀自伤等危险行为，以决定下一步是继续居家服药治疗还是转诊住院治疗。

检查患者是否存在嗜睡或昏迷、吞咽困难、呼吸困难、心慌气短、抽搐或高热伴肌肉强直等危险体征，这些体征多数是由于患者躯体疾病导致的，也可能是严重药物副反应造成。

(2)若无危重情况，应进一步评估患者病情。检查患者的精神状况，包括感觉、知觉、思维、情感和意志行为、自知力等，询问患者的躯体疾病、社会功能状况、服药情况、各项实验室检查结果、康复措施以及近期患者本人/家庭重大生活事件等，对患者进行分类干预。

(3)失访患者包括走失患者，因迁居他处、外出打工等不知去向的患者，家属拒绝告知信息的患者，正常随访时连续3次未随访到的患者(根据不同类别患者的随访要求，在规定时间范围内通过面访或电话随访未随访到患者或家属，2周内应当再进行1次随访，超过1个月的时间连续3次随访均未随访到)。简单来说，对患者"失访"的判定，包括3种情形、2个时间节点和1个结果，即走失患者、因迁居他处/外出打工等不知去向、家属拒绝告知信息这3种情形；正常随访时连续3次未随访到、时间超过1个月这两个时间节点；1个结果是对失访患者，要填写乡镇(街道)严重精神障碍患者管理信息交换表(见附表9)，立即书面报告政法、公安等综合管理小组。在书面报请综合管理小组协助查找的同时，要在严重精神障碍患者随访服务记录表中记录。如果得知危险性评估3级以上和病情不稳定患者离开属地时，精防人员应当立刻通知公安机关并报告上级精防机构。

(二)危险性评估

每次对严重精神障碍患者随访均应进行危险性评估。危险性评估分为0~5级共6级。

0级：无符合以下1~5级中的任何行为；

1级：口头威胁，喊叫，但没有打砸行为；

2级：打砸行为，局限在家里，针对财物，能被劝说制止；

3 级：明显打砸行为，不分场合，针对财物，不能接受劝说而停止；

4 级：持续的打砸行为，不分场合，针对财物或人，不能接受劝说而停止（包括自伤、自杀）；

5 级：持械针对人的任何暴力行为，或者纵火、爆炸等行为，无论在家里还是公共场合。

上述 6 级危险性评估可简单记为：0 级无，1 级骂，2 级 3 级有打砸；2 级家内摔东西，别人劝说能听话；3 级折腾出了家，劝说就是不听话；4 级毁物还伤人，甚至自伤和自杀；5 级手中有凶器，想要制止靠警察。还可以进一步简化为：一骂二摔三家外，4 级 5 级请警察来。

（1）掌握危险性评估第 3 级特别重要，即患者的明显打砸行为已经不再局限于家中，而是发展到了公共场合，且这种打砸行为还不因劝阻而停止。这是因为危险性评估 3 级及以上患者是可能发生肇事肇祸行为的高危人群，是实际工作中需要重点关注的对象，是政法、公安、卫生等政府部门信息交换的对象，是"以奖代补"政策实施的主要人群，是分类干预、增加访视频次的重要依据。

（2）随着网络技术的飞速发展，目前我国网络通信应用十分普遍，网络随访也随之成为随访的一种新形式。那么 QQ、微信等网络视频情况下的随访可否进行危险性评估呢？这要视具体情况而定。毕竟网络视频并不是真正意义上的面对面随访，它是介于面对面随访和非面对面随访（电话、语音随访等）之间的一种情形，由于受视频时视野、角度的限制，网络视频无法全面、整体地观察、了解患者的现状和患者的肢体语言（非言语性肢体行为），同时也受网络速度、网络资费等因素限制，影响视频随访的时长和质量，难免有"窥一斑而知全貌"之弊。在无法面对面随访的情况下，网络视频可以作为非面对面随访（电话、语音随访等）的一种补充，现阶段尚不能完全代替面对面随访，但随着 5G 技术的普及以及 6G 技术的研发，网络视频代替面对面随访值得期待。

三、分类干预

根据患者的危险性分级、精神症状是否消失、自知力是否完全恢复，工作、社会功能是否恢复，以及患者是否存在药物不良反应或躯体疾病情况对患者的病情进行分类，并依照病情分类的不同进行相应的分类干预。

（一）患者病情分类

应依照危险性评估等级和精神症状、自知力、工作/社会功能、药物不良反应、躯体疾病等两个维度的情况进行综合判断。考虑到个别严重精神障碍患者的危险性评估等级结果与其精神症状、自知力等会出现不一致和分离的情况，如果仅仅依靠危险性评估等级来进行病情分类，难以保证病情分类的科学、准确。有调查表明，仅仅依靠危险性评估等级来进行病情分类，正确率在 95% 左右，也就是说错误率为 5% 左右。因此，如果没有面对面访视患者本人，仅仅通过电话、网络随访等语音交流来获得患者的现况，难免会出现信息偏差，导致病情分类和分类干预的错误。所以，所有严重精神障碍患者的随访，原则上要求面对面访视患者本人，包括门诊随访和到患者家里进行随访等。对于拒绝当面随访者，精防人员可采用电话随访，但每6个月至少应当面随访1次；电话随访发现患者病情有波动时，要尽早面对面访视或者建议患者至精神卫生医疗机构就诊。对高风险患者，精神科医师应至少每3个月和精防人员共同对患者进行当面随访1次，电话随访只能作为因故不能面对面随访时的补充。

（二）病情分类与随访频次要求

（1）病情不稳定患者。若危险性为3~5级，或精神病症状明显、自知力缺乏、有急性药物不良反应或严重躯体疾病，对症处理后应立即转诊到上级医院。必要时报告当地公安部门，协助送院治疗，2周内了解其治疗情况。对于未住院的患者，在"点对点技术支持"精神科医师、居委会人员、民警的共同协助下，2周内随访。

（2）病情基本稳定患者。若危险性为1~2级，或精神症状、自知力、社会功能状况至少有一方面较差，首先应判断是病情波动或药物疗效不佳，还是伴有药物不良反应或躯体症状恶化。分别采取在规定剂量范围内调整现用药物剂量和查找原因对症治疗的措施，必要时与患者原主管医生取得联系，或在精神科医师指导下治疗。经初步处理后观察2周，若情况趋于稳定，则可维持目前的治疗方案，3个月时随访；若初步处理无效，则建议转诊到上级医院，2周内随访转诊情况；若患者因故未转诊至上级医院，则应请精神专科医师进行技术指导，1个月时随访。

（3）病情稳定患者。若危险性为0级，且精神病症状基本消失，自知力基本恢复，社会功能处于一般或良好，无严重药物不良反应，躯体疾病稳定，无其他异常，则继续执行上级医院制定的治疗方案，3个月时随访。

（三）随访

每次随访时根据患者病情的控制情况，对患者及其家属进行有针对性的健康教育和生活技能训练等方面的康复指导，对家属提供心理支持和帮助，宣传当地医保、民政、残联、以奖代补等有关精神障碍患者救治救助政策，减轻患者及其家人的经济负担，提高监护人的监护积极性和患者治疗的依从性，巩固患者治疗效果，促进患者康复。

四、健康体检

在患者病情许可的情况下，征得监护人与患者本人同意后，每年进行1次健康体检。健康体检可与随访相结合。内容包括一般体格检查和血压、体重、血常规（含白细胞分类）、转氨酶、血糖、心电图等。有条件的地方可增加健康体检内容，如胸部X光片、B超等。

(一) 影响患者健康体检的因素

目前严重精神障碍患者年度健康体检率整体不高，约为 50%①。影响患者健康体检的因素有许多，大致可分为患者/监护人因素、体检机构因素和其他影响因素三类。

1. 患者/监护人因素

(1) 患者/监护人对精神障碍疾病的认知水平；

(2) 患者在家庭中的地位(重要性)；

(3) 患者及其家庭的经济状况；

(4) 患者病程长短；

(5) 患者治疗效果；

(6) 患者对体检机构信任度等。

2. 体检机构因素

(1) 体检机构距离患者的远近、交通便利性；

(2) 体检机构技术水平与服务态度；

(3) 体检费用高低、是否减免等；

3. 其他影响因素

(1) 当地救治救助力度大小；

(2) 医保报销比例、报销手续的简捷性；

(3) 以奖代补、精准扶贫要求及综合管理小组督查等。

(二) 努力提高患者健康体检率

(1) 加强宣传、教育，提高患者及其监护人对控制病情的信心。特别是对于无监护或者弱监护的患者、病程长/治疗效果不佳/疾病时有反复的患者，除宣传精神障碍防治科普知识外，还要着力宣传、介绍当地医保政策，提高患者及其监护人对控制病情的信心。

(2) 加强专业机构建设和专业人员培养，提高患者诊断/治疗的可及性和专业人员技术水平。提供便民服务，改善服务态度，密切医患关系。

(3) 加强康复训练，提高患者服药依从性，稳定患者病情。

(4) 采取集中体检与上门体检相结合的方式，方便患者体检。

(5) 推行"一站式"结算服务，方便患者报销医药费。

在实际工作中，会有部分严重精神障碍患者拒绝健康体检或仅仅进行部分健康体检项目，针对这部分患者，可让患者或监护人在健康体检知情同意书上签字。如果其拒绝签字，则由工作人员在健康体检知情同意书上备注说明。

---

① 吴越，杨雀屏，范洁，等. 无锡市社区严重精神障碍患者体检率调查及其影响因素分析[J]. 现代预防医学，2019，46(3)：455-460.

第三节　健康管理服务要求

精神卫生问题是我国经济社会发展的重大公共卫生问题和社会问题。《精神卫生法》第 6 条规定，精神卫生工作实行政府组织领导、部门各负其责、家庭和单位尽力尽责、全社会共同参与的综合管理机制，要求在政府领导下，发挥政府部门作用，群策群力，共同做好精神卫生工作。因此，严重精神障碍健康管理工作需要政府部门在人员配备、经费支持等方面予以保障。

一、保障条件

1. 人员配备

（1）精神卫生防治管理机构：指定人员担任医疗质管员、业务管理员、数据质控员，分别负责组织协调社区医疗质控、管理信息系统用户、审核分析数据等工作。

（2）精神卫生医疗机构：配备精神科医师、护士、社工及康复、心理治疗、公卫专业人员，从事严重精神障碍管理治疗工作，并采取措施保持人员队伍稳定，所有人员必须参加岗前培训，每年参加地市级及以上培训。

（3）基层医疗卫生机构：确定适当数量执业（助理）医师、注册护士、公卫医师开展严重精神障碍管理治疗工作，并采取措施保持人员队伍稳定，确保其每年接受专业培训。

2. 经费保障

（1）各级卫生健康行政部门要主动配合当地政府将精神卫生工作经费列入本级财政预算，并根据社会经济发展和精神卫生工作需要，逐步加大财政投入力度，保障精神卫生工作的稳步发展。

（2）地方政府部门要加强对任务完成情况和财政资金使用绩效的考核，保证精神卫生工作经费合理合规使用。

（3）地方政府部门要制定精神卫生从业人员的培养、引进和激励政策，发展精神卫生事业，适应社会经济发展需求。

（4）卫生健康行政部门要做好承担精神卫生工作机构的房屋、人员、设备及经费的落实，加大对精神卫生防治管理机构承担工作所需经费的保障。

二、工作流程

1. 严重精神障碍基础管理工作流程
严重精神障碍基础管理工作流程见图 3-1。

2. 严重精神障碍诊断与复核诊断流程
严重精神障碍诊断与复核诊断流程见图 3-2。

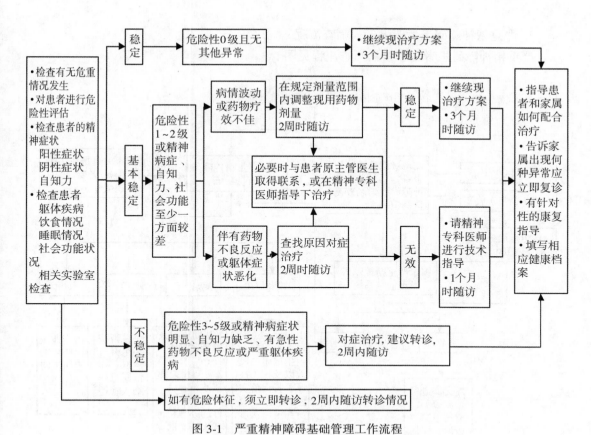

图 3-1 严重精神障碍基础管理工作流程

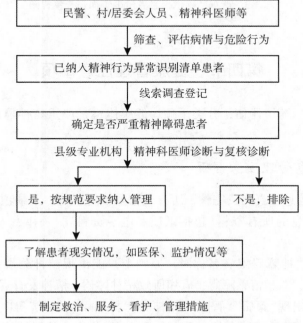

图 3-2 严重精神障碍的诊断与复核诊断流程图

3. 严重精神障碍患者肇事肇祸筛查流程

严重精神障碍患者肇事肇祸筛查流程见图3-3。

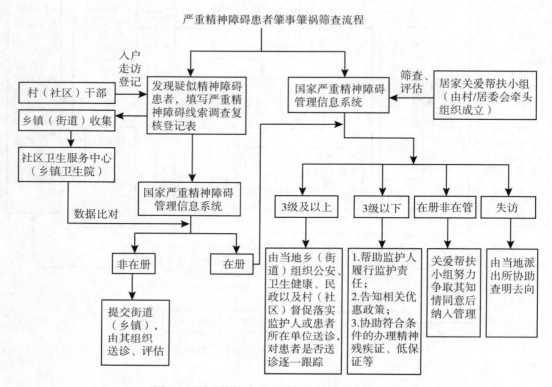

图 3-3　严重精神障碍患者肇事肇祸筛查流程图

第四节　健康管理注意事项

患者信息管理、随访评估、分类干预、健康体检是严重精神障碍健康管理的主要内容。

一、患者信息管理注意事项

（1）患者各项信息要真实、完整，所有表格要填写规范，不缺项、漏项。凡涉及严重精神障碍患者信息的所有资料（包括纸质和电子资料），一律专人保管，不得泄露，严格保护患者隐私。

（2）涉及严重精神障碍疾病名称时，原则上只能出现精神分裂症、分裂情感性障碍、偏执性精神病、双相情感障碍、癫痫所致精神障碍、精神发育迟滞伴发精神障碍6种疾病名称，不得出现"癫痫""智障""精神病""抑郁症""疑似"等字样。

（3）采取自愿加引导相结合的方法，争取患者/监护人签署知情同意书，纳入社区健康管理。

（4）个人信息补充表中"专科医生的意见"不得空项，严重精神障碍患者随访记录表中"下次随访日期"不得出现逻辑错误。随访中如发现患者个人信息有所变更时，要及时变更患者个人信息补充表。即患者健康档案资料中，可出现1份以上个人信息补充表。

（5）患者/家属的联系电话要及时更新(尽可能留存手机号码)，每次随访时都要验证电话号码的正确性。

（6）及时更新基本公共卫生信息系统和国家严重精神障碍信息系统内容。录入国家严重精神障碍信息系统时，乡镇精防人员无权修改村医上报的患者各项信息，如果发现患者信息存在逻辑错误，可提醒村医修订。

（7）"双向转诊""点对点技术支持""关爱帮扶小组"三大措施工作，要有痕迹，资料存档备查。

二、随访评估注意事项

(一)随访前准备工作

（1）制定随访工作制度：包括随访内容和安全预防措施等。如开展随访工作时，要告诉单位其他工作人员自己的随访行程计划，包括患者的姓名、地址、自己选择的交通工具以及预定的返回时间等，以便发生意外情况时及时联系。

（2）随访对象及路线的选择：要有计划、有重点、有目的地安排随访对象以及随访的先后顺序和行走路线。随访对象的选择原则上以急重症者、病情时有反复者、服药依从性差者、合并严重躯体疾病者、严重药物副反应者、无监护/弱监护者、生活困难者、教育程度低者为先。随访路线的选择既可以由远及近或由近到远安排随访，也可以以公路线或乡镇为单位安排随访，原则上应避免行走路线重复、走回头路，以节约路途时间，提高随访效率。如果县级精神卫生医疗机构精神科开展"点对点技术支持"，则优先选择治疗依从性差、病情不稳定/基本稳定、严重药物不良反应、合并其他躯体疾病的患者为本次随访的对象。

（3）了解患者基本情况：通过查阅患者随访记录表、出院信息单以及通过基层精防医生、患者家属咨询，了解患者的性别、年龄、婚姻、病史、诊断、既往有无暴力和攻击行为、是否有酒或药物依赖、近期是否有重大生活事件等。如果患者可能有暴力和攻击行为，要与患者家属提前预约随访时间和地点，可与综合管理小组其他成员一起随访，且随访时须有家属在场陪同。

（4）随访人员组成：一般情况下，随访人员可以是1人或由2~3人组成，但要避免随访人员过多给患者及其家人造成不必要的紧张，特别是有禁忌的患者/家属，随访人员数量应适当限制。对可能有暴力和攻击行为的患者(公安列管对象、既往有严重伤害他人或自杀行为者、近期病情不稳定者、危险性评估3级以上者等)，或者首次随访和出院的患者，随访时须在患者家属陪同下进行，随访人员最好由2~3人组成，其中须有男性随访人员参与。必要时，由综合管理小组成员，如民警、居委会/村干部等工作人员共同协助随访。

（5）着装：随访人员的服装要求整洁、大方，便于工作。一般情况下，随访人员应着工作装，佩戴工作胸牌。如患者/家属有禁忌者，可着便装，但衣服颜色应避免过于鲜艳、奇特，尽可能减少对患者不必要的视觉刺激。

（6）穿鞋：对于普通患者的随访，工作人员穿鞋无特殊要求。但对可能有暴力和攻击行为的患者随访时，穿普通皮鞋、休闲鞋、旅游鞋即可，女性随访人员忌穿高跟鞋。

（7）随身物品：女性随访人员携带的随身包，要轻便，避免笨重、臃肿。尽可能简装便行。

（8）随访时间：应控制在 1 小时以内，一般应避开吃饭和休息时间，最好是选择家庭成员都在的时候进行随访，以充分发挥家庭功能，防止意外情况发生。如果随访对象有工作或在上学期间，则随访要避开上班、上学时间，可安排早、晚或周末休息时间进行随访。

（9）表格准备：除上述准备工作之外，随访前还需要备好各类随访工作用表，如严重精神障碍患者个人信息补充表、严重精神障碍患者随访服务记录表等。如果是县级精神科医师一同随访，则还需要准备点对点技术支持记录表。如果随访时有关爱帮扶行动或者其他部门（公安、民政、残联等）人员参与随访，则还需要准备关爱帮扶记录表。考虑到随访时可能会遇到应急处置，还需要准备严重精神障碍应急处置记录单（见附表10）。

（二）随访中注意事项

1. 观察判断，选择随访的合适地点

（1）观察患者居家的环境布局：到达患者家门口时，应先敲门或者问是否有人在家。当院内、屋内情况不明时不要贸然进入。比如问："刘伯伯在家吗？我是卫生院的小张医生啊！"以消除贸然进入给患者造成的惊恐与不安。在进入时应仔细观察患者居家的院内、房间布局、进出路线，叮嘱患者家属把可能用作凶器的田间劳作用的锄头、铁锹、镰刀和厨房刀具、水果刀等收拾好，并尽可能远离患者。

（2）确定随访地点：要选择相对安全的地点进行随访。城镇患者一般在患者居住楼房的客厅进行随访，必要时可在患者居住的卧室或卧室门口进行随访。农村患者一般在患者居住的平房或一楼的客厅、庭院内进行随访，必要时可上楼到患者居住的房间或房间门口进行随访。

（3）保持适当的安全距离：注意患者随身携带的以及身边可能变为凶器的物品，如扁担、雨伞、水果刀等。

2. 倾听、认同，沟通交流

（1）见到患者时，首先观察患者的言谈举止、外表、穿着、情绪反应，以初步判断患者的目前状态。

（2）与患者、家属交谈时，随访人员要态度和蔼、大方稳重，通过自己的言行举止表现出对患者及其家属的关心和尊敬，消除其紧张情绪，从而获得随访的良好效果。随访人员要使用患者、家属都能听得懂的方言或普通话进行沟通交流。交流过程中要尽可能少用或者不用医学术语，或者把医学术语变换成当地通俗易懂的语言来表述、询问，避免患者及其家属因为听不懂医学术语而答非所问。

（3）与患者交谈时，以家常话开头，以礼相待，争取给患者留下良好印象，消除患者的紧张感。

与患者保持适度亲切，切忌高高在上、语言生硬，可与患者主动握手，表达自己的诚意。比如可以称呼"大伯，早上好""明哥，下午好"等。

表明身份和来意，如说"我是乡卫生院的张医生，以前专门来看过你几次的，还记得我吗？""我是社区服务中心的小李，上次送给你的衣服穿得还好吧？"等。

关心患者，拉近与患者之间的距离。如问候"吃饭了吗？""身体怎么样？""有什么不舒服吗？"等。

（4）避免诱导式问话，让患者完全按照自己的思路和语言来叙述相关情况，不受随访人员思考范围和思维方式的影响，以掌握患者的真实状况。采用开放式提问"什么""怎么样""为什么"，而不使用封闭式提问"有"或者"没有""是"或者"不是""好"或者"不好"。比如不用"你最近睡觉还好吧？"而用"你最近睡觉怎么样啊？"等等。

（5）以开放性心态来接纳患者的幻觉、妄想等异常精神活动，接纳患者异己的道德观和价值观。接纳不等于认同，只表明中立立场，切忌反驳、质疑患者的主观陈述。

（6）认真倾听患者的陈述，肯定患者感受和体验的"个人真实性"，尽可能运用接近患者的思维和表述方式，以取得随访双方对某一事物描述和理解的最大一致性。以同情的态度和语言表达对其症状和心情的关注，以适当的肢体语言（如点头、短时间目光交流）、恰当的回应（如"嗯""是的""不错"）、必要的翻译复述（简要总结），对患者主观陈述做出积极响应。比如当患者认为饭菜有异味是有人给自己下毒时，不要直接否定患者的陈述，而应同情患者的感受，再进一步总结、复述，澄清患者的症状。

（7）在沟通、交流过程中，对过分善谈的患者陈述的内容、主题方向要适时予以引导，避免跑题。如"你刚才说到……""你刚才说的我没有听明白，能重复一下吗？"对不太善于表达的患者，要启发、引导患者开口讲话，再不时予以肯定、赞扬，鼓励患者将自己的真实感受与想法表达出来。可先寻找患者感兴趣的话题来诱导患者讲话，再向随访内容上予以引导。

（8）仔细观察患者的肢体语言，非言语性肢体行为所传递的信息在某种程度上更真实、可靠。同时，随访人员可用肢体语言增进与患者的亲切感，如进门时的主动握手、帮助患者简单整理衣服、交谈中的点头肯定等非言语行为。也可以在沟通过程中与患者目光短时间交流，但忌与患者长时间直接的目光对视。

（9）询问患者及其成年家属，了解患者的生活状态、服药情况、精神症状以及精神症状对患者的影响等，综合判断患者病情，进行危险性等级评估、分类干预、家庭健康教育、生活技能训练等康复指导，同时向患者及其家属发放救治救助政策宣传折页等，宣传当地医保、民政、残联等部门救治救助政策。

询问、观察、检查患者服用抗精神病药物的不良反应。主要包括基本生命体征(体温、心率、呼吸、血压)、体重变化、皮疹、嗜睡、锥体外系症状(是否有身体僵硬、面容呆板、静坐不能、不由自主地扭转头颈部、手抖、嘴部不停地咀嚼状或吞咽困难等)、女性患者月经紊乱等。发现异常者应根据其严重程度,主动联系上级精神卫生医疗机构的精神科医生"点对点技术支持",必要时建议患者到上级精神卫生医疗机构就诊或住院。

在与患者谈话时,要注意观察患者的表现,如着装是否整洁,是否过分修饰或不修边幅;皮肤有无伤痕;年龄与相貌是否相符;态度、举止是否得体或怪异;注意力能否集中或者易转移;对问题能否理解以及应答反应速度;回答问题是否切题、中心内容是否明确;有无自言自语、言语增多或者减少、中断;有无病理性赘述、音联意联、模仿言语及创新词等;询问患者"你最近睡眠怎么样?""你最近吃饭怎么样?""你觉得自己有病吗?""为什么说自己有病?""还有人在议论你吗?""你对今后有什么打算?""在家里你感觉生活得怎么样?""成语'忘恩负义'是什么意思?""桌子和凳子有什么不一样?""一年当中有哪几个季节?""国庆节是哪一天?""你觉得自己的思考是否受别人控制?"等等,通过这些来判断患者的睡眠、饮食以及自知力、感知觉、思维、情感、意志和行为、认知水平等情况。

如果患者病情不稳定和基本稳定,要及时寻找可能的原因,予以相应处理,包括提高其治疗依从性,调整药物剂量、种类或者用药途径等。对于合并其他躯体疾病者,要及时对症处理,必要时主动联系上级精神卫生医疗机构的精神科医师进行"点对点技术支持",或者建议患者到上级专科医院就诊或住院。同时,将病情不稳定患者信息报告至当地政法、公安部门,加强部门之间联动和管理。

若发现患者和家属存在疾病的不良心理反应,要提供心理支持以及家庭健康教育。

若发现患者有社会功能缺陷,要提供具体的康复指导和训练。同时,可以介绍患者到当地康复机构接受系统康复训练。

对已经恢复工作或学习者,要提供连续性支持。

了解患者家庭经济状况,与患者家属建立良好关系,积极争取家属对患者生活、治疗、康复提供支持与帮助,给予患者更多的亲情与关爱。对贫困患者家庭,可与当地"关爱帮扶小组(或综合管理小组)"联系,给其提供力所能及的帮扶。对符合条件的患者,要及时纳入"以奖代补"管理范畴。

3. 特殊情况,请求支援

(1)遇到患者已经出现或者可能出现伤害自身(自杀、自伤行为)或对他人造成伤害、对财物造成重大损失、严重扰乱社会治安等危害社会行为;或者出现急性或严重药物不良反应时,应启动应急预案,以避免伤害和损失的发生或者减轻伤害和损失的程度。

遇到患者出现或者可能出现伤害自身行为时,应与其家属及时沟通,对患者进行安抚,必要时报警通知公安部门处理。

遇到患者出现或者可能出现危害他人、对财物造成重大损失、严重扰乱社会治安等行为时，应立即报警通知公安部门处理。

遇到患者出现急性或严重药物不良反应时，应立即寻求上级专科医院精神科医师"点对点技术支持"，必要时通知公安部门协助患者转诊到专科医院住院治疗。

（2）灵活机智处理突发事件。如果在随访开始时或者在随访过程中，发现患者有敌意、情绪异常、无法自控，或者在患者家中发现一些不安全因素，随访人员应尽量稳住患者的情绪，同时求得患者家属、随行人员或其他人员的帮助。也可以暂时停止随访，待条件合适后再进行随访，以确保随访在安全环境中进行。

4. 记录必要的随访内容

随访时对收集到的信息、进行援助和指导的内容进行简要记录，可在随身携带的笔记本电脑上记录，也可以直接在记录表上记录。但不要为了记录而忽略了与患者、家属的谈话，以免影响随访效果。

5. 结束随访

随访结束时要与患者特别是其家属一起总结患者治疗、生活技能康复训练中存在的不足和问题，在充分肯定成绩和进步的同时，提出修正、整改的具体意见和建议，约定下次随访时间，留下社区/乡镇工作人员联系电话、工作单位地址等，方便患者、家属在需要时求助。

另外，随访结束时还需单独访谈患者家属、监护人，询问患者最近有无异常行为，有无情绪波动，是否坚持服药，并与同患者访谈的情况进行比较，以判断访谈患者时其所述是否真实或部分真实，便于准确掌握患者目前状况和危险性评估分级，为对患者进行下一步分类干预提供依据。

(三)随访后总结

1. 记录、整理和补充随访记录

（1）认真填写各类各项工作记录表；

（2）分析、评价患者的危险性等级；

（3）综合评定患者的病情分类，实施相应的分类干预；

（4）把相应的患者随访信息及时录入国家严重精神障碍信息系统；

（5）在随访记录表上标注下次随访时间。

2. 患者随访

参与患者随访的所有人员，讨论、评判患者的现状、存在的问题，提出相应的改进措施和建议。如果现有资源不能满足患者需求，或该问题在随访人员职权范围内无法得到解决时，应对随访做出转诊或其他安排。

如果未随访到患者，应于2周内再进行一次随访；如果超过1个月的时间内连续3次均未随访到，基层医疗卫生机构的精防人员应填写严重精神障碍失访/死亡患者登记表，并立即书面报告政法、公安等综合管理小组协助查找，同时报告上级精防机构。在得知危险性评估3级以上和病情不稳定患者离开属地时，精防人员应当立即通知公安机关并报告上级精防机构。在得知患者死亡后，应于 2 周内填写严重精神障碍失访/死亡患者登记表。

对迁居他处的患者，应通过国家严重精神障碍信息系统将信息转至患者现居住地。对外出务工的患者，应通过家属或知情人了解患者情况，继续随访 6 个月后通过国家信息管理系统将信息转至患者现居住地，由现居住地基层医疗卫生机构精防人员跟进随访。需要说明的是，这类患者虽然之前已经签署了参加严重精神障碍社区管理治疗服务知情同意书，但并不代表将患者信息流转至现居住地后就同意参加现居住地的社区管理，这其中涉及患者与精防人员关系、工作就业、婚嫁等一系列实际问题，有必要再次签署参加严重精神障碍社区管理治疗服务知情同意书，以避免不必要的纠纷。

对于无正当理由半年以上未接受面对面随访的患者，基层精防人员应当报告综合管理小组，协助宣传当地救治救助政策和服务内容，并加强社区关注和监护。

如果随访对象是关锁患者，应开展关锁患者个案调查，形成关锁患者个案调查报告。内容包括患者发病情况、治疗经过、关锁原因以及解锁建议等。

每年对随访的患者进行 1 次综合性评价，包括患者家族成员中新发精神障碍情况、诊断和治疗调整情况、患者 1 年中的主要症状表现、生活和劳动能力、服药依从性、自知力、社会功能情况、康复措施、总体评价及后续治疗康复意见等。

严重精神障碍患者危险性评估应依照"谁随访谁评估，谁评估谁负责"的原则进行，强调危险性评估工作的严肃性。其中，危险性评估第 3 级的掌握特别重要，危险性评估第 3 级的患者是可能发生肇事肇祸行为的高危人群，是政法、公安、卫生等政府部门信息交换的重点对象，是"以奖代补"政策实施的主要人群。

QQ、微信等网络视频情况下的随访可否进行危险性评估，需要结合患者的疾病复查情况、服药情况以及目前症状等，视具体情况而定。

信息交换要随时进行，不必等下次召开综合管理小组例会时才交换。对失访患者、有暴力风险患者、无监护/弱监护患者、长期不服药、病情不稳定患者、服药依从性差不配合治疗的患者，要填写信息交换表立即书面报告当地政法、公安等综合管理小组。

已经享受以奖代补政策的患者，其危险性评估结果应实事求是，不能因为其享受以奖代补政策而统一将其危险性评估结果定为 3 级以上。

三、分类干预注意事项

（1）患者病情分类是依照患者危险性评估等级和精神症状、自知力、工作/社会功能、药物不良反应、躯体疾病等两个维度综合判断的结果。

（2）个别患者的危险性评估等级结果与其精神症状、自知力等会出现不一致、分离情况，因此仅仅依靠危险性评估等级来进行病情分类，正确率在 95% 左右。

（3）随访频次要求：病情稳定者，继续执行原治疗方案，3 个月随访 1 次；病情基本稳定者，调整治疗方案，1 个月随访 1 次；病情不稳定者，立即转诊上级精神卫生医疗机构，2 周内随访。

四、健康体检注意事项

（1）患者病情许可、监护人与患者本人同意后方可健康体检。

（2）加强宣传和教育，提高患者及其监护人对控制病情的信心，积极配合治疗，稳定患者病情。

（3）提供便民服务，改善服务态度，密切医患关系。采取集中体检与上门体检相结合的方式，方便患者体检。

（4）如果部分患者拒绝健康体检或仅仅进行部分项目的健康体检，则可让患者或监护人在健康体检知情同意书上签字。如果其拒绝签字，则由工作人员在健康体检知情同意书上备注说明。

（5）集中体检时，要合理安排体检场所、减少患者等待时间，与当地综合管理小组联系，由公安部门负责体检场所安全，防止意外事故发生。

五、其他注意事项

1. 疫情防控

要继续按照当地新冠肺炎疫情防控指挥部要求，坚持疫情防控与局部应急处置相结合，以严防输入为重点，严防反弹，盯住散发疫情，确保疫情不出现大规模输入和反弹。精神卫生医疗机构要科学防控、精准施策，落实入院患者核酸检测和隔离制度，严防聚集性疫情发生。居家患者健康管理，要根据疫情形势变化，一是采取门诊取药与药品紧急调拨相结合的措施来保证患者药品治疗需要；二是采取电话随访、网络视频以及家庭访视相结合的方式，加强患者居家健康管理。其中，进行家庭访视时要按疫情防控要求，注重个人防护，确保患者、监护人及工作人员安全。

2. 及时干预

对首次发病的疑似精神障碍患者，要及时上门了解病情，督促、协助家属送患者到精神卫生医疗机构诊断、治疗。对诊断明确、纳入健康管理的严重精神障碍患者，要按要求进行随访，及时了解患者病情，进行有针对性的健康教育和生活技能训练康复指导。若发现患者病情变化，则要在专科医生"点对点技术支持"下及时给予指导，必要时建议患者转诊到专科医院住院治疗，以控制患者病情发展。

3. 用药方面

由患者信赖的家庭成员监督患者用药，遵照医嘱，按时、按量服药。治疗依从性差的患者要想方设法保证其服药，如采取耐心说服、把药投放在食物或饮料中等方法（即暗服），并密切观察患者用药反应。对于剩余的药品要严加管理，防范多服以及药品受潮等。用药要尽量单一，能用一种药维持者不宜用两种；每日可用药一次者不宜用二次或三次，避免漏服。能晚上服用的尽量晚上服用。对治疗依从性差、经济条件较好的患者，可选用长效抗精神病药物治疗。治疗期间用药切忌随意更换或增减，切勿停服抗精神病药。

4. 家属方面

为了保持疗效，提高患者适应社会的能力及独立生活能力，随访人员要经常性与患者及其家属保持联系，及时掌握患者病情变化，使治疗、康复计划得以落实。指导并要求患者家属密切观察患者病情变化，及时、准确地反馈给社区/乡镇精防医生，便于采取相应措施。对有外出不归史、伤人、毁物、拒食、严重自杀观念的患者，家庭成员要增强责任心，轮流看护，必要时应采取保护性约束手段，将其及时转入专科医院系统治疗，待其病情稳定后再让其回归社区。

5. 社会支持方面

（1）大力宣传精神卫生核心知识，提高民众精神卫生知识知晓率。定期开展精神障碍患者亲友座谈会及精神障碍相关知识培训讲座。

（2）寻求地方政府支持，为精神障碍患者社区康复创造条件。

（3）与政法、公安、民政、残联、救助站、妇联等部门配合，做好居家患者的日常生活、就业、婚姻、安全防范等工作。

（4）对于纳入"以奖代补"范围内的严重精神障碍患者，在实际工作中或多或少会遇到患者没有服用抗精神病药物以及间断用药问题，应引起我们的高度重视。精神障碍患者是否用药、是否规律用药，是关乎患者病情能否趋于稳定、能否降低肇事肇祸发生率的一个非常重要因素，因此应考虑将患者规律用药作为"以奖代补"一票否决的标准。在"以奖代补"政策执行过程中，我们也遇到大部分患者经过有效治疗病情减轻或危险性行为等级控制在0~2级后反而被取消了"以奖代补"补助的情形，这无形中极大地影响了其监护人的监护积极性。随着社会经济发展和平安中国建设进程加快，"以奖代补"提标扩面势在必行。即提高补助标准和扩大奖补对象范围：一是将原定危险性行为等级3级以上者，每人每年补助2400元的标准（200元/月）予以提高；二是由之前的"以奖代补"对象限定于危险性行为等级3级以上，扩大到0~5级所有患者。让患者和家属有更多的获得感，以提高监护人的监管积极性，减轻患者和监护人的经济负担，达到"应管尽管""应治尽治"的目的，降低精神障碍患者肇事肇祸案（事）件发生率。

第五节 三大措施在健康管理中的应用

"双向转诊""点对点技术支持""关爱帮扶小组"三大措施，是"686项目"实施近20年来总结出的成功经验，是现阶段乃至今后一段时间内严重精神障碍患者健康管理的重要手段与措施。充分发挥三大措施的作用，依靠基层医务人员、全科医生或精防人员，普及精神障碍防治知识，开展精神障碍患者信息管理、随访评估、分类干预、家属健康护理教育、康复指导和健康体检，不但可以打破精神障碍患者就医难、住院难的瓶颈，还可以提高精神障碍患者就诊率，改善患者的社会功能，控制精神障碍患者肇事肇祸事件发生，维护社会和谐稳定。

一、双向转诊

1. 双向转诊

双向转诊是指基层医疗卫生机构（社区卫生服务中心/乡镇卫生院）与精神卫生医疗

机构(含精神病专科医院和综合医院精神科)之间建立的精神障碍患者双向转诊机制。双向转诊医院，既包括卫生行政部门指定的精神卫生医疗机构，也包括非指定的精神卫生医疗机构。双向转诊有着丰富的工作内涵，主要表现如下：

(1)疑似精神障碍患者的确诊以及治疗方案的确定；

(2)接受病情严重的精神障碍患者住院治疗(如优先安排住院、开辟绿色通道、费用减免等优惠措施)；

(3)开展精神障碍患者的医疗应急处置；

(4)严重精神障碍患者出院时相关信息向患者居住地基层医疗卫生机构流转。

2. 基本要求

(1)在当地卫生行政部门领导下，制定精神卫生医疗机构——精防机构——社区卫生服务中心/乡镇卫生院之间关于严重精神障碍患者信息流转的详细规定；

(2)通过国家严重精神障碍信息系统通知和其他途径进行信息流转的患者，均要保证患者出院信息的及时、安全传输，并做到与社区管理的"无缝衔接"；

(3)精神卫生医疗机构要制定"双向转诊"制度(含优先安排住院、费用减免等优惠措施)。

二、点对点技术支持

1. 定义

点对点技术支持是指县(市、区)及以上精神卫生医疗机构的精神科医师与基层医疗卫生机构从事严重精神障碍患者管理治疗工作的精防医生之间建立的"点对点技术支持"关系。针对县级及以上精神卫生医疗机构医生数量严重不足的现状，可以将点对点技术支持理解为一个"宽泛"的概念，既可以是一对一，也可以是一对N(一个医生对N个乡镇，一个乡镇对N个医生)。在特殊情况下，还可以将在精神科工作多年、有丰富工作经验的资深护士纳入进来视作专科医生。点对点技术支持有着丰富的工作内涵，主要表现如下：

(1)参与疑似精神障碍患者的确诊以及制定治疗方案；

(2)接受社区卫生服务中心/乡镇精防医生随访中遇到的疑难问题咨询；

(3)负责辖区技术指导和培训；

(4)赴乡镇进行工作督导、考核评价；

(5)参与社区卫生服务中心/乡镇医疗应急处置；

(6)参与患者(主要是危险性评估3级及以上有肇事肇祸倾向者和治疗效果不佳、病情反复、伴发躯体疾病者)家庭访视和危险性等级评估；

(7)每6个月对患者治疗效果进行评估，并对患者治疗方案进行调整；

(8)指导病人康复训练；

(9)向基层医疗卫生机构的精防医生以及乡村医生宣传当地医保报销办法，宣传民政/残联等救助政策；

(10)协助病人住院治疗(比如优先安排住院等)。

2. 基本要求

当地参与"点对点"工作的精防机构、精神卫生医疗机构,在开展社区精神卫生工作前、工作中以及有新的精神科医生/护士加入时,要:

(1)要制定"点对点技术支持"规章制度,以辖区社区卫生服务中心/乡镇卫生院为单位,实行分片包干,责任落实到人或者团队。

(2)对参与点对点技术支持工作的精神卫生医疗机构的医生/护士进行公共卫生知识培训。培训方式可以灵活掌握,既可以是举办培训讲座,也可以是现场一对一培训。培训内容需包括当地严重精神障碍管理治疗工作实施方案、国家基本公共卫生服务规范和严重精神障碍管理治疗工作规范等;工作一段时间后,结合"点对点技术支持"工作中存在的问题,再次进行技术培训;特别是在有新的精神科医生/护士加入点对点技术支持工作时,这种培训更是不能忽略。

(3)精神卫生防治管理机构、精神卫生医疗机构要给予参与"点对点技术支持"工作的专科医生/护士时间上的保障。

(4)精神卫生防治管理机构、精神卫生医疗机构要给予参与"点对点技术支持"工作的专科医生/护士工作费用上的保障。

(5)精神卫生防治管理机构内部要建立奖罚机制,凸显防治办公室/精防科的职责和权利。由防治办公室/精防科全面负责点对点技术支持工作的任务安排、工作要求、内部考核验收等工作。

三、关爱帮扶小组

1. 定义

关爱帮扶小组是指乡镇/街道成立的,由乡镇/街道和村(居)委会干部、社区精神障碍防治医生(护士)、民警、民政干事、助残员、村医、家属/邻居等组成的精神障碍患者关爱帮扶小组。关爱帮扶小组有着丰富的工作内涵,主要包括:

(1)协助社区卫生服务中心/乡镇卫生院和乡村医生对患者进行家庭随访;

(2)协助患者进行实验室检查与健康体检;

(3)协助病情危重患者住院治疗(包括住院途中安全等);

(4)参与医疗应急处置;

(5)参与疑似患者发现、报告;

(6)向患者家属宣传当地医保报销办法、民政/残联等救助政策;

(7)对患者及其家属提供其他力所能及的帮助(如生活和医疗救助等);

(8)指导患者监护人办理精神残疾证、低保证等。

2. 基本要求

(1)每个社区卫生服务中心/乡镇成立 N 个由政府、民政、民警、残联、村干部、乡医和家属、邻居组成的关爱帮扶小组。建议每个建制村都成立一个关爱帮扶小组,至少有精神障碍患者的建制村应成立关爱帮扶小组。

(2)在实际工作中,可以在综治部门成立的综合管理小组的基础上予以灵活变动,为精神障碍患者开展关爱帮扶活动。

四、三大措施在严重精神障碍患者健康管理中的应用

1. 三大措施贯穿严重精神障碍患者健康管理的各个环节

从"双向转诊""点对点技术支持"和"关爱帮扶小组"丰富内涵上来看，三大措施在严重精神障碍患者健康管理的各个环节都有着不可替代的巨大作用。见图3-4。

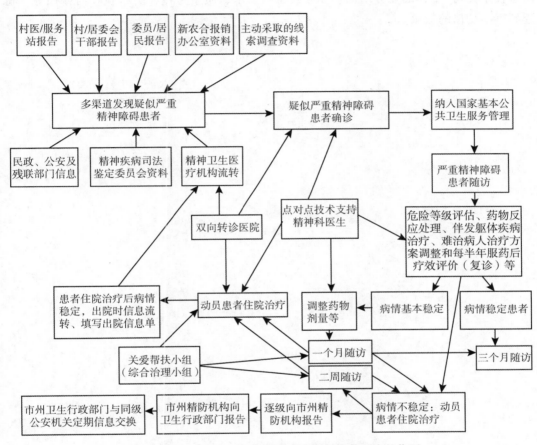

图3-4　三大措施在严重精神障碍患者健康管理中的作用

2. 发挥防治办公室/精防科作用，将三大措施落到实处

如何将三大措施落到实处，关系到严重精神障碍患者健康管理的成败。其中，"点对点技术支持"既是三大措施中的亮点，也是难点，由精神科医师、专业护士组成的工作团队，对辖区乡镇实行"分片包干"。开展社区严重精神障碍患者管理治疗工作，不单单是诊断/复核诊断与临床治疗，还包括公共卫生、社区管理等一系列内容，就需要对参与"点对点技术支持"工作团队的所有成员进行健康管理业务知识培训，培训内容需包括当地严重精神障碍患者管理治疗工作实施方案、国家基本公共卫生服务规范和严

重精神障碍患者管理治疗工作规范等。

　　"点对点技术支持"分片包干工作团队的组成人员，既涉及精神卫生医疗机构的门诊部、住院部等各个科室的执业医师和专业护士，还涉及后勤部门的支持与协助，这就需要在精神卫生中心的直接领导下，由防治办公室/精防科出面统领各个分片包干团队。因此，在精神病专科医院内部制定奖罚机制、给予分片包干团队时间和工作经费的保障基础上，明确并凸显防治办公室/精防科的职责和权利，由防治办公室/精防科负责"点对点技术支持"工作的业务培训、任务安排与要求、质量考核、资料验收与存档等，将起到事半功倍的效果。

第四章 严重精神障碍诊断与治疗

第一节 患者的发现与筛查

一、线索调查

(一)线索调查途径

1. 精神卫生医疗机构

居民自行到各级各类精神卫生医疗机构就诊或咨询时，对疑似严重精神障碍者，接诊医师应当尽可能明确诊断。非患者本人到医院咨询时，接诊医师应当建议患者本人来院进行精神检查与诊断。

2. 基层医疗卫生机构

基层医疗卫生机构人员配合政法、公安等部门，每季度与村(居)民委员会联系，了解辖区常住人口中重点人群的情况，参考精神行为异常识别清单，开展疑似严重精神障碍患者筛查。精神行为异常识别清单包括：①曾在精神科住院治疗；②因精神异常而被家人关锁；③无故冲动，伤人、毁物，或无故离家出走；④行为举止古怪，在公共场合蓬头垢面或赤身露体；⑤经常无故自语自笑，或说一些不合常理的话；⑥变得疑心大，认为周围人都针对他或者迫害他；⑦变得过分兴奋话多(说个不停)、活动多、爱惹事、到处乱跑等；⑧变得冷漠、孤僻、懒散，无法正常学习、工作和生活；⑨有过自杀行为或企图。对于存在上述清单中一项或多项症状的，应当进一步了解该疑似患者的姓名、住址等信息，填写精神行为异常线索调查复核登记表，将发现的疑似患者报县级精防机构，并建议其至精神卫生医疗机构进行诊断。

需要说明的是，精神行为异常识别清单用于精神障碍患者发现工作，可由经过培训的调查员在对知情人/疑似患者本人调查提问时填写，或用于精神障碍相关知识的大众健康教育。调查提问时需逐条解释清楚，使知情人/疑似患者本人真正了解问题的含义。

3. 基层多部门疑似患者发现

县级精防机构参考精神行为异常识别清单，对乡镇(街道)办事处、村(居)民委员会、政法、公安、民政、残联等部门人员开展疑似患者筛查培训，培训内容包括上述人员在日常工作中发现疑似患者时及时与基层医疗卫生机构人员联系，进行信息交换和共享等。

4. 其他途径转介

各级各类医疗机构非精神科医师在接诊中，或心理援助热线、网络平台人员在咨询时，应当根据咨询者提供的线索进行初步筛查，如发现疑似患者，应当建议其到精神卫生医疗机构进行诊断。若监管场所内发现疑似患者，可请精神卫生医疗机构指派精神科执业医师对其进行检查和诊断。

5. 患者报告

社区卫生服务中心和乡镇卫生院、社区卫生服务站和村卫生室，以及街道办事处和居民委员会、乡镇政府和村民委员会，在发现有危及自身或他人生命安全或严重影响社会秩序者为疑似精神疾病患者时，应立即拨打110向当地公安机关报警，由公安机关执行公务的人员先行就近处置，再由当地卫生行政部门指定的精神卫生医疗机构明确诊断，并在24小时内通知监护人或亲属。

社区和乡镇是发现疑似严重精神障碍患者的主要途径，应建立当地政法、公安、卫生健康、民政、残联等多部门或机构联合筛查机制，基层医疗卫生机构人员配合政法、公安等部门，每季度与村（居）民委员会联系，了解辖区常住人口中重点人群的情况，参考精神行为异常识别清单，开展疑似严重精神障碍患者筛查。在上级卫生行政部门安排和县级精防机构指导下，由社区卫生服务中心和乡镇卫生院的医生或经过培训的调查人员与村/居委会联系，具体负责开展患者日常筛查和登记工作，包括使用《精神行为异常识别清单》（附表11）在辖区开展疑似患者调查。

（二）调查对象

调查对象为辖区内常住居民，有固定居所（包括家庭、康复与照料机构、监管场所等），并且连续居住时间在半年以上者。基层精防人员将发现的疑似患者情况填入严重精神障碍线索调查登记表（附表12），报县级精防机构。在征得监护人同意后，县级精防机构按照工作规范，组织"点对点技术支持"精神科执业医师进行诊断或复核诊断，并出具医疗诊断证明，制定救治、服务、管理措施，落实看护人员和看护责任。建议由监护人将患者就近带到临床专业机构进行诊断、治疗。

（三）识别早期疑似精神障碍患者

许多研究表明，精神障碍患者在发病前，除急性起病之外，大多有一段"潜伏期"，有前期预兆，但令人难以察觉或琢磨不透，常被人们误认为是脾气或个性问题。精神障碍在前驱期常常表现为失眠、焦虑、抑郁等非特异性症状，随着病程的迁延，患者会逐渐出现一些特征性的精神病性症状。因此，早期识别精神障碍疑似患者需要熟练掌握方法学及精神病理学。

判断一个人精神是否异常，可以从四个方面进行。一是心理和环境是否统一，即行为是否被所在社会文化所接受，其行为能否为常人所理解，有没有明显离奇和出格的地方，也就是主体的身心活动和外界环境的影响作用之间是否能维持和谐和统一。二是自身精神活动是否协调一致和完整，即各种心理活动过程如思维、情绪、行为之间是否协调一致。如体验一件高兴的事情应有愉快的表情。正常情况下不应出现持久的幻觉和妄想，如听到并不存在的声音、对不存在的事物坚信不疑、总是怀疑有人对自己进行跟踪和监视、强烈的不安全感等就属异常。三是性格的相对稳定性——前后对比。我们强调"对比"的概念，是把某个人的表现和他的过去相比。我们说一个人"今天不正常"是说他的表现和他过去的一贯表现不一样，这里"不正常"有"不平常"的含义。一个性格非常内向的人如果这段时间的话特别多，喜形于色，整天忙个不停，可能就要怀疑他是否为"轻躁狂"。四是统计学多数——横向对比。精神正常的"标准"是基于常态曲线的数学原理而设立的，它的基本假设是：同一环境和背景下，大多数人的行为是正常行为。例如2岁的小男孩经常在公共场合玩弄生殖器，大家不仅不把这看成病态，反而觉得挺有趣。如果他长到20岁依然如此，那我们就会怀疑他有病，因为多数20岁的年轻人不如此。

"正常"和"异常"是一个相对的概念，不要绝对和孤立地理解。所以，识别精神异常，发现疑似患者，对于做好发现、筛查及随访等工作很重要。早期精神症状不容易被识别，一般来说以性格改变和类神经官能症最常见。

（1）睡眠障碍：睡眠好坏是精神病人病情变化的晴雨表，为发病较早期的信号，主要表现为入睡困难、易醒、多梦及早醒，而且多为无明显原因，无痛苦体验，更不会主动求医。有的即使彻夜不眠，次日依然毫无倦意，表面上精力过人，但仔细观察便可发现患者注意力难集中，语无伦次，情绪易变，做事有始无终，随时间推移病情就会明显暴露。

（2）敏感多疑：患者表现疑心重重，对别人的言行特别敏感，比如，看到他人碰头谈话，会认为是在谈论自己；别人热情地招呼其饮茶、吃饭，则怀疑别人会对自己下毒；甚至连电视、广播、报纸、手机终端推送的内容都觉得与己有关；身体有某些不适，会怀疑是别人用先进仪器控制了自己或认为是自己患了某种不治之症。且听不进解释和劝说，对自己的内心坚信不疑。

（3）情绪反常：表现为毫无原因的情绪波动，本来性格开朗，爱交朋友的，变得终日忧心忡忡，长吁短叹，愁眉不展；性格温和的，变得易发脾气，常因鸡毛蒜皮的小事而大发雷霆，纠缠不休，对人耿耿于怀；性格文静的，变得兴奋活泼，好管闲事，终日喜气洋洋，或变得惶惶不可终日，焦虑紧张，无故哭笑。

（4）个性改变：一改往日风格，逐渐变得孤僻少语，独处离群；或对周围事物不感兴趣，萎靡不振，独自发愣，对人冷淡，疏远亲友；或生活懒散，不修边幅，居室脏乱；或劳动纪律松懈，工作拖拉，对人毫无礼貌，不知羞耻；或胡乱花钱，大肆挥霍。

（5）行为异常：行为异常为精神活动的外在表现，容易被发现，其主要表现有行为怪异、动作增多或迟缓、呆站呆坐、扮鬼脸、挤眉弄眼、不停抽烟、四处游荡，或特别爱清洁、反复洗手，或收集废物、视垃圾为宝等。

（6）类神经衰弱表现：如头痛、四肢乏力，易烦恼、焦虑、坐立不安，进食障碍，月经改变，注意力不集中，记忆力下降，工作和学习能力下降等。

上述是精神障碍患者发病早期常见的症状和表现。当然，不是有上述某些表现就可断定某人有精神疾病，而要全面观察其整个精神活动，才能得出其有无精神障碍的结论。总之，一旦发现其表现有明显差异，就应当请精神科医师检查，这样就能防止贻误病情，从而做到早期发现、早期治疗，且疗效较好。基层精防人员应熟悉精神行为异常识别清单9条，当发现某人符合任何一条中任何一点症状时，就应当进一步了解该人的姓名、住址等信息，填写精神行为异常线索调查复核登记表，将发现的疑似患者报县级精防机构，并建议其至精神卫生医疗机构进行诊断。

二、精神专科诊断与诊断复核

各级精神障碍司法鉴定机构鉴定的精神障碍患者和具有精神障碍专科诊疗资质的医疗机构出具诊断证明的严重精神障碍患者不需要另行诊断，只需进行风险性评估，确定风险等级。对筛查发现的其他可疑肇事肇祸严重精神障碍患者，需由县级以上精神卫生医疗机构进行诊断，出具诊断证明，并依据《严重精神障碍管理治疗工作规范（2018年版）》的规定进行风险性评估，确定风险等级。可结合"双向转诊""点对点技术支持"和市（州）对辖县的技术帮扶与对口支援工作，开展患者筛查与诊断工作，对新发现的疑似患者进行病例诊断与复核诊断。出具严重精神障碍的诊断和诊断复核证明，必须由精神科执业医师依据《中华人民共和国精神卫生法》和《ICD-10精神与行为障碍分类》及相关诊疗规范，结合患者现病史、既往史、精神状况检查、体检和辅助检查等进行。精神卫生医疗机构在人员资质、诊断条件具备的情况下进行诊断或复核诊断；条件不具备，或者对连续就诊半年以上仍未明确诊断者，应请上级精神卫生医疗机构进行诊断或复核诊断。疑似病例的确诊，精神障碍医学诊断证明建议由具有五年以上精神障碍诊断、治疗工作经验的精神科医师作出，其所在精神卫生医疗机构审核并加盖公章后签发。被诊断为精神障碍者本人或者其监护人对诊断结论有异议的，可以向作出诊断的医疗机构申请诊断复核。医疗机构应当在收到申请之日起1个月内，组织两名具有副主任医师以上职称的精神科执业医师进行诊断复核，并作出复核结论。与精神障碍者有亲属关系或者其他利害关系的精神科执业医师，不得为其进行诊断和诊断复核。对精神障碍者进行诊断的精神科执业医师，不得为同一精神障碍者进行诊断复核。

三、出院病例通知与登记报告确诊病例

（一）出院病例通知

各级精神卫生医疗机构应当主动向患者本人和监护人告知社区严重精神障碍健康管理卫生服务内容、权益和义务等，征求患者本人和（或）监护人意见并签署参加严重精神障碍社区管理治疗服务知情同意书。

对门诊治疗的严重精神障碍确诊患者，精神卫生医疗机构应当及时填写《严重精神障碍患者报告卡》（附表13）；对住院治疗的严重精神障碍患者，确诊后应当填写《严重精神障碍患者报告卡》，出院时补充填写《严重精神障碍患者出院信息单》（附表14）。填表后10个工作日内录入国家严重精神障碍信息管理系统，连同《参加严重精神障碍社区管理治疗服务知情同意书》一并转至患者所属基层医疗卫生机构，由基层医疗卫生

机构开展相关建档、随访工作。社区或乡镇精防人员应提醒并督促患者定期到精神卫生医疗机构复诊。不能确定所属基层医疗卫生机构的,转至患者所属县级精防机构。

符合精神卫生法第三十条第二款第二项情形,并经诊断结论、病情评估表明为严重精神障碍的住院患者,精神卫生医疗机构在进行首次发报告卡的同时,连同患者出院信息单一并流转到患者辖区基层卫生服务机构进行社区管理。

(二)登记报告确诊病例

1. 精神卫生医疗机构

对门诊治疗的严重精神障碍确诊患者,精神卫生医疗机构应当及时填写严重精神障碍患者报告卡;对住院治疗的严重精神障碍患者,确诊后应当填写严重精神障碍患者报告卡,出院时补充填写严重精神障碍患者出院信息单。填表后 10 个工作日内录入信息系统,并转至患者所属基层医疗卫生机构;不能确定所属基层医疗卫生机构的,转至患者所属县级精防机构。精神卫生医疗机构应当主动向患者本人和监护人告知社区精神卫生服务内容、权益和义务等,征求患者本人和(或)监护人意见并签署参加严重精神障碍社区管理治疗服务知情同意书。

2. 基层医疗卫生机构

基层医疗卫生机构应当在 5 个工作日内接收由精神卫生医疗机构转来的严重精神障碍患者报告卡或出院信息单。对本辖区患者,及时建立或补充居民个人健康档案(含个人基本信息表和严重精神障碍患者个人信息补充表),10 个工作日内录入信息系统。对于住址不明确或住址有误的患者,5 个工作日内联系辖区派出所民警协助查找,仍无法明确住址者将信息转至县级精防机构。对于辖区筛查后的确诊患者,基层医疗卫生机构应当及时建立或补充居民个人健康档案,10 个工作日内录入信息系统。

3. 县级精防机构

县级精防机构在接到严重精神障碍患者报告卡或出院信息单后的 5 个工作日内接收。10 个工作日内落实患者现住址,将信息转至患者所属基层医疗卫生机构。必要时请县级公安机关协助,对于仍无法明确住址者将信息转至上级精防机构和公安部门。

4. 其他情况

暂不具备网络直报条件的责任报告单位,可由所在地的县级精防机构代报。若存在网络、信息系统故障,无法通过信息系统完成信息流转,则应当通过传真、快递等方式在规定时限内完成患者信息流转,精神卫生医疗机构、基层医疗卫生机构、县级精防机构记录纸质档案转出及接收时间。待网络、信息系统恢复正常时及时完成信息补报。

第二节 常见严重精神障碍的诊断与治疗

一、精神分裂症

精神分裂症作为一组进展性、慢性迁延的重型精神障碍,主要以认知、思维、情感、行为等多方面精神活动的异常为主要特征。其主要的临床表现形式是明显的阳性症状、阴性症状、精神运动性障碍及现实检验能力严重受损。这一系列的损伤最终会导致职业和社会功能的严重损害。

(一) 概述

精神分裂症临床表现为感知、思维、情感、认知和行为方面的异常，不同的患者及同一患者所处疾病不同时期临床表现会有所不同。精神分裂症的本质特征尚不明确，由于缺乏特异的实验指标和病理生理体征，诊断主要依据全面的病史材料和精神状况检查。横向的症状加上纵向的病程是诊断疾病的关键。

精神分裂症可见于各种文化和地域中，其发病率与患病率在不同地区差异可以很大，地域、种族、文化、经济等因素是导致差异的不可变因素。更重要的原因是医疗水平差异、诊断标准的采用和掌握不一致。总体上，男女患病率大致相等，性别差异主要体现在首发年龄和病程特点上。90%的精神分裂症起病于15~55岁，发病的高峰年龄段男性为10~25岁，女性为25~35岁。与男性不同，中年是女性的第二个发病高峰年龄段，3%~10%的女性患者起病于40岁以后。多数随访研究支持女性患者总体预后好于男性，原因可能与男性患者罹患更多的脑损伤以及女性患者雌激素的保护作用等有关。精神分裂症患者更容易合并物质依赖问题，尼古丁依赖的危险性明显增加，国外资料显示，约90%的患者共病尼古丁依赖。此外，患者遭受躯体疾病(尤其是糖尿病、高血压及心脏疾病)和意外伤害的概率也高于常人，平均寿命缩短8~16年。

我国1993年的全国流行病学调查资料显示精神分裂症的终身患病率为6.55‰，与1982年的流行病学调查结果(5.69‰)相比差别不大。浙江省2001年的流调资料显示15岁及以上人群精神分裂症的时点患病率为3.01‰，而河北省2004年的流行病学调查资料显示18岁及以上人群精神分裂症的时点患病率为5.46‰，终身患病率为6.62‰。2012年启动的中国精神卫生调查结果表明，18岁及以上城乡社区常住6个月以上的居民中精神分裂症12个月的患病率为5.59‰。国内大部分流行病学调查资料都显示女性患病率略高于男性。同时发现，无论城乡，精神分裂症的患病率均与家庭经济水平呈负相关。

由于精神分裂症常起病于成年早期，其明显的功能损害、慢性化的病程、长期的治疗及照料对医疗资源的消耗，患者本人及家属的劳动生产力损失巨大。世界卫生组织(WHO)联合世界银行和哈佛大学公共卫生学院采用伤残调整生命年(DALYs)来估算，200年间，在15~44岁年龄组人群常见的135种疾病中，精神分裂症位列疾病总负担的第8位，占总疾病负担的2.6%。如果以因残疾而丧失的生命年计算，精神分裂症位列第3，占总疾病负担的4.9%。在发达国家，因精神分裂症导致的直接花费占全部卫生资源花费的1.4%~2.8%，约占所有精神疾病花费的1/5。据估算，我国有近700万精神分裂症患者，每年产生的医疗支出及生产力影响是一项巨大的损失。

(二) 病因与发病机制

由于人类大脑结构和功能的复杂性，目前对精神分裂症的认识尚不一致。尤其是确切病因及影响因素尚不明确，发病机制仍不清楚。目前倾向于用生物-社会-心理模式来解释。

（三）临床表现

精神分裂症患者初次发病大多在青春期至 30 岁之间。多隐匿起病，急性起病者较少。精神分裂症患者症状与体征复杂多样，除了意识障碍和智能障碍不常见外，精神活动的其他各个侧面都有可能受到影响，可出现各种精神症状，症状涉及感知觉障碍、思维障碍、情感障碍、注意障碍、意志和行为障碍、自知力障碍等多个维度，但却没有哪一个症状和体征具有诊断的绝对特异性，其他精神障碍、神经系统疾病中也可能出现精神分裂症的各种症状与体征。其症状和体征在不同的病期会随着病程的演变而变化，临床表现差异性较大。因此，仅仅依据横断面的精神状况检查难以确定诊断。患者的受教育程度、智力水平及文化背景会影响患者对医师问话的理解及医师对患者疾病的判断。

布鲁勒（Bleuler）提出本病重要的临床特点是人格的改变，其症状分为原发症状和继发症状，原发症状具有重要的诊断价值，继发性症状不是本病的特异性表现。其所指的原发症状包括联想障碍（association disturbance）、情感淡漠（apathy）、意志缺乏（abulia）及内向性（autism），即"4A"症状。施耐德（Schneider）将精神分裂症的特征性表现称为一级症状，包括：

（1）评论性幻听：凭空听到声音描述或评论患者正在思考的内容和进行的行为。

（2）争论或议论性幻听：凭空听到两个或多个说话声，用第三人称在争辩患者的心理行为。

（3）思维化声（思维鸣响）：幻听是患者正在思考的内容，幻听与思维同步，也可稍微滞后于思维。

（4）思维被广播：患者感到自己的思维以某种令人可以直接感知的形式向四面八方扩散。

（5）思维剥夺：患者感到在思考过程中自己的思维突然被某种无形的力量夺走。

（6）思维插入：患者在思维过程中感到他的某些思考不是自己的，而是某种外界力量强行插入的。

（7）被动体验：患者认为自己的精神行为受到某种外力、仪器设备，或者一种意念的影响和控制，身不由己，机械地执行别人的指令。

（8）妄想知觉：患者存在一个真实的知觉体验，几乎同时产生了一个妄想，此时的妄想和知觉体验没有内容上的联系，但该妄想是在该知觉发生时出现的，知觉似乎给了患者某种特殊的启示。

1. 前驱期症状

部分精神分裂症患者在出现明显的精神病性表现之前，可能表现为前驱症状。这可能是异常行为症状向精神病性症状的过渡时期，影响该特殊状态发展成精神分裂症的影响因素包括社会应激事件、个体素质、家庭社会支持等。了解前驱期症状有助于早期识别、早期治疗、改善预后。精神分裂症患者病前人格特征类似于分裂样或分裂型者不少见，表现为安静、被动、内向、朋友(尤其异性朋友)少、不喜欢集体活动，更乐意独自看电视、听音乐和玩游戏等特点。但这些不应该视为前驱期症状，因为，前驱期症状应该是疾病发生发展过程的一部分。这些症状在青少年中并不少见，但更多见于发病前。

最常见的前驱期症状表现为以下几个方面：①情绪改变：抑郁、焦虑、情绪不稳定、易激惹等。②认知改变：出现一些古怪或异常的观念和想法，学习、生活、工作能力下降等。③感知改变：对自身和外界的感知改变。④行为改变：社交退缩或丧失兴趣、敏感多疑、职业功能水平下降等。部分患者可能会出现一些新的"爱好"，如痴迷某些抽象的概念、哲学和宗教迷信问题等。⑤躯体改变：睡眠和食欲改变，出现虚弱感、头痛、背痛、消化道症状等。⑥部分青少年患者会突然出现强迫症状为首发症状。由于上述这些变化缓慢，患者在其他方面基本保持正常，且常常对这些症状有较为合理化的解释，往往被忽略，经常在回顾病史时才能发现。

2. 显症期症状

精神分裂症患者常存在以下症状：

1)阳性症状

阳性症状是指异常心理过程的出现，普遍公认的阳性症状包括幻觉、妄想及言语和行为的紊乱(瓦解症状)。

(1)幻觉：幻觉属于感知觉障碍，幻听、幻视、幻嗅、幻味、幻触均可出现，但以幻听最常见。幻听通常被体验为不同于患者自己想法的声音，不管这个声音是否熟悉。幻听必须出现在清醒的知觉状态下，那些临睡前或者觉醒前出现的幻觉可以是正常的。幻听可以是非言语性的，如虫鸣鸟叫、机器的隆隆声或音乐声等。也可以是言语性的，如听到有人在喊自己的名字，或听到某人或某些人的交谈秽语或议论，或听到来自神灵或外星人的讲话。还有可能是评论性的，声音对患者评头论足，患者可能因为评论内容的好坏表现为沾沾自喜和大发雷霆。也可能是命令性幻听，比如声音让患者跳下去，患者可能会从几层楼的高度跳下去。一般来说，在意识清晰状态下出现持续的评论性、争论性或命令性幻听常指向精神分裂症。幻听还可以以思维鸣响的方式表现出来，即患者所进行的思考，都被自己的声音读出来。

精神分裂症患者同样可出现幻视和其他类型的幻觉，如一个精神分裂症患者在院子里跑来跑去，当被问及为什么如此时会说："有一只大红公鸡在院子里跑，我在抓公鸡(幻视)。"幻触一般较少见，有时患者感到自己身体上有刀割、电流灼伤、针刺、触摸或被强奸的感觉，或感到皮肤里有虫子在爬。精神分裂症的幻觉既可以是形象生动的真性幻觉，也可能是形象模糊、感到体内某个部位出现声音的假性幻觉。在幻觉的支配下，患者可能做出违背本性、不合常理的举动。

(2)妄想：属于思维内容障碍。精神分裂症的妄想具有以下特点：①内容离奇、逻辑荒谬；②患者对妄想的内容试图隐瞒，不愿意暴露；③妄想涉及的内容和范围有扩大和泛化的趋势。

绝大多数时候，妄想的荒谬性显而易见，但患者却坚信不疑。在疾病的初期，部分患者对自己的某些明显不合常理的想法也许还会持将信将疑的态度，但随着疾病的进展，患者可能出现妄想泛化，病态的信念不可撼动，将很多事情与妄想联系起来，并受妄想的影响而做出某些反常的言行。另外，妄想的内容可与患者的生活经历、受教育程度与文化背景有一定的联系。如一位在化工行业工作的工程师认为自己喝水的杯子被人做了手脚，每天会释放出定量的毒药，造成自己慢性中毒；一位老护士认为自己在上次住院时被人注射了艾滋病病毒；一位生活在交通闭塞的山区的患者坚信自己被人"神打"（传说中的一种巫术，不需要靠近对方身体都可以伤人于无形）而导致长期躯体不适。

妄想是精神分裂症出现频率最高的症状之一，表现形式多样。不同妄想在精神分裂症出现的频率以及对疾病的诊断价值不同，临床上以被害、关系、嫉妒、钟情、非血统、宗教和躯体妄想多见。同一患者可表现一种或几种妄想。一般来讲，在意识清晰的基础上持续出现某些离奇古怪或令人难以置信的妄想（如坚信某人在其脑内植入了芯片来监视其思想，坚信能控制太阳的升起和降落、能阻止地震发生等），常提示精神分裂症的可能。妄想既可以是原发的，也可以继发于幻觉，内感性不适和被动体验。

（3）瓦解症状群：包括思维形式障碍和思维过程障碍、怪异行为和紧张症行为以及不适当的情感。

思维形式障碍主要表现为思维联想过程缺乏连贯性和逻辑性，这是精神分裂症最具特征性的症状之一。思维形式障碍按严重程度由轻到重可表现为病理性赘述、思维散漫离题、思维破裂及词的杂拌。患者在意识清楚的情况下出现联想散漫，思维联想缺乏目的性、连贯性、逻辑性，交谈难以深入，脱离主题，缺乏中心，抓不住要点，无法理解，书写材料不知所云。严重者表现为思维破裂，言语支离破碎，句子间缺乏内在联系，意思表达不完整，只是词汇的堆积，或语词杂拌，根本无法进行有效的交谈。有的患者表现为逻辑倒错性思维，推理过程十分荒谬离奇，既无前提，又缺乏逻辑，甚至因果倒置，不可理喻。有的患者赋予普通的词句、符号甚至动作某种特殊的只有患者本人才能够理解的意义。有的患者表现为在无外界影响下思维突然出现停顿、空白，或同时感到思维被抽走。

行为症状可以表现为单调重复、杂乱无章或缺乏目的性的行为，多表现为旁人无法理喻的仪式化行为（作态）。有的患者可表现为扮鬼脸，幼稚愚蠢地傻笑，脱衣、脱裤、当众手淫等；有的患者表现为意向倒错，吃一些不能吃的东西或伤害自己的身体；有的患者可表现为紧张症行为，即表现为紧张性木僵和紧张性兴奋交替出现或单独发生。紧张性木僵表现为运动抑制，轻者动作缓慢、少语少动（亚木僵）；重者终日卧床，不语不动，肌张力高，有时出现蜡样屈曲。可出现被动服从，主动性违拗，模仿动作和模仿言语。患者意识清楚，能感知周围事物，病后能回忆。紧张性兴奋者表现为突然发生不可理解的冲动行为，言语内容单调刻板，行为无目的性。发病年龄早且以行为紊乱症状为主要表现者常与明显的思维障碍有关，也常预示较大的社会功能损害和恶化性的病程。

不适当的情感是指患者的情感表达与外界环境和内心体验不协调。常表现为情感的反应性降低、反应过度或不适当等形式。情感反应性降低者表现为情感淡漠迟钝，甚至缺乏快感；反应过度或不适当者表现为对一件小事极端暴怒、高兴或焦虑，或表现情感倒错（高兴的事情出现悲伤体验，悲伤的事情出现愉快体验），或表现持续的独自发笑，或表现幻想性质的狂喜狂悲、宗教性的极乐状态等。

2）阴性症状

阴性症状是指正常心理功能的缺失，涉及情感、社交及认知方面的缺陷。美国国立精神卫生研究所（NIMH）组织的专家建议以下五条为精神分裂症的阴性症状条目，其中意志减退和快感缺乏是最常见的阴性症状。

（1）意志减退：患者从事有目的性活动的意愿和动机减退或丧失。轻者表现为安于现状，无所事事，对前途无打算、无追求、不关心，个人卫生懒于打理。重者终日卧床少动，孤僻离群，行为被动，个人生活不能自理，甚至本能欲望也缺乏。

（2）快感缺乏：表现为持续存在的、不能从日常活动中发现和获得愉快感，患者参与活动的动机降低。约半数精神分裂症患者有此症状。

（3）情感迟钝：表现为不能理解和识别别人的情感表露和（或）不能正确表达自己的情感。患者在情感的反应性、面部表情、眼神接触、体态语言、语音语调、亲情表达等方面均存在缺陷。此症状是社会功能不良、治疗效果差的重要预测因子。男性、起病年龄早、病前功能不良者多见。

（4）社交退缩：包括对社会关系的冷淡和对社交兴趣的减退或缺乏。表现为少与家人、亲友交往，性兴趣下降，难以体会到亲情与友爱，不主动参与社交活动。

（5）言语贫乏：属于阴性的思维障碍，即言语的产生减少或缺乏。表现为言语交流减少，回答问题时内容空洞、简单，严重者几乎没有自发言语。

3）焦虑和抑郁症状

约80%的精神分裂症患者在病程中会体验到明显的焦虑和抑郁情绪，尤以疾病早期和缓解后期多见。临床医生和家庭成员常常对此类症状重视不够。精神分裂症患者的焦虑和抑郁症状可能属于疾病的一部分，也可能是继发于疾病的影响、药物不良反应以及患者对自身疾病和现实的认识与担心。抑郁情绪明显的患者常常具有阴性症状较少、情感体验能力保持较好、思维概括能力较好、预后较好等特点。

4）激越症状

激越症状主要表现为以下两种情况：

（1）攻击暴力：部分患者可表现激越，冲动控制能力减退及社交敏感性降低，可出现冲动攻击与暴力行为。一般认为，精神分裂症患者发生攻击暴力行为的可能性比常人大4倍，但精神分裂症患者成为攻击暴力受害者的可能性远比常人更大。研究还发现，精神分裂症患者发生严重凶杀行为的可能性并不比常人高。暴力攻击行为的高危因素包括：男性患者，病前存在品行障碍、反社会型人格特征，共患物质滥用以及受幻觉妄想的支配等。而预测攻击暴力行为的最佳因子是既往的攻击、暴力行为史。

（2）自杀：20%~50%的精神分裂症患者在其疾病过程中会出现自杀企图。荟萃分析认为，最终死于自杀者约为5%。自杀行为多在疾病早期，或在入院或出院不久时发生。引起自杀最可能的原因是抑郁症状，而虚无妄想、命令性幻听、逃避精神痛苦及物质滥用等则是常见的促发因素。氯氮平对降低精神分裂症患者的自杀意念更为有效。

5）定向、记忆和智能

精神分裂症患者定向力和意识通常清晰，一般的记忆和智能没有明显障碍。慢性衰退患者，由于缺乏社会交流和接受新知识，可表现为退缩和智能减退。精神分裂症患者认知功能受损涉及多个认知领域，包括注意、执行功能、工作记忆、情景记忆、抽象概括和创造力等方面。也有不少研究认为，认知缺陷是一种素质特征而非疾病的状态特征，是精神分裂症的核心症状或持久症状，独立于阴性症状和阳性症状，又与之联系紧密。认知功能虽不能作为一个诊断指标，但常常与疾病的结局有关，是判断预后以及制订治疗计划的一个重要参考指标，而改善认知也成为目前治疗干预的重要目标之一。

6）自知力

精神分裂症患者往往自知力不完整或缺乏。自知力缺乏是影响治疗依从性最重要的原因。

（四）诊断和鉴别诊断

1. 诊断思路

精神分裂症的诊断应结合病史、临床症状、病程特征及体格检查和实验室检查的结果来做出。由于目前对精神分裂症的诊断缺乏权威的方法，病因不明，只能做出症状诊断而不是病因诊断，又没有具有明确的诊断意义的体征和辅助检查指标，加上临床表现复杂多变，病程跌宕起伏，混杂社会心理因素，患者及其家属往往不能提供详尽可靠的病史，做出诊断并不是一件容易的事。但只要掌握了正确的思路和方法，典型的病例诊断一般不难。

在精神分裂症的诊断过程中，要基于 S-S-D 的诊断思路，即先确认症状，并构筑精神分裂症相关的综合征（幻觉妄想综合征、精神自动综合征、瓦解综合征、精神活动贫乏综合征等），再以综合征为基础建立假设诊断，然后通过鉴别和排除诊断分析来确定最可能的诊断。常用的几种思维方法：①顺向思维：以患者特异或典型的表现、体征及实验室检查为依据，直接作出诊断；②逆向思维：根据患者的病史及检查结果的某些特点，初步判断出诊断范围（即建立多个假设诊断），然后根据进一步检查分析，排除其中的大部分，筛选出最可能的诊断；③肯定之否定：对某些疑似诊断假设其肯定，以此来解释全部病史和体征，如果发现不能以该诊断来解释全部临床表现，则诊断不成立。上述思维方法在精神科诊断分析的 S-S-D 思路中经常综合、交替地使用。

2. 诊断要点

1）症状特点

若持续较长时间出现下述症状就要想到精神分裂症的可能，出现的症状条目越多，诊断的信度和效度就越高。

（1）思维鸣响、思维插入或思维被撤走以及思维被广播。

（2）明确涉及躯体或四肢运动，或特殊思维、行动或感觉被影响、被控制或被动妄想；妄想性知觉。

（3）与文化不相称且根本不可能的其他类型的持续性妄想，如具有某种宗教或政治身份，或超人的力量和能力（例如能控制天气，或与另一世界的外来者进行交流）。

（4）伴有转瞬即逝或未充分形成的无明显情感内容的妄想，或伴有持久的超价观念，或连续数周或数月每日均出现的任何感官的幻觉。

（5）联想断裂或无关的插入语，导致言语不连贯，或不中肯或词语新作。

（6）紧张性行为，如兴奋、摆姿势，或蜡样屈曲、违拗、缄默及木僵。

（7）阴性症状，如显著的情感淡漠、言语贫乏、情感反应迟钝或不协调，常导致社会退缩及社会功能的下降，但必须澄清这些症状并非由抑郁症或抗精神病药物治疗所致。

（8）个人行为的某些方面发生显著而持久的总体性质的改变，表现为丧失兴趣、缺乏目的、懒散、自我专注及社会退缩。

2）病程特点

精神分裂症大多为持续性病程，仅少数患者在发作间歇期精神状态可基本恢复到病前水平。既往有类似发作者对诊断有帮助。按照国际精神疾病分类与诊断标准第 11 版草案（ICD-11）的诊断标准，精神分裂症需要满足 2 种症状，其中至少有一种症状是幻觉、妄想、思维紊乱，或者感到被影响/被动/被控制，首次发作者通常要求症状在 1 个月及以上时期的大部分时间内确实存在，且要求病期在一年以上。

3）其他特点

家族特别是一级亲属中有较高的同类疾病的阳性家族史，躯体和神经系统检查以及实验室检查一般无阳性发现，脑影像学检查和精神生化检查结果可供参考。如患者存在符合抑郁或躁狂发作标准的情感症状，则不应诊断为精神分裂症，除非已明确精神分裂症症状出现在心境障碍症状之前。如精神分裂症症状与情感性症状同时发生并且达到均衡，那么即使精神分裂症症状已符合精神分裂症的诊断标准，也应诊断为分裂情感性障碍。如患者的精神症状能用脑器质性疾病、躯体疾病或物质依赖（中毒）来更好地解释，也不应诊断为精神分裂症。

3. 鉴别诊断

典型的精神分裂症患者诊断并不困难，但是在症状不典型、不明确或症状处于前驱期时，明确诊断具有一定的困难，因此需与以下疾病相鉴别。

1）焦虑与强迫障碍

部分精神分裂症患者，尤其是疾病早期，常出现焦虑、抑郁和强迫等症状，缺乏显著的精神病性症状。鉴别要点：①焦虑与强迫障碍患者多数有较好的自知力，了解自己的病情变化和处境，求治心切，情感反应强烈。而精神分裂症患者早期虽可有自知力，但却不迫切求治，情感反应亦不强烈。精神分裂症患者的强迫症状内容常有离奇、荒谬、多变和不可理解的特点，摆脱的愿望不强烈，痛苦体验不深刻。②仔细的病史询问和检查可发现精神分裂症的某些其他症状，如情感淡漠迟钝、行为孤僻退缩等。③一时难以诊断者，尤其是儿童青少年患者，则需要一定时间的随访观察，随着病情发展，若强迫症状愈加不典型，则切忌轻易做出精神分裂症的诊断。对药物的治疗反应也可为诊断提供有价值的参考。

2）心境障碍

严重的抑郁或躁狂发作患者也会表现出与心境协调的妄想或幻觉，但这些精神病性症状在情绪症状有所改善时就会较快消失，不是疾病的主要临床相。严重抑郁患者思维迟缓，行为动作减少有时可达亚木僵或木僵的程度，此时需与紧张性木僵相鉴别。然而，两者本质不同。抑郁患者的情感不是淡漠，耐心询问可得某些简短、切题的回答，动作虽缓慢，但眼神常流露出忧心忡忡和欲语却难以表达的表情，表明患者与周围仍有情感上的交流，肌张力不高。而紧张性木僵的患者不管你付出多大的努力，均不能引起他作一些相应的应答和情绪反应，患者表情淡漠，不语不动，或伴有违拗、紧张性兴奋及肌张力增高等。

部分起病较急的精神分裂症患者可表现兴奋躁动、行为动作增多，需与躁狂发作相鉴别。躁狂患者情感活跃、生动，有一定感染力，外部表现反映其思维活动，与外部环境亦协调，保持着与周围人情感上的交流；躁狂患者常主动接触别人，情绪变化与外部刺激反应一致。而精神分裂症患者为不协调的精神运动性兴奋，虽然行为动作多，但情绪并不高涨，表情常呆板淡漠，动作单调而杂乱，有时怪异，与环境刺激不协调，且还有精神分裂症的其他症状如思维破裂、幻觉妄想等。有一种伴意识障碍的急性躁狂（谵妄性躁狂）患者，可以思维不连贯，行为紊乱不协调，鉴别时则有一定困难，这就需要结合其既往病史、病程、症状持续的时间、治疗反应及疾病转归等因素做出判断。

3）其他精神病性障碍

分裂样精神障碍、急性短暂性精神病性障碍、分裂情感性障碍及妄想性障碍可以表现出与精神分裂症类似的症状，应予以鉴别。分裂样精神障碍主要特点是病程不足1个月。急性短暂性精神障碍的特点是在没有前驱期症状的情况下突然起病，精神病性症状在2周内达到疾病的顶峰状态，症状的性质与强度通常每天甚至一天之内都有变化，通常在数天内完全缓解，个体能恢复到病前功能水平，部分患者病前有明显的应激因素。如患者在3个月内症状不缓解或社会功能水平恢复不好，则要考虑精神分裂症或其他精神病性障碍的可能。分裂情感性障碍的特点是在一次疾病发作过程中精神病性症状和情感障碍（躁狂或抑郁）均很明显且差不多同时出现或消退。妄想性障碍的特点是妄想结构严密、系统，妄想内容有一定的事实基础，不荒谬离奇；思维有条理和逻辑；行为和情感反应与妄想内容一致；一般没有幻觉或幻觉不为主要表现。而精神分裂症的妄想内容常有离奇、荒谬、泛化，结构松散而不系统，以及常人不能理解的特点；常伴有幻觉以及精神或人格衰退。

4）继发性精神病性障碍

躯体疾病、脑器质性疾病所致精神障碍与精神分裂症相鉴别：①躯体疾病与精神症状的出现在时间上密切相关，病情的消长常与原发疾病相平行。②精神症状多在意识障碍的背景上出现，幻觉常以幻视为主，症状可表现昼轻夜重。某些患者由于病变的部位不同，还会有相应的症状表现。③体格检查可找出某些阳性发现。④实验室和影像学检查可找到相关的证据。

某些精神活性物质及治疗药物(如激素类、抗帕金森病药等)的使用可导致精神症状的出现。鉴别时需考虑：有确定的用药史；精神症状的出现与药物使用在时间上密切相关；用药前患者精神状况正常；症状表现符合不同种类药物所致(如有意识障碍、幻视等)精神障碍的特点。

5) 人格障碍

某些人格障碍，如分裂型、分裂样、边缘型及强迫型人格障碍，可以表现出某些精神分裂症的特点。而精神分裂症早期也会表现出性格特征的改变。鉴别要点是：详细了解患者的生活和学习经历，要追溯到其童年时期。人格障碍是一个固定的情绪、行为模式，一般无明显、持续的精神病性症状，症状表现是一个量的变化，无确切的发病点。而精神分裂症的病前病后有明显的转折，情感和行为有质的异常，且具有某些重性精神病性症状。

(五) 病程与预后

1. 病程

精神分裂症是慢性病程，病程较长，反复发展或不断恶化，可出现人格改变、社会功能下降，呈现出不同的残疾状态。绝大多数患者在明显精神症状出现前会有数天至数年不等的前驱期。首次发作后，经适当治疗，多数患者会逐渐缓解并在较长时间内保持相对正常的社会功能，但多数患者会复发。前五年的疾病特征对后期病程的走势有预测作用。患者每复发一次，就可能导致进一步的功能恶化。每次发作后不能回到病前功能水平是此病不同于分裂情感性障碍及心境障碍的特征之一。在精神病性症状发作后，部分患者会出现抑郁发作。总体上讲，随着病程的进展，阳性精神症状会变得缓和，而阴性或缺陷症状会愈发严重。

世界卫生组织将精神分裂症的病程类型归纳为以下几种，具有较好的临床和研究实用性：①单次发作，完全持久地缓解；②单次发作，不完全缓解；③2 次或多次发作，间歇期完全或基本正常；④2 次或多次发作，间歇期残留部分症状；⑤首次发作后即表现为持续的精神病态(无缓解期)，逐渐衰退。

2. 预后

对发表于 1966—2003 年的前瞻性随访研究的系统回顾发现，预后良好者占 42%，一般者占 35%，不良者占 27%。由于现代医学的发展，治疗手段的进步，特别是新型抗精神病药物的发展以及社会对精神分裂症的关注，改变了精神分裂症的自然病程，预后有很大改善。

影响预后的因素：女性，已婚，初发年龄较大，急性或亚急性起病，病前性格开朗、人际关系好、职业功能水平高，以阳性症状为主症，症状表现中情感症状成分较多，家庭社会支持多，家庭情感表达适度，治疗及时、系统，维持服药依从性好等指标常是提示结局良好的因素；反之，则为结局不良的指征。

（六）治疗与康复

精神分裂症的治疗手段包括抗精神病药物治疗、电休克治疗、心理治疗和社区康复。抗精神病药物治疗应作为首选的治疗措施，而健康教育、工娱治疗、心理社会干预等措施应该贯穿治疗的全过程，即目前倡导的全病程治疗。精神分裂症的治疗大致分为急性治疗期、巩固治疗期、维持治疗期。不同时期的治疗目标和治疗策略有所不同。急性治疗期（一般 8~12 周），主要目的是尽快控制症状，降低不良反应发生，为长期治疗做准备；巩固治疗期（至少 6 个月），主要目的是防止疾病复发，协助患者恢复病前社会功能，进一步缓解症状、促进恢复，同时应降低应激，监测不良反应；维持治疗期（时间不定），目的是防止疾病复发，进一步改善社会功能的整合和提高生活质量。维持治疗期时间至今没有统一规定。指南推荐首发患者至少维持治疗 1 年，复发患者维持治疗 2~5 年，严重患者可能需长期维持治疗。大约有 10% 的患者在不治疗的情况下不复发，但无法筛选出这些患者，只能建议所有患者进行长期维持治疗。对部分药物治疗效果不佳和（或）有木僵违拗、频繁自杀、攻击冲动的患者，急性治疗期可以单用或合用电抽搐治疗。对于诊断明确、治疗合作且无潜在风险者，可以选择门诊治疗。需住院治疗的患者指征包括：有潜在危险（自杀、攻击性暴力、共患严重躯体疾病、生活自理困难等）、治疗不合作、诊断不明确、需要调整药物治疗方案。

1. 药物治疗

1) 药物选择原则

应根据患者对药物的依从性、疗效、耐受性、长期治疗计划、既往治疗的体验，以及患者年龄、性别、经济状况等综合考虑后选择药物。不同种类的抗精神病药物的不良反应差异较大，个体是否愿意忍受的不良反应也不同，因此，让患者参与药物的选择也很重要。现有的证据提示：作为群体，在阳性症状的总体控制方面，奥氮平、氨磺必利以及利培酮可能优于其他第一、第二代抗精神病药物；对两种不同作用机制的抗精神病药物经适当治疗反应不佳者，建议选用氯氮平治疗；对口服药物治疗依从性不佳的患者，长效注射针剂（尤其是第二代抗精神病药物的长效针剂）是一个较好的选择；对部分患者，使用长效制剂可以免除每日服药的负担并能维持症状的持续缓解，防止复发。但由于不同个体对相同的抗精神病药物的治疗反应（疗效和不良反应）会存在差异，因此，很难推荐适合于全部患者的一线抗精神病药物。临床实践中，针对每一位具体患者来说，药物治疗都是一个个体化的临床试验。

2) 药物使用原则

建议遵循早期、适量（一般指药品说明书推荐的治疗剂量）、足疗程、单一用药、个体化用药的原则。一旦确定患者有药物治疗指征，即应启动抗精神病药物治疗。大多数情况下推荐口服治疗，对某些兴奋、激越患者可选择短期内非口服给药方式治疗。对绝大多数患者应选择单一用药，应从小剂量开始逐渐增加至有效推荐剂量，剂量增加的速度视药物特性及患者特质而定。当药物增加至已知的最低有效治疗剂量时，至少需要经过 1~2 周后的评估才能决定是否还需要增加剂量。目前尚无大剂量抗精神病药物疗效优于标准剂量的确切证据，只有在当标准剂量经足疗程治疗后，患者症状部分改善，但耐受性良好或血药浓度未达标时，在获得知情同意的前提下才可以考虑适当地超标用药。巩固治疗期原则上不应减量，除非患者难以耐受。维持治疗期剂量可酌情减少，但需要个体化把握。抗精神病药物治疗一般不要突然停药，除非出现某些紧急情况。

3）合并用药原则

如患者持续出现焦虑、抑郁和敌意等症状，则可合用相应的药物对症处理。如患者经合适的抗精神病药物，甚至包括氯氮平治疗，仍表现持续的阳性精神病性症状，可合用辅助药物（增效药物）或电抽搐（ECT）治疗，或经颅磁刺激治疗，或联合使用不同种类的抗精神病药物，亦可单独应用 ECT 治疗。辅助药物包括苯二氮䓬类、情绪稳定剂、抗抑郁药等。抗精神病药物的合用只有在单一用药（包括氯氮平）疗效不佳后才考虑，联合使用时，要仔细评估记录联合治疗对靶症状的效果和不良反应。如联合治疗 8~12 周后未能获得预期效益，建议逐渐换为单一用药或更换联合药物的种类。联合用药以化学结构不同、药理作用不尽相同的药物联用比较合适。

4）安全监测与不良反应的处理

尽管抗精神病药物总体上相对安全，但不同的药物对少数患者会有影响。因此，在开始抗精神病药物治疗前均应常规检查血压、心率、体重指数、血常规、肝、肾功能，心电图、血糖、血脂、血电解质等，并在服药期间定期复查，发现问题及时分析处理。抗精神病药物也会出现诸如锥体外系反应、药源性激越、过度镇静、泌乳素分泌增加、代谢综合征等不良反应，应密切关注并在出现不良反应时给予相应处理。

2. 其他物理治疗

电抽搐治疗（ECT）对急性精神分裂症患者有效率为 40%~80%，对急性发作的患者其疗效与抗精神病药物疗效相当。ECT 主要对阳性症状有效，对阴性症状无效。部分研究发现，抗精神病药物合并 ECT 治疗其疗效优于单用抗精神病药物。目前，国内医院基本上都已使用改良的电抽搐治疗（MECT）。其他可能有前景的治疗方法还包括重复经颅磁刺激和深部脑刺激，但尚需更多的临床验证。

3. 心理与社会干预

仅仅让患者消除精神症状是不够的。理想的状态是：患者精神症状消失，精力、体力及社会功能全面恢复。而心理社会干预措施有助于这一理想目标的获得。常用于精神分裂症患者的心理社会干预措施简述如下：

1）行为治疗

行为治疗也称社会技能训练，指基于学习理论，运用各种方式（如看录像、示范或角色扮演等）训练和提升患者的各种实用技能，比如如何做决策、解决问题、处理人际关系、应对应激和不良情绪以及一些生活基本技能等。大多数研究认为，行为治疗对减少患者精神病性症状和再住院疗效一般，但能使患者获得某些有目的的技能，能改善个体的社会适应能力。

2）家庭干预

家庭干预的要素是心理教育、问题行为的解决、家庭支持及危机处理措施等的有机结合。研究表明，家庭治疗对降低复发率有效。

（1）心理教育：目的在于提高患者和监护人对疾病的理解，对高情感表达的家庭成员进行指导。具体内容包括向家庭成员讲解：①疾病的性质和特征；②精神疾病和药物治疗的基本知识；③对待患者的正确态度；④如何为患者提供某些支持（如督促服药、学习、锻炼等）；⑤如何分析与解决家庭矛盾与冲突等。

（2）家庭危机干预：目的是指导患者及其家庭成员掌握应付应激的方法，减轻患者压力。要求家庭做到：①能接受患者精神症状的存在；②能确认可能诱发精神病的应激源；③能预防可能导致下次急性发作的应激源；④能提供避免或降低疾病发作的对策，包括复发先兆症状、常见药物不良反应的识别与处理等。

（3）家庭为基础的行为治疗：目的是指导家庭成员如何同患者相处，如何解决日常生活中所遇到的问题，如何强化与保持患者所取得的进步等。

3）社区服务

精神分裂症患者最终都需要生活在社区，因此应在社区中管理患者，为他们提供方便、合理和高效的服务。20世纪70年代西方提出的非住院化运动，逐渐发展为一种有效的社区服务模式——个案管理。在该模式中，治疗者首先将各种不同的服务措施进行调整后综合成一个最适合于某一患者需要的个体化治疗方案，每个患者都有一个个案管理团队，其中个案管理团队中的管理者负责督促与协调多功能治疗小组对个体化治疗方案的执行，整个治疗过程均在社区中完成。社区服务的最终目的是提高患者在社区中的适应和生存能力，促进患者心身的全面康复。

4）其他

其他可以选用的方法包括个体治疗、小组治疗、认知行为治疗、辩证行为治疗、认知训练、职业治疗、艺术治疗等。可以针对患者的特点，选择有循证医学证据的方法来应用。

二、分裂情感性障碍

（一）概述

根据ICD-11的定义，分裂情感性障碍是一种在同一次疾病发作期内同时满足精神分裂症和心境障碍诊断要求的发作性疾病，精神分裂症症状和心境障碍症状可以同时出现或相隔几天出现。典型的精神分裂症症状（如妄想、幻觉、思维形式障碍及被动体验等）与典型的抑郁发作（如情绪低落、兴趣丧失，精力减退）或躁狂发作（如情绪高涨、躯体和精神活动的增加）或混合发作相伴出现。精神运动性障碍，包括紧张症症状群也可出现。分裂情感性障碍常反复发作，症状必须持续至少1个月以上。

（二）临床特征

作为一种发作性疾病，情感性症状与精神分裂症症状在疾病的同一次发作中都很明显，两种症状多为同时出现或至多只差几天。

DSM-5 将其分为两型：有躁狂发作者为双相型；只有抑郁发作者为抑郁型。

ICD-11 将其分为以下三型：

（1）分裂情感性障碍（躁狂型）：在疾病的同一次发作中分裂症症状和躁狂症状均突出。心境异常的形式通常为情绪高涨，伴自我评价过高和夸大；有时以兴奋或易激惹更明显，且伴攻击性行为和被害观念。上述两种情况均存在精力旺盛、活动过多、注意力集中受损以及正常的社会约束力丧失。可存在关系、夸大或被害妄想，但需要其他更典型的精神分裂症症状方能确立诊断。例如，患者可能坚持认为他们的思维正被广播或被干扰、异己的力量正试图控制自己，或诉说听到各种不同的说话声，或表露出不仅仅为夸大或被害内容的古怪妄想性观念。此型患者通常急性起病，症状鲜明，虽常有广泛的行为紊乱，但一般在数周内可完全缓解。

（2）分裂情感性障碍（抑郁型）：在疾病的同一次发作中分裂症症状和抑郁症状均突出。抑郁心境表现为某些特征性抑郁症状或行为异常，如迟滞、失眠、无精力、食欲或体重下降、正常兴趣减少、注意力集中受损、内疚、无望感及自杀观念或行为。同时或在同一次发作中，存在其他典型的精神分裂症症状，如奇怪的妄想、第三人称幻听及各种被动体验等。此型患者的临床表现不如躁狂型鲜明和生动，但一般持续时间较长，而且预后较差。

（3）分裂情感性障碍（混合型）：在疾病的同一次发作中分裂症症状与混合型双相障碍同时存在。由于诊断概念和诊断标准的不确定性，此病的长期病程和预后难以确定。根据诊断标准的定义，此病可以表现为与心境障碍类似的发作性病程，也可以表现为慢性精神分裂症样病程或介于两者之间的中间状态。在疾病发展过程中，如精神分裂症症状出现增加则提示较差的预后。结局的好坏与患者占优势的症状有关，情感症状占优势者预后好于分裂症状占优势者。该病总体的预后与精神分裂症相似，比心境障碍差。

（三）诊断与鉴别诊断

分裂情感性障碍的诊断主要依靠完整的病史采集、深入细致的精神检查及严谨的临床诊断思维，典型的临床症状是诊断本病的最基本条件。

只有在疾病的同一次发作中，明显而确实的分裂性症状和情感性症状同时出现或只差几天，且该发作不符合精神分裂症和心境障碍的诊断标准时，才可做出分裂情感性障碍的诊断。分裂情感性障碍（躁狂型）的诊断要点：在同一次发作中必须有显著的心境高涨，或不太明显的心境高涨伴有易激惹或兴奋；同时明确存在至少一个、最好两个典型的精神分裂症症状。分裂情感性障碍（抑郁型）的诊断要点：在同一次发作中必须有明显的抑郁，至少伴两种典型的抑郁症状或属于抑郁发作的有关行为异常；同时明确存在至少有一种、最好两种典型的精神分裂症症状。分裂情感性障碍（混合性）的诊断要点：精神分裂症症状与混合型双相障碍同时存在。

鉴别诊断需要考虑所有可能引起心境障碍和精神分裂症的情况。通过全面病史材料、躯体检查和必要的辅助检查可以排除可能的器质性原因及物质（药物）使用等因素所致。脑影像学检查及脑电图有助于排除中枢神经系统疾病及癫痫。癫痫所致精神障碍其症状以偏执、幻觉及牵连观念为特征，控制好癫痫发作能减轻精神症状，这有别于分裂情感性障碍。如果患者在疾病的不同发作中分别表现出精神分裂症及情感性症状，例如精神分裂症后抑郁，则不应诊断为分裂情感性障碍。

(四) 治疗与康复

分裂情感性障碍需要综合治疗，包括药物治疗、电抽搐治疗(ECT)、心理治疗和心理社会综合康复治疗。此病的药物治疗原则比较复杂，涉及多类别的多种药物。已有的资料提示，分裂情感性障碍的治疗在很大程度上与精神分裂症和心境障碍的治疗一致，应针对主要症状使用抗精神病药物、心境稳定剂和抗抑郁药。因同时具有两组症状，联合用药的疗效往往优于单一用药。分裂症状群以抗精神病药物为主，建议首选非典型抗精神病药。目前研究已经证实，非典型抗精神病药不仅对精神病性症状有效，而且对情感障碍的疗效也非常显著，因此非典型抗精神病药更适合分裂情感性障碍。作为双相障碍治疗基石的情绪稳定剂(锂盐、丙戊酸盐及卡马西平等)在此病的治疗中也起着重要作用。临床实践中，有的难治性患者可能需要情绪稳定剂、抗精神病药物及抗抑郁药物的联合治疗。在分裂情感性障碍的躁狂发作期，常需中高剂量的药物来控制症状；进入维持期，可以使用低中剂量以避免或减少药物不良反应。分裂情感性障碍抑郁发作期的治疗可以参考双相障碍抑郁发作的抗抑郁药选药方案，同时需合用抗精神病药物。应注意抗抑郁药可能诱发快速循环发作和转相。抗抑郁药的选择要参考以往治疗的效果。对难治性患者，可以参考难治性精神分裂症和难治性心境障碍的治疗程序。治疗期间应定期评估症状、监测血药浓度及甲状腺功能、肝肾功能及血常规等指标，适时调整治疗方案。对于病情严重，如自杀风险高、拒食危及生命、伴有紧张症特征、严重兴奋或难治性的患者，可以首选电抽搐治疗，研究显示 ECT 对此类患者治疗有优势。

家庭治疗、社会技能训练及认知康复治疗有益。由于患者症状范围的巨大变化常使得家庭成员难以适应疾病的变化及患者的需求，因此应向患者及家属解释疾病的性质、诊断和预后的不确定性，以提高治疗依从性。

三、偏执性精神障碍

(一) 概述

偏执性精神障碍又称妄想性障碍，是指一组病因未明，以发展成一种或一整套相互关联的系统妄想(妄想症状持续 3 个月及以上)为主要表现的精神疾病。妄想发作时没有抑郁、躁狂及混合发作的心境障碍，也没有其他精神分裂症的特征性症状(如持续性的听幻觉、思维障碍及阴性症状)。若存在幻觉，则历时短暂且症状不突出。此病病程演进缓慢，在不涉及妄想内容的情况下，其他方面的精神功能基本正常，患者保存一定的工作和社会适应能力。

目前，国内无准确的发病率和患病率统计。美国普通人群中患病率估计为 0.2%～0.3%，年新发患者数为(1~3)人/10 万人。由于诊断概念的变迁以及此类患者缺乏自知力，不主动就医，故确切的发病率与患病率资料难以获得。大多起病年龄为中年期，平均发病年龄约为40岁，但发病的年龄范围可以是18岁到90多岁。女性略多于男性，男性以被害型多见，女性则以感情型多见。大多数为已婚和有职业者。

(二)病因与发病机制

确切病因不明。多数学者认为此病通常在性格缺陷的基础上遭遇社会环境因素中的应激性事件后发病。患者多具有偏执性人格特征，包括固执偏见、敏感多疑、自我中心、人际关系差、易将别人的行为误解为有敌意或轻视的含义。

(三)临床特点

此病表现形式多样。以被害妄想为表现者坚信被人用一种或一些恶意的方式陷害，包括躯体、名誉和权力方面的受害。患者搜集证据、罗列事实或反复诉讼(诉讼狂)，不屈不挠。以夸大妄想为表现者夸大自身价值、权力、知识、身份和地位，或坚信与神仙或名人有某些特殊关系等。以嫉妒妄想为表现者主要怀疑配偶不贞，故常对配偶采取跟踪、检查、限制外出等方式而防止配偶出现"外遇"。以钟情妄想为表现者，女性多见，表现为坚信某异性对自己钟情。此外，有的患者表现为坚信自己有某一躯体缺陷或疾病状态的妄想，因而反复求医、检查，客观事实无法纠正其信念。

概括起来，此类患者的临床表现均有以下共同特点：①妄想形式各异但比较固定，内容不显荒谬离奇，是现实生活中有可能发生的事情；②妄想的发展符合逻辑，可有一定的现实基础，结构比较系统严密；③患者的情感、态度和行为与妄想系统相一致，在不涉及妄想内容的情况下，其他方面的精神功能基本正常；④典型病例缺乏其他精神病理改变，如没有清晰、持久的听幻觉和精神分裂症的其他特征性症状，也无脑器质性疾病、物质滥用等的证据；⑤病程演进较慢，妄想往往持久甚至持续终身，但一般不会出现人格衰退和智能缺损，并有一定的工作生活能力。

(四)诊断与鉴别诊断

1. 诊断

诊断主要依靠完整的病史采集、可靠细致的临床评估，需要通过与患者、家人和知情人的沟通来澄清妄想是否存在，同时需排除伴有妄想的其他精神障碍。诊断要点：①存在一个(或多个)妄想，妄想是最突出的或唯一的临床特征，妄想持续存在至少3个月(DSM-5要求至少1个月以上)；②除了受妄想本身或其结果的影响，患者的功能没有明显损害，没有明显的离奇或古怪行为；③不符合精神分裂症、心境障碍的诊断标准；妄想不是躯体疾病或某种物质的生理效应所致；也不能用另一种精神障碍来更好地解释。

分型：

钟情型：妄想的核心主题是另外一个人钟爱自己。

夸大型：妄想的核心主题是个体坚信自己有一些伟大的(但未被认可的)天赋、洞察力或取得了一些重大的发现。

嫉妒型：妄想的核心主题是他/她的爱人不忠。

被害型：妄想的核心主题涉及个体的信念，即他/她认为被阴谋算计、被欺骗、被监视、被跟踪、被投毒或被下药、被恶意诽谤、被骚扰或被妨碍追求长期目标。

躯体型：妄想的核心主题涉及躯体的功能和感觉。

混合型：适用于没有一个核心主题占主导地位的情况。

未特定型：占优势地位的妄想信念不能被清楚地确定或其特定类型不能被清楚地描述。

2. 鉴别诊断

（1）躯体疾病所致精神障碍：很多躯体疾病及代谢中毒状态可以出现妄想，复杂性的妄想更多见于皮层下（边缘系统和基底节）功能受损的患者。半数以上 Huntington 病和特发性基底节钙化的患者在其病程中会出现妄想，右侧脑梗死的患者妄想症状常见并伴有疾病感缺失和双重性记忆错误。冒充者综合征可见于多种中枢神经性疾病、维生素 B12 缺乏、肝性脑病、糖尿病及甲状腺功能低下等。癫痫、中枢神经损伤及代谢中毒性疾病也可出现妄想。因此，在诊断确立前，有必要进行相应的躯体、神经系统检查及必要的辅助检查来排除上述可能的原因。

（2）器质性精神障碍：谵妄和痴呆患者也可出现妄想。谵妄患者有波动性的意识水平障碍及认知功能受损。痴呆患者同样可以通过神经心理测验来鉴别，患者多存在记忆及其他认知功能减退。

（3）物质相关障碍：妄想性障碍患者可伴有酒精依赖，但酒精依赖所致的精神障碍常伴有幻觉。兴奋剂、大麻及其他物质或药物也可导致妄想症状，但多数患者的妄想症状在停止物质使用后会较快消失。

（4）精神分裂症：妄想性障碍除妄想不怪异外，还缺乏精神分裂症的其他特征性症状且社会功能相对完好。

（5）抑郁障碍及躯体形式障碍：躯体妄想患者需要与抑郁障碍及躯体形式障碍鉴别。躯体型妄想障碍的患者缺乏抑郁障碍的其他体征及广泛性的抑郁情绪。躯体形式障碍患者对躯体疾病的坚信程度不如妄想性障碍患者，他们对躯体障碍持将信将疑的态度，而妄想性障碍则坚信躯体疾病是存在的。

（6）偏执型人格障碍：要了解其个性特点的发展史，往往表现猜疑、对人不信任、冷淡、难以接触、易激惹等特点。

（五）治疗与预后

通常妄想性障碍患者很难主动就诊，不承认自己有病，不愿意服药治疗。即使住院，也难以建立良好的医患关系，治疗依从性差。一般来讲，对有敌意、攻击、自杀隐患的患者有必要进行适当的监管和强制性住院治疗。医生需要先就患者的整体情况与患者商讨，尝试改善伴随的焦虑抑郁情绪和躯体不适，鼓励患者寻求帮助，减少伤害行为，这些工作有利于与患者达成初步的合作，为患者接受系统的抗精神药物治疗做准备。

对于妄想性障碍，首选抗精神药物治疗。目前还缺乏抗精神病药物治疗妄想性障碍的大型随机对照研究，病例报告显示药物治疗效果显著，但多无法完全消除症状。所以，治疗的目标是改善妄想性障碍的症状并防止恶化或复发，尤其对由于妄想伴发的激越症状，治疗的目标是降低精神症状对患者心身状况和社会功能的影响。第一代和第二代抗精神病药均对妄想性障碍的症状有效，在药物选择上最重要的一点是考虑到药物不良反应可能加重患者的疑心，使其依从性和信任感大打折扣。因此，在选择药物时要仔细权衡不良反应和获益。最好从小剂量开始，缓慢加量，使患者对药物能较好地耐受，目标剂量和疗程应个体化，可参照精神分裂症的治疗常规。对于依从性欠佳的患者，长效针剂也可以作为一种选择。对于伴有焦虑和抑郁的患者可给予抗焦虑和抗抑郁药物。对于躯体障碍妄想者，也可试用抗抑郁药。心理干预有助于良好医患关系的建立，提高患者治疗的依从性，使患者对疾病性质和治疗方法有所了解。由于这类患者大多敏感多疑，故推荐个别心理治疗。心理干预常配合药物治疗进行。在治疗过程中，治疗者要以通情的态度来对待患者，治疗方式应围绕患者对于妄想信念产生的主观痛苦来进行，这样才有可能取得患者的配合。治疗者不要支持、反对或质疑患者的妄想信念，也不要试图让患者马上改变他的想法。常用的有支持性心理治疗、认知治疗和社交技能训练。

此病病程多呈持续性，有的可终身不愈。部分患者老年后由于体力与精力日趋衰退，症状可有所缓解。少数患者经治疗后可有较好的缓解。由于病因不明，尚无有效的预防方法。培养开朗、乐观的个性可能对预防本组疾病有好处。

四、双相情感障碍

(一)概述

双相情感障碍(bipolar disorder，BPD)是指临床上既有躁狂或轻躁狂发作，又有抑郁发作的常见精神障碍。常与焦虑共症状，共病物质滥用，也可以出现幻觉、妄想、紧张症状等精神病性症状。一般呈反复发作性病程，躁狂/轻躁狂发作和抑郁发作循环或交替出现，也可以混合特征方式存在，每次发作症状往往持续一段时间，并对患者的日常生活和社会功能等产生不良影响。病程多型演变，发作性、循环往复性、混合迁延性、潮起潮落式，病程不一而足。间歇期或长或短，间歇期社会功能相对恢复正常，但也可有社会功能损害；多次反复发作后会出现发作频率加快、病情越发复杂等现象。

ICD-11仍把双相障碍与抑郁障碍归入心境障碍大类。近年来的研究显示，抑郁症与双相障碍在临床表现、治疗、预后等方面存在明显的差异，遗传、影像等多方面的研究也提示这两类疾病具有明确的生物学异质性。因此，在新版的美国疾病诊断与分类手册第五版(DSM-5)中，这两类疾病被归入独立的疾病单元，分为抑郁障碍和双相障碍。

(二)流行病学

由于诊断概念及分类的分歧，流行病学调查所采用的诊断标准和方法不同，以及全球对双相情感障碍的认识不同，全球不同国家和地区所报道的患病率差异较大。西方发达国家 20 世纪七八十年代的流行病学调查显示，双相障碍终身患病率为 3.0%～3.4%，90 年代则上升到 5.5%～7.8%。目前，我国对双相障碍的流行病学问题还缺乏系统的调查。从现有资料看来，我国不同地区双相障碍流行病学调查得到的患病率相差悬殊。1982 年我国 12 个地区精神疾病流行病学调查显示，双相障碍患病率仅为 0.042%，而我国台湾地区 1982—1987 年为 0.7%～1.6%，我国香港特别行政区 1993 年男性为 1.5%、女性为 1.6%。我国患病率与国外的差别可能与经济和社会状况有关，但更为主要的原因可能与诊断分类系统及流行病学调查方法的不同有关。很大程度上讲，由于我国基层医院对于双相情感障碍认识不足，相当多的双相情感障碍被误诊为精神分裂症。但 21 世纪以来，随着我国不断加强医师对双相情感障碍的诊断识别技巧及规范能力的培训，诊断准确率逐步提高。

双相情感障碍患病率男女比例为 1∶1.2。这一趋势在各种文化和各种族人群中是一致的。研究显示，这种差异可能与激素水平的差异、妊娠、分娩、哺乳、心理社会应激事件及应对方式等有关。世界卫生组织有关全球疾病总负担的统计显示，1990 年双相情感障碍排第 18 位，而在我国双相情感障碍排在第 12 位。

（三）病因和发病机制

本病病因和发病机制尚不清楚，大量研究提示遗传因素、神经生化因素和心理社会因素等对本病的发生发展有明显影响。

（四）临床表现

双相情感障碍典型临床表现可有抑郁发作、躁狂发作、轻躁狂发作和躁狂抑郁发作几种形式。

1. 抑郁发作

典型的抑郁发作，以情绪低落、思维迟缓、意志行为减退"三低"症状为特征，伴有认知功能减退和躯体症状。但这些重度抑郁发作时的典型症状不一定出现在所有的双相障碍患者中。目前认为，抑郁发作的表现可分为核心症状、心理症状群和躯体症状群。发作应至少持续 2 周，并且不同程度地损害患者的社会功能，或给患者本人造成痛苦或不良后果。

（1）情绪低落：抑郁发作最主要的、原发的症状。表现为显著而持久的情感低落，从轻度的闷闷不乐到严重的痛不欲生甚至悲观绝望都可以出现。兴趣缺乏、愉快感缺失，对任何事情都提不起兴趣。典型的抑郁发作有晨重暮轻的节律特点。

（2）思维迟缓：思维联想速度缓慢，反应迟钝，感觉脑子像生锈的机器，临床上表现为主动言语少、语速明显减慢、声音低沉、对答困难，严重者无法交流。

（3）认知功能损害：表现为近事记忆力下降，注意力障碍，警觉性增高，抽象思维能力减弱，学习困难，语言流畅性差，思维灵活性减退。

（4）意志活动减退：患者意志活动呈显著而持久的抑制。临床表现为动作行为缓慢,生活被动、懒散,日常生活需要督促。不想做事,疏远亲友,回避社交。

患者也可能出现一些精神运动性改变、生物学症状及精神病性症状。

(1)精神运动性改变:

焦虑:焦虑与抑郁常常伴发,表现为莫名其妙地紧张、担心、坐立不安,甚至恐惧。可伴发一些躯体症状,如心跳加快、尿频、出汗等。

运动性迟滞或激越:迟滞患者表现为活动减少,动作缓慢,工作效率下降,严重者可表现为木僵或亚木僵状态。激越患者则与之相反,脑中反复思考一些没有目的的事情,思维内容无条理,大脑持续处于紧张状态。由于无法集中注意力来思考一个问题,实际上,思维效率下降,表现为紧张、烦躁不安、难以控制自己,甚至出现攻击行为。

(2)生物学症状:

睡眠障碍:睡眠障碍主要表现为早醒,一般比平时早醒 2~3 小时,早醒后不能再入睡,并发愁一天怎么熬过去,想许多不愉快的事;有的表现为入睡困难,辗转反侧,即使睡着了也感到睡眠不深;少数患者表现为睡眠过多。

食欲下降、性欲减退:抑郁障碍对食欲的影响尤为明显。许多抑郁障碍患者进食很少,完全丧失进食欲望,体重明显下降。也有的抑郁障碍患者可出现食欲异常增加等情况,过度饮食而导致体重增加;也有两者兼有的情况。相当一部分抑郁障碍患者出现性欲减退、阳痿、闭经等,有些患者勉强能维持性行为,但无法从中体验到乐趣。

精力缺失:抑郁障碍患者常诉说"太累了"或"完不成任务""缺乏动力",常感到精力不足、体力耗竭、能力下降。

(3)精神病性症状:

患者可以在抑郁发作时期出现幻觉和妄想。内容多为与抑郁心境相协调的罪恶妄想或谴责性的幻听,也可表现为与抑郁心境不协调的妄想和幻听。

儿童和老年患者的抑郁障碍症状常不典型。儿童患者多表现为兴趣减退、不愿参加游戏、退缩、学习成绩下降等。老年患者除抑郁心境外,焦虑、易激惹、敌意、精神运动性迟缓、躯体不适主诉等较为突出,病程较冗长,易发展成为慢性。

2. 躁狂发作

(1)情感高涨:情感高涨是躁狂发作的主要原发症状。典型表现为患者自我感觉良好,主观体验特别愉快,生活快乐、幸福;整日兴高采烈,得意洋洋,喜笑颜开。其高涨的情感具有一定的感染力,言语诙谐风趣,常博得周围人的共鸣,引起阵阵欢笑。症状轻时可能不被视为异常,但了解他(她)的人可以看出这种表现的异常性。有的患者尽管心境高涨,但情绪不稳,时而欢乐愉悦,时而激动易怒。部分患者可表现为易激惹、愤怒、敌意等特征,尤其当有人指责其不切实际的想法时,动辄暴跳如雷、怒不可遏,甚至可出现破坏及攻击行为,但持续时间较短,易转怒为喜或赔礼道歉。

(2)思维奔逸:患者联想速度明显加快,思维内容丰富多变,自觉脑子聪明,反应敏捷。语量大、语速快,口若悬河,有些自感语言表达跟不上思维速度。联想丰富,概念一个接一个地产生,或引经据典,或高谈阔论,信口开河,由于患者注意力随境转移,思维活动常受周围环境变化的影响致使话题突然改变,讲话的内容常从一个主题很快转到另一个主题，即意念飘忽，严重时可出现"音联"和"意联"。患者讲话时眉飞色舞或手舞足蹈，常因说话过多口干舌燥，甚至声音嘶哑。

（3）活动增多、意志行为增强：多为协调性精神运动性兴奋，即内心体验、行为方式与外界环境相协调。患者自觉精力旺盛，能力强，兴趣范围广，想多做事，做大事，想有所作为，因而活动明显增多，整日忙碌不停，但多虎头蛇尾，有始无终。有的表现为喜交往，爱凑热闹，与人一见如故，爱管闲事，爱打抱不平，爱与人开玩笑，爱接近异性；注重打扮装饰，但并不得体，行为轻率或鲁莽（如挥霍、不负责任或不计后果等），自控能力差。患者无疲倦感，声称"全身有使不完的劲"。病情严重时，自我控制能力下降，举止粗鲁，可出现攻击和破坏行为。

（4）夸大观念及夸大妄想：患者的思维内容多与心境高涨一致。在心境高涨的背景上，常出现夸大观念（常涉及健康、容貌、能力、地位和财富等），自我评价过高，言语内容夸大，说话漫无边际，认为自己才华出众，出身名门、腰缠万贯、神通广大等，自命不凡，盛气凌人。严重时可达到妄想的程度。有时也可出现关系妄想、被害妄想等，但内容多与现实接近，持续时间也较短。

（5）睡眠需求减少：睡眠明显减少，患者常诉"我的睡眠质量非常高，不愿把有限的时间浪费在睡眠上"，终日奔波但无困倦感，是躁狂发作特征之一。

（6）其他症状：可有食欲增加、性欲亢进，有时则可在不适当的场合表现出与人过分亲热而不顾别人的感受。体格检查可发现瞳孔轻度扩大，心率加快，且有交感神经兴奋症状等。多数患者在疾病的早期即丧失自知力。

儿童、老年患者常不典型。儿童患者思维活动较简单，情绪和行为症状较单调，多表现为活动和要求增多。老年患者多表现为夸大、狂傲、倚老卖老和易激惹，有夸大观念及妄想，言语多，较啰唆。而情感高涨、意念飘忽及活动增多不明显，病程较为迁延。

3. 轻躁狂

患者可存在持续数天的心境高涨、精力充沛、活动增多，有显著的自我感觉良好，注意力不集中、不持久，轻度挥霍，社交活动增多。有时表现为易激惹，行为较鲁莽，但不伴有幻觉妄想等精神病性症状。部分患者有时达不到影响社会功能的程度，一般人常不易觉察。

在双相障碍的长期自然病程中，始终仅有躁狂或轻躁狂发作者很少见，且这些患者的家族史、病前性格、生物学特征、治疗原则及预后等与兼有抑郁发作的双相障碍相似，故 ICD 和 DSM 两大系统均未将单相躁狂单独分类，而是把所有的躁狂和轻躁狂，即使无抑郁发作都视为双相障碍。

4. 混合发作

躁狂症状和抑郁症状可在一次发作中同时出现，如抑郁心境伴以连续数日至数周的活动过度和言语迫促，躁狂心境伴有激越、精力和本能活动降低等。抑郁症状和躁狂症状也可快速转换，一日之内或每天都有变化。如果在目前的疾病发作中，两类症状在大部分时间里很突出，则应归为混合性发作。

患者可伴有精神病性症状，常见的有夸大妄想、被害妄想及关系妄想，幻觉相对少且短暂。这样的精神病性症状内容常与心境高涨等躁狂症状有联系，极少数患者出现木僵症状，患者表现不语不动，面部表情却显欣快。

(五) 临床分型

1. 双相障碍

既有躁狂或轻躁狂发作，又有抑郁发作的一类心境障碍，称为双相障碍(BP)。双相障碍临床特点是反复(至少两次)出现心境和活动水平的明显改变，有时表现为心境高涨、精力充沛和活动增加，有时表现为心境低落、精力减退和活动减少。发作间期通常完全缓解。最典型的形式是躁狂和抑郁交替发作。临床上，我们把仅有躁狂发作，或者可能是由于服用抗抑郁剂诱发的躁狂发作也归类于双相障碍。

ICD-11 将双相障碍分为两个亚型。双相 I 型(BP-I)：只有一次或多次躁狂发作或混合发作，又有重性抑郁发作，这是临床上最常见的情感障碍。双相 II 型(BP-II)：有明显的抑郁发作，同时有一次或多次轻躁狂发作，但无躁狂发作。

2. 环性心境障碍

环性心境障的主要特征是持续性心境不稳定。心境高涨与低落反复交替出现，但程度都较轻，心境波动通常与生活事件无明显关系，与患者的人格特征有密切关系。波动幅度相对较小，每次波动均不符合躁狂或抑郁发作的诊断标准。这种心境不稳定一般开始于成年早期，呈慢性病程，可一次持续数年，有时甚至占据个体一生中的大部分时间，不过有时也可有正常心境，且一次稳定数月。如果没有相当长时间的观察或是对个体既往行为较充分的了解，很难做出诊断。

(六) 病程和预后

双相障碍多为急性或亚急性起病，一般呈发作性病程，好发于春末夏初。多数患者具有躁狂和抑郁反复循环或交替出现，只有 10%~20% 的患者仅出现躁狂发作。躁狂发作和混合发作的自然病程是数周到数月，平均 3 个月左右。有的发作只持续数天，但个别可达 10 年以上。部分患者的病程可呈自限性，轻度发作即便不加治疗也可能在一段时间后自行缓解。躁狂和抑郁的发作没有固定的顺序，可连续多次躁狂发作后有一次抑郁发作。也可能反过来，或躁狂和抑郁交替发作。发作间歇期症状可完全缓解，也有 20%~30% 的双相 I 型和 15% 的双相 II 型患者持续存在情绪不稳。间歇期长短不一，可从数月到数年。随着年龄增长和发作次数的增加，正常间歇期有逐渐缩短的趋势。首次发作通常继发于应激性生活事件，但以后的发作与精神应激的关系不大。首次发病起病年龄较早，平均发病年龄一般不到 30 岁，可见于任何年龄，但大多起病于 50 岁以前。发作频率、复发与缓解的形式均有很大变异。中年之后，抑郁变得更为常见，持续时间也更长。

虽然双相障碍有自限性，但如果不加治疗或治疗不当，复发率是相当高的。未经治疗的患者中，50% 能够在首次发作后的第一年内自发缓解，其余的在以后的时间里缓解的不足 1/3，终身复发率达 90% 以上，约 15% 的患者自杀死亡，10% 转为慢性状态，而长期的反复发作可导致患者人格改变和社会功能受损。过去一般认为几乎所有躁狂患者都能恢复，现代治疗最终能使 50% 的患者完全恢复，但仍有少数患者残留轻度情感症状，社会功能也未完全恢复至病前水平。

（七）诊断与鉴别诊断

1. 诊断要点

双相障碍的诊断主要应根据病史、临床症状、病程及体格检查和实验室检查，典型病例诊断一般不困难。密切的临床观察，把握疾病横向的主要症状及纵向病程的特点，进行科学的分析，是临床诊断的可靠基础。为了提高诊断的一致性，国内外都制定了诊断标准供参照，如 ICD-11、DSM-5 等。

（1）症状特征：躁狂发作以显著而持久的情感高涨为主要表现，伴有思维奔逸、活动增多、夸大观念及夸大妄想、睡眠需求减少、性欲亢进、食欲增加等。抑郁发作以显著而持久的情感低落为主要表现，伴有兴趣缺乏、快感缺失、思维迟缓、意志活动减少、精神运动性迟滞或激越、自责自罪、自杀观念和行为、早醒、食欲减退、体重下降、性欲减退、抑郁心境晨重晚轻的节律改变等。多数患者的思维和行为异常与高涨或低落的心境相协调。

（2）病程特征：多数为发作性病程，发作间歇期精神状态可恢复至病前水平。既往有类似的发作，或病程中出现躁狂与抑郁的交替发作，对诊断均有帮助。

（3）躯体和神经系统检查以及实验室检查：一般无阳性发现，脑影像学检查结果可供参考。家族特别是一级亲属中有较高的同类疾病的阳性家族史。

2. 诊断分型

（1）双相障碍：双相型 I 型障碍是仅有一次或多次躁狂或混合发作、又有重性抑郁发作的发作性情绪障碍。躁狂发作是持续至少 1 周的极端情绪状态，表现为欣快、烦躁或自我膨胀，伴随个体能量活动增加的表现或主观经验，也可能有其他特征性症状，如语速快、滔滔不绝难以打断、思维奔逸、自尊或野心的增加、对睡眠的需求减少、注意力分散、冲动或鲁莽行为，以及不同情绪状态（即情绪不稳定）之间的快速变化。混合发作的特点是在绝大多数日子里（至少 2 周），出现显著的躁狂和抑郁症状之间的混合或非常快速的交替。

双相 II 型障碍是由一种或多种轻躁狂发作和至少一种抑郁发作所定义的发作性情绪障碍。轻躁狂发作是持久（至少 4 天）的情绪状态，其特征为欣快、情绪高涨、易激惹、活动多、话多等。伴随其他特征性症状，如精力增加和活动增多、对睡眠的需求减少、言语压力大、想法的转移、注意力分散、注意力不集中或鲁莽行为等。上诉症状一般不伴有精神病性症状且仅体现于个体行为的改变，并不严重到导致功能明显受损。抑郁发作的特征是持续至少 2 周的抑郁的情绪，兴趣减少，伴有其他症状，如食欲或睡眠改变、精神运动性激越或迟缓、疲劳、无价值或无望或不适当的内疚感、绝望感和自杀倾向。没有狂躁发作或混合发作的既往史。

在 ICD-11 中，临床上以目前发作类型确定双相障碍的亚型：①目前为轻躁狂；②目前为不伴精神病性症状的躁狂发作；③目前为伴有精神病性症状的躁狂发作；④目前为轻度或中度抑郁；⑤目前为不伴精神病性症状的重度抑郁发作；⑥目前为伴精神病性症状的重度抑郁发作；⑦目前为混合性发作；⑧目前为缓解状态。

（2）环性心境障碍：环性心境障碍是指反复出现轻度心境高涨或低落，但不符合躁狂或抑郁发作症状标准。心境不稳定至少 2 年，其间有轻度躁狂或轻度抑郁的周期，可伴有或不伴有心境正常间歇期，社会功能受损较轻。需排除：①心境变化并非躯体疾病或精神活性物质的直接后果，也非精神分裂症及其他精神病性障碍的附加症状；②排除躁狂或抑郁发作，一旦符合相应标准，即诊断为其他类型心境障碍。

3. 鉴别诊断

（1）继发性心境障碍：脑器质性疾病、躯体疾病、某些药物和精神活性物质等均可引起继发性心境障碍。与原发性心境障碍的鉴别要点：①前者有明确的器质性疾病、某些药物或精神活性物质使用史且时间上与精神症状关系密切，体格检查有阳性体征，实验室检查有相应指标改变；②前者可出现意识障碍、遗忘综合征及智能障碍，后者除谵妄性躁狂发作外，无意识障碍、记忆障碍及智能障碍；③前者的症状随原发疾病病情的消长而波动，原发疾病好转，或在有关药物停用后，情感症状相应好转或消失；④前者既往无心境障碍的发作史，而后者可有类似的发作史。

（2）精神分裂症：伴有不协调精神运动性兴奋或精神病症状的急性躁狂发作需与精神分裂症青春型相鉴别。其鉴别要点为：①双相障碍以心境高涨或低落为原发症状，精神病性症状是继发的，且在情感障碍较为严重的阶段出现；精神分裂症以思维障碍为原发症状，而情感症状是继发的。②双相障碍患者的思维、情感和意志行为等精神活动多是协调的，而精神分裂症患者精神活动是不协调的。③双相障碍是间歇性病程，间歇期基本正常；精神分裂症多数为发作进展或持续进展病程，缓解期常有残留精神病性症状或人格改变。④双相障碍的精神病性症状多发生在躁狂、抑郁的极期，纵向追询病史有助于鉴别。

（3）其他：重性抑郁障碍、注意缺陷与多动障碍、分裂情感性障碍、人格障碍及应激相关障碍也应与本病进行鉴别，鉴别要点仍应紧扣本病临床特征。

（八）治疗与预防

1. 治疗

双相障碍的治疗应遵循以下原则：①综合治疗原则：应采取精神药物治疗、物理治疗、心理治疗（包括家庭治疗）和危机干预等措施治疗，其目的在于提高疗效，改善依从性，预防复发和自杀，改善患者社会功能，更好地提高患者生活质量。②个体化治疗原则：个体对精神药物治疗的反应存在很大差异，制订治疗方案时需要考虑患者性别、年龄、主要症状、躯体情况、是否合并使用药物、首发或复发、既往治疗史等多方面因素，选择合适的药物。同时，治疗过程中需要密切观察治疗反应、不良反应以及可能出现的药物相互作用等，并及时调整，以提高患者的耐受性和依从性。③长期治疗原则：

双相障碍几乎终身以循环方式反复发作，应坚持长期治疗原则。④心境稳定剂为基础治疗原则：不论双相障碍为何种临床类型，都必须以心境稳定剂为主要治疗药物。双相障碍抑郁发作时，在使用心境稳定剂的基础上需谨慎使用抗抑郁药物，特别是具有同时作用于5-HT和NE的药物。⑤联合用药治疗原则：根据病情需要可及时联合用药。药物联用方式有两种或多种心境稳定剂联合使用，心境稳定剂与苯二氮䓬类药物、抗精神病药物、抗抑郁药物联合使用。在联合用药时，应密切观察药物不良反应、药物相互作用，并进行血药浓度监测。⑥定期检测血药浓度原则：锂盐的治疗剂量和中毒剂量接近，应定期对血锂浓度进行动态监测。卡马西平或丙戊酸盐治疗躁狂的剂量也应达到抗癫痫的血药浓度水平。

1）双相躁狂发作

各类躁狂发作均以药物治疗为主，特殊情况下可选用电抽搐或改良电抽搐治疗。

（1）药物治疗：以心境稳定剂为主。目前比较公认的心境稳定剂主要包括锂盐（碳酸锂）和卡马西平、丙戊酸盐。临床证据显示，其他抗癫痫药（如拉莫三嗪、加巴喷丁）、第二代抗精神病药物（如喹硫平、奥氮平、利培酮与氯氮平等），也具有一定的心境稳定作用，可作为候选的心境稳定剂使用。临床上通常采用药物联合治疗以增加疗效和提高临床治愈率，即在急性期第二代抗精神病药物联合锂盐或丙戊酸盐治疗较单一使用心境稳定剂治疗的疗效更好。

锂盐：锂盐是治疗躁狂发作的首选药物，治疗躁狂的总有效率约为70%。临床上常用碳酸锂，既可用于躁狂的急性发作，也可用于缓解期的维持治疗。碳酸锂一般起效时间为7~10天。急性躁狂发作时碳酸锂的治疗剂量一般为1000~2000mg/d，一般从小剂量开始，3~5天内逐渐增加至治疗剂量，分2~3次服用，宜饭后服用，以减少对胃的刺激。维持治疗剂量为500~750mg/d。老年及体弱者，与抗精神病药合用时剂量应适当减小。

锂盐治疗剂量与中毒剂量较接近，治疗中除密切观察病情变化和治疗反应外，还应监测血锂浓度，并根据病情、治疗反应和血锂浓度调整剂量。急性治疗期血锂浓度应维持在0.6~1.2mmol/L，维持治疗期为0.4~0.8mmol/L，血锂浓度上限不宜超过1.4mmol/L，以防锂中毒。老年患者血锂浓度不宜超过1.0mmol/L。

锂盐的不良反应主要有恶心、呕吐、腹泻、多尿、多饮、手抖、乏力、心电图的改变等。锂盐中毒则可有意识障碍、共济失调、高热、昏迷、反射亢进、心律失常、血压下降、少尿或无尿等，若出现这些症状，必须立即停药，并及时抢救。

抗癫痫药：当碳酸锂治疗效果不佳或患者不能耐受碳酸锂治疗时可选用此类药物。目前临床上主要使用丙戊酸盐（钠盐或镁盐）和卡马西平。丙戊酸盐成人用量可缓增至800~1200mg/d，最高不超过1800mg/d，维持剂量为400~600mg/d，推荐治疗血药浓度为50~120μg/ml。许多研究显示，丙戊酸对急性躁狂发作患者的疗效与锂盐相同，在用药第5天后开始起效。丙戊酸盐对混合发作、快速循环发作的疗效与单纯躁狂发作的疗效接近。该药可与碳酸锂联用，但剂量应适当减小。丙戊酸盐常见不良反应为胃肠道症状、震颤、体重增加等。卡马西平成人用量可缓增至1000mg/d，最高1600mg/d，维

持剂量为 $200 \sim 600mg/d$，推荐治疗血药浓度为 $4 \sim 12\mu g/ml$。卡马西平适用于锂盐治疗无效、快速循环发作或混合发作的患者。该药也可与锂盐联用，但剂量应适当减小，常见不良反应有镇静、恶心、视物模糊、皮疹、再生障碍性贫血、肝功能异常等。

抗精神病药物：对严重兴奋、激惹、攻击或伴有精神病性症状的急性躁狂患者，治疗早期可短期联用抗精神病药物，对伴有精神病性症状的急性躁狂患者需要较长时间联用抗精神病药物。第一代抗精神病药物氯丙嗪和氟哌啶醇，能较快地控制精神运动性兴奋和精神病性症状，疗效较好，但有诱发抑郁发作的可能，应尽量选择第二代抗精神病药物。第二代抗精神病药物喹硫平、奥氮平、利培酮、氯氮平等均能有效地控制躁狂发作，疗效较好。在所有抗精神病药物应用于急性躁狂发作的研究中，奥氮平治疗躁狂及混合发作的疗效优于安慰剂，与锂盐、氟哌啶醇、丙戊酸钠疗效相当，而奥氮平联合锂盐或丙戊酸盐的疗效更佳，但要注意过度镇静、直立性低血压、体重增加和糖脂代谢异常等问题。其他第二代抗精神病药物，如齐拉西酮、阿立哌唑等均能有效地控制躁狂发作的兴奋症状，治疗急性躁狂发作的疗效均优于安慰剂。齐拉西酮、阿立哌唑所致的高催乳素血症、体重增加和糖脂代谢异常等不良反应很少见，也较少导致或加重抑郁障碍症状。氯氮平虽对急性躁狂发作的疗效显著，但由于易发生严重不良事件（如粒细胞缺乏、抽搐发作等），氯氮平和碳酸锂合并治疗可用于难治性躁狂发作。抗精神病药物剂量视病情严重程度及药物不良反应而定。

苯二氮䓬类药物：躁狂发作治疗早期常联合使用苯二氮䓬类药物，以控制兴奋、激惹、攻击、失眠等症状。对不能耐受抗精神病药的急性躁狂患者可代替抗精神病药物与心境稳定剂合用。在心境稳定剂疗效产生后即可停止使用该类药物，因其不能预防复发，长期使用可能出现药物依赖。

躁狂发作的药物治疗可分为急性治疗期、巩固治疗期和维持治疗期。急性治疗期是为了控制症状、缩短病程。该期治疗应充分，并达到完全缓解，以免症状复燃或恶化。如非难治性病例，一般情况下 $6 \sim 8$ 周可达到此目的。巩固治疗期是为了防止症状复燃、促使患者社会功能的恢复。该期主要治疗药物剂量一般应维持急性期水平不变。一般巩固治疗时间为 3 个月左右。如无症状复燃，即可转入维持治疗期。维持治疗期是为了防止复发，维持患者良好的社会功能，提高患者生活质量。目前，维持治疗应持续多久尚无定论。

（2）电抽搐或改良电抽搐治疗：对急性重症躁狂发作、极度兴奋躁动、对锂盐治疗无效或不能耐受的患者，可使用电抽搐或改良电抽搐治疗，起效迅速，可单独应用或合并药物治疗，一般隔日一次，$4 \sim 10$ 次为一疗程。合并药物治疗的患者应适当减少药物剂量。

2）双相抑郁发作

（1）心境稳定剂：随机对照研究证明，碳酸锂治疗双相抑郁有效，平均有效率为76%，而且不会导致转相或诱发快速循环发作。故双相抑郁的急性期治疗可单独使用足量锂盐，或在治疗开始时尽快使血锂浓度达到 0.8mmol/L 以上，是确保有效治疗的重要一步。对于已接受一种心境稳定剂足量治疗但抑郁障碍状仍然未获缓解甚至恶化的患者，加用另一种心境稳定剂（锂盐或丙戊酸盐）与加用抗抑郁药物治疗同样有效，不过两种心境稳定剂联用时患者耐受性较差。一些临床开放性研究提示丙戊酸盐治疗双相抑郁的总有效率约为 30%，与安慰剂相比无明显优势，特点是治疗过程中不会产生转相或诱发快速循环发作。

（2）第二代抗精神病药物：有两项喹硫平与安慰剂的多中心、随机、双盲、固定剂量、平行对照为期 8 周的研究发现，喹硫平 300mg 组及喹硫平 600mg 组终点的有效率和缓解率均优于安慰剂组，但喹硫平不同剂量组之间的疗效无显著差异。临床研究证实，奥氮平能有效治疗急性双相抑郁发作并预防其短期内转躁。奥氮平联合氟西汀的疗效更优于单用奥氮平。无论单用或合用奥氮平，其转躁率（6%~7%）与安慰剂组比较无显著差异。

（3）双相抑郁：治疗中抗抑郁药物的使用问题：治疗双相抑郁障碍时是否加用抗抑郁药物需要充分权衡利弊后慎重决定，因为加用抗抑郁药物虽然可以缓解抑郁症状，但也会促使患者的情感状态转向另一个极端。有报道称与抗抑郁药物相关的转躁率为 10%~70%，因此目前有关心境障碍治疗指南均建议轻至中度的双相抑郁应避免使用抗抑郁药物而单用心境稳定剂；对那些重度或持续的双相抑郁患者，在使用抗抑郁药物后至症状缓解后则应尽快撤用抗抑郁药物。

2. 预防复发

研究发现，经药物治疗已康复的患者在停药后一年内复发率较高，且双相障碍的复发率明显高于单相抑郁障碍，分别为 40% 和 30%。绝大多数双相障碍患者可有多次复发；若在过去的 2 年中，双相障碍患者每年均有一次以上的发作，则主张长期服用锂盐进行预防性治疗。服用锂盐预防性治疗，可有效防止躁狂或双相抑郁的复发，且预防躁狂发作更有效，有效率达 80% 以上。预防性治疗时锂盐的剂量需因人而异，但一般服药期间血锂浓度保持在 0.4~0.8mmol/L 即可获得满意的效果。

对抑郁障碍患者追踪 10 年的研究发现，75%~80% 的患者多次复发。有人报道抑郁障碍第一次抑郁发作后复发的概率为 50%，第 2 次为 75%，第 3 次为 100%，故抑郁障碍患者需要进行维持治疗，以预防复发。对于第一次发作且经药物治疗临床缓解的患者，药物的维持治疗时间多数学者认为需 6 个月到 1 年；若为第二次发作，则主张维持治疗 3~5 年；若为第三次发作，则应全病程、长期维持治疗，甚至终身服药。维持治疗药物的剂量应与治疗剂量相同或可略低于治疗剂量，但应嘱患者定期随访观察。此外，心理治疗和社会支持系统对预防本病复发也有非常重要的作用。

五、癫痫所致精神障碍

癫痫是大脑神经元突发性异常放电，导致短暂的大脑功能障碍的一种慢性疾病，由于异常放电的神经元所涉及的部位不同，发作时可表现为意识、运动、感觉、精神、行为和自主神经功能紊乱。癫痫发作前、发作时、发作后、发作间患者可能会出现一些精神症状，继发性癫痫和长期、严重的癫痫患者还会出现记忆衰退、注意困难和判断能力下降等神经认知功能障碍。癫痫所致精神障碍是指以癫痫为直接病因而引起的精神障碍。

（一）临床表现

癫痫所致精神障碍根据癫痫发作与精神障碍在发生时间上的关系可分为四类。

1. 发作前精神障碍

表现为先兆和（或）前驱症状。先兆是指出现在从癫痫发作开始到出现意识障碍之前的这一段时间内的精神症状，它是癫痫发作的开始，本身是癫痫的一种部分发作，在癫痫发作前出现，持续时间很短，通常只有数秒钟，很少超过一分钟。不同部位的发作会有不同的表现，但同一患者每次发作前的先兆往往相同。

前驱症状发生在癫痫发作前数小时至数天，尤以儿童较多见。主要表现为易激惹、紧张、失眠、坐立不安、淡漠甚至重度抑郁等情感症状，以及食欲减退、面色苍白、潮红、心慌、胸闷、多汗等自主神经功能紊乱的症状，症状通常随着癫痫发作而终止。

2. 发作时精神障碍

（1）精神运动性发作：曾称为颞叶癫痫，实际上二者不能完全等同，但现在发现很多癫痫发作病灶并不在颞叶。精神运动性发作是一种复杂部分性发作，患者发作性出现各种复杂的精神病理性体验，发作间期可以伴有意识障碍和动作行为的异常，发作后对过程全部或部分遗忘。根据发作时意识障碍的类型、程度、持续时间等不同可分为自动症、神游症、朦胧状态。

自动症：指发作时或发作刚结束时出现的意识混浊状态，此时患者仍可维持一定的姿势和肌张力，在无意识中完成简单或复杂的动作和行为。80%患者的自动症发作少于5分钟，少数可长达1小时。自动症发作前常有先兆，如头晕、流涎、咀嚼动作、躯体感觉异常和陌生感等。发作时突然变得目瞪口呆，意识模糊，无意识地重复动作如咀嚼、咂嘴等，偶可完成较复杂的技术性工作。事后患者对这段时间发生的事情会完全遗忘。

神游症：比自动症少见，表现与自动症有些类似，患者发作时也可出现意识清晰度下降和意识范围狭窄，但患者意识度仅轻度下降，异常行为较为复杂，对周围环境有一定感知能力，亦能做出相应的反应。表现为无目的地外出漫游，患者可出远门，亦能从事协调的活动，如购物、简单交谈，历时可达数小时、数天甚至数周。发作后会遗忘或回忆起来较困难。

朦胧状态：患者意识活动范围缩小，意识水平仅轻度降低，发作突然，通常持续1小时至数小时，有时可长至1周以上。患者表现为意识障碍，伴有情感和感知觉障碍，如恐怖、愤怒等；也可表现情感淡漠、思维及动作迟缓等。

（2）精神性发作：是一种简单部分性发作，通常以某一单一的精神病理现象（感知觉障碍、感知综合障碍、思维障碍、记忆障碍、情感障碍等）发作性出现为临床表现，多不伴有动作和行为方面的异常。发作时意识清晰，过后能回忆整个发作过程。

3. 发作后精神障碍

患者在癫痫尤其是全身强直——阵挛性发作后可出现自动症、朦胧状态，或产生短暂的偏执、幻觉等症状，通常持续数分钟至数小时不等。

4. 发作间期精神障碍

主要指两次发作之间出现的一组无意识障碍，以精神分裂症样症状、情感症状、神经症样症状以及智能减退、人格改变等为主要临床表现的慢性精神病状态。人格改变较为常见，以左颞叶病灶和大发作的患者较多见，与脑器质性损害、癫痫发作类型、长期使用抗癫痫药、社会心理因素及患者原有人格特征等因素有关，表现为人际关系紧张、敏感多疑、思维黏滞等。

少数癫痫患者会出现记忆衰退、注意困难和判断能力下降，可伴有行为障碍。这些症状多见于继发性癫痫和长期、严重的癫痫患者。临床也可见到类精神分裂样症状、以焦虑为主的情感症状等。值得注意的是，癫痫患者的自杀率是常人的 4~5 倍，因此应注意预防患者自杀。

(二) 诊断和治疗

癫痫所致精神障碍主要根据典型的癫痫发作病史、异常的脑电图结果来诊断。除详细收集病史外，躯体和神经系统检查也十分重要，必要时可做头部 CT、MRI 等检查。注意要与癔症、发作性睡病、晕厥和低血糖症相鉴别。

治疗癫痫的一般原则是：尽可能单一用药，鼓励患者遵医嘱服药，定期进行血药浓度监测。依据癫痫的类型来选择药物，并严密观察不良反应。癫痫性精神障碍的治疗，应在治疗癫痫的基础上根据精神症状选用药物，抗精神病药物大多会降低癫痫发作阈值，故应注意选择致癫痫作用较弱的药物。

六、精神发育迟滞伴发精神障碍

精神发育迟滞伴发精神障碍只是一个临床诊断名称，并不是一个独立的诊断分类系统的诊断用语。这里虽然是介绍精神发育迟滞伴发精神障碍，但重点仍然是放在对精神发育迟滞的介绍上，当精神发育迟滞者伴有"精神障碍"时，可参考其他精神障碍相关内容。

精神发育迟滞(ICD-10)又称智力发育障碍(DSM-5)、智力障碍，或智力残疾，是指先天或围生期或在生长发育成熟(18 岁)以前，大脑的发育由于各种致病因素，如遗传、感染、中毒、头部外伤、内分泌异常或缺氧等因素，使大脑发育不良或受阻，智能发育停留在一定的阶段。患者智力明显低于正常的同龄人，导致其社会适应困难。

(一) 流行病学

智力障碍患病率因国家和地区、调查方法和诊断标准不同而各异。根据发展中国家的人口而估计的患病率为 1.0%~1.5%，西方国家报道的时点患病率为 1%~3%。男性患病率是女性的 1.5 倍。我国 29 个省(市)智力残疾调查显示智力残疾患病率为 1.268%，其中男性为 1.315%，女性为 1.220%。全国 8 省(市)0~14 岁智力障碍流行病学调查显示患病率为 1.2%，其中城市患病率 0.70%，农村患病率 1.41%。

目前的医学技术尚不能明确多数精神发育迟滞患者的具体病因。除了可查明病因的智力低下外，至今尚无有效的药物治疗，最有效的方法是康复训练，以提高患者的社会适应能力。

(二) 病因与发病机制

智力发育障碍的病因复杂，多数不明确。从胎儿到 18 岁以前影响中枢神经系统发育的因素都可能导致智力障碍，主要有遗传、生物学因素和环境因素等方面。儿童暴露到有害因素时的年龄、持续时间以及对脑损害的严重程度与儿童智力障碍相关。在重度智力发育障碍患者中约 75%能确定具体病因，但在轻度智力障碍患者中仅约 50%能发现病因。研究显示，智商为 70~80 的儿童中 3/4 都难以发现确切病因。

(三) 临床表现

围产期病因所致的精神发育迟滞患者在出生后就表现出心理和躯体各个方面不同程度的发育迟缓或躯体畸形。出生以后的其他因素导致精神发育迟滞患者的表现为病前智力发育正常，病后智力发育停滞或倒退。主要表现为不同程度的智力低下和社会适应困难。DSM-5 和 ICD-10 根据 IQ(intelgence quotient) 值将智力发育障碍分为以下四个等级（表 4.1）。

1. 轻度

智商在 50~69 之间，成年以后可达到 9~12 岁儿童的心理年龄，在全部智力障碍中占 85%。患者在幼儿期即可表现出智能发育较同龄儿童迟缓，如语言发育延迟、词汇不丰富、理解能力和分析能力差、抽象思维不发达等。就读小学以后学习困难，学习成绩经常不及格或者留级，最终勉强能完成小学学业。一般情况下，患者是在上小学以后教师发现其学习困难，建议其到精神科就诊而被确诊。

患者社会交往能力不足，虽然能进行日常的简单语言交流，但对语言的理解和使用能力差。自我调整情绪和行为存在困难，对社交过程中所存在的风险预测能力不足，容易受骗上当。

患者能完成简单的日常生活料理，但在完成较复杂的日常生活任务时需要帮助。通过职业训练，成年后能从事简单非技术性工作，能获得简单生存技能和生活能力，多可独立生活，但适应能力低，难以应对复杂情况。

2. 中度

智商在 35~49 之间，成年以后可达到 6~9 岁儿童的心理年龄，在全部智力障碍中占 10%。患者从幼年开始智力和运动发育都明显比正常儿童迟缓，语言发育差，表现为发音含糊不清，虽然能掌握日常生活用语，但词汇贫乏以致不能完整表达意思。在小学期间，阅读、书写、计算、理解以及把握时间和金钱等方面显著落后于同龄儿童。计算能力仅达到可以做个位数加、减法的水平，不能适应普通小学的学习。患者通过规范的特殊教育与训练，能学会简单生活的自理。因口语能力差，社交活动依赖家庭和朋友相助，不能准确感受和理解社交线索，缺乏发展友谊的能力。判断能力和做出决定的能力差，需要照料者协助。经过长期训练，在他人帮助下能自理吃饭、穿衣、排泄和做个人卫生等，也能做简单劳动，但劳动质量差、效率低。

3. 重度

智商在 20~34 之间，成年以后可达到 3~6 岁儿童的心理年龄，在全部智力障碍中占 3%~4%。患者在出生后即可出现明显的发育延迟，几乎不能理解书面语言或涉及数字、数量、时间和金钱的概念。没有到学校学习的能力。经过训练最终仅能学会单词和短语，言语和交流仅限于此时此地的事情和日常事件，能理解简单的语言，能做简单的手势交流。日常生活的吃饭、穿衣、排泄和个人卫生等每个方面都需照料者协助，无社会行为的能力和劳动能力，极少数患者可能出现自伤行为。

4. 极重度

智商在 20 以下，成年以后可达到 3 岁以下儿童的心理年龄，在全部智力障碍中占 1%~2%。在交流时理解语言和手势的能力差，只能理解简单的指令和手势。完全没有语言能力，通过非语言的方式，如哭闹、尖叫等原始性情绪表达自己的需求和情感。日常生活各个方面都不能自理，不会躲避危险。常合并严重脑部损害或伴有躯体畸形。极少数患者可能出现自伤行为。

表 4.1　智力发育障碍等级

严重程度	智商	接受教育和康复训练能力	日常生活能力
轻度	69~50	初级教育或特殊教育	独立生活
中度	49~35	特殊教育和训练	简单生活技能，半独立生活
重度	34~20	简单训练	生活自理能力差，需要监护
极重度	<20	无能力	无生活自理能力，需要监护

部分智力障碍患者可能共患其他精神障碍，常见的有注意缺陷多动障碍，以及其他如重性抑郁、双相障碍、焦虑障碍、孤独症等，表现为易激惹、冲动行为、刻板或强迫行为、自伤行为、幻觉等。

有的患者同时存在一些躯体疾病的症状和体征。如先天性卵巢发育不全、先天性睾丸发育不全患者有第二性征发育障碍的症状和体征，结节性硬化患者有皮脂腺瘤、白斑、甲周纤维瘤和颗粒状斑等皮损，80%~90%患者可伴有癫痫发作。

（四）病程与预后

围生期病因所致的患者在出生以后即表现出躯体和智力不同程度的发育迟缓，智力障碍程度较轻者多在入学以后才被确诊。在出生以后的心理发育过程中有害因素所致智力障碍者，病前智力发育正常。

（五）诊断与鉴别诊断

1. 确定诊断及其严重程度

需要全面采集病史，在此基础上进行精神检查和躯体检查。其中，弄清楚患者详细的生长发育史特别重要，据此可对患者的生长发育情况做出全面的临床评估。同时，根据年龄和智力损害的程度选择适用于患者的标准化智力测验、心理发育评估工具、社会适应能力评估工具。常用韦氏智力测验评估患者的智商，用儿童社会适应行为评定量表评估儿童患者的社会适应能力。

若患者 18 岁以前有智力低下和社会适应困难的临床表现，智力测验结果智商低于70，则可诊为智力障碍。再根据智商和社会适应能力确定患者智力障碍的严重程度。

2. 寻找病因

对所有确诊为智力障碍的患者，应通过病史和躯体检查，遗传学、代谢、内分泌等实验室检查以及颅脑影像学检查，尽量寻找病因，做出病因学诊断，这样有利于治疗和康复。

3. 鉴别诊断

(1) 智力暂时性发育迟缓：各种心理或躯体因素，如营养不良、慢性躯体疾病，学习条件不良或缺乏，视觉、听觉障碍等，都可能影响儿童心理发育，包括智力的正常发育，使儿童的智力发育延迟。

(2) 特定性发育障碍：特定性言语和语言、学校技能或运动技能发育障碍，都可能影响儿童在学习和日常生活中智力水平的发挥，表现为学习困难、人际交往困难和社会适应能力下降。通过对儿童心理发育水平的全面评估，可发现特定性发育障碍患者除了特定的发育障碍以外，心理的其他方面发育完全正常，在不涉及这些特定技能的时候，可以完成学习任务。例如，有语言发育障碍的儿童，能够通过书面方式学习，取得与智力水平相当的学习成绩。与之不同，智力障碍患者在任何情况下，智力水平和学习成绩都不会有太大变化。

(3) 精神分裂症：儿童精神分裂症患者的精神症状可影响到其正常的学习、生活以及人际交往等社会功能。精神分裂症患者病前智力正常，有起病、症状持续及演变等疾病的发展过程，存在确切的精神病性症状，可根据这些特点与智力障碍患者相鉴别。

(4) 孤独症谱系障碍 多数孤独症共病不同程度的智力低下，临床上容易误诊。鉴别点：孤独症的语言发育和交流能力、社会交往能力明显落后于患者的智力发育水平，并有兴趣狭窄和行为刻板等表现。而智力发育障碍患者则表现为全水平的低下。

(5) 注意缺陷多动障碍：智力发育障碍患者常伴有注意力缺陷及多动，但是注意缺陷多动障碍患者经过药物治疗症状改善后学习成绩能力可明显提高。

(六) 预防与治疗

智力障碍一旦发生就难以逆转，因此重在预防。例如，对碘缺乏患地方性甲状腺功能低下症的地区，可推广碘化食盐进行预防。预防措施还有：产前遗传性疾病监测和遗传咨询、围生期保健和积极治疗围生期并发症、产前先天性疾病的诊断、新生儿遗传代谢性疾病筛查、高危儿童的健康筛查、预防和尽早治疗中枢神经系统疾病等。此外，加强全社会的健康教育和科普宣传，禁止近亲结婚，提倡科学健康的生活方式等，都是预防智力低下的重要方法。智力障碍的治疗原则是以教育和康复训练为主，可辅以心理治疗，仅少数需要药物对伴随的精神症状进行对症治疗。

1. 教育和康复训练

由学校教师、家长、康复训练师和临床心理治疗师相互配合进行。教师和家长的任务是使患者能够掌握与其智力水平相当的文化知识、日常生活技能和社会适应技能。目前国内还缺乏专业康复训练师为智力障碍患者提供服务。临床心理治疗师可针对患者的异常情绪和行为采用相应的心理治疗，常用的方法是行为治疗。在对患者进行教育和康复训练时，要根据患者的智力水平因材施教。对各种程度的智力障碍患者的教育和康复训练内容如下文所述。

轻度智力障碍患者一般能够接受小学低年级到中年级的文化教育，最好在普通小学接受教育，但如果患者不能适应普通小学的学习，也可以到特殊教育学校就读。目前国内绝大多数城市已开设了特殊教育学校，或者在普通小学设立了特殊教育班。教师和家长在教育过程中应采用形象、生动、直观的方法，同一内容反复强化。日常生活能力和社会适应能力的培养和训练包括辨认钱币、购物、打电话、到医院就诊、乘坐公共交通工具、基本的劳动技能、回避危险和处理紧急事件的方法等。当患者到少年期以后可开始对他们进行职业训练，使其成年后具有独立生活、自食其力的能力。

对中度智力障碍患者着重康复训练，主要是训练其生活自理能力和社会适应能力，如洗漱、换衣，人际交往中的行为举止和礼貌，正确表达自己的要求和愿望等，同时进行人际交流中所需要的语言训练。

对重度智力障碍患者的主要康复训练内容是患者与照料者之间的协调配合能力、简单生活能力和自卫能力。如进餐、如厕，简单语言交流以表达饥饱、冷暖、避免受外伤等。可采用将每一种技能分解成几个步骤，再逐步反复强化训练的方法。

对极重度智力障碍患者几乎无法实施任何教育和康复训练。

2. 心理治疗行为治疗

心理治疗行为治疗能够使患者建立和巩固正常的行为模式，减少攻击行为或自伤行为。心理教育和家庭治疗可使患者的父母了解疾病的相关知识，减轻他们的焦虑情绪，有助于他们实施对患者的教育和康复训练。

3. 药物治疗

（1）病因治疗：适合于病因明确者。例如，对半乳糖血症和苯丙酮尿症患者给予相应饮食治疗，对先天性甲状腺功能低下者给予甲状腺激素替代治疗，对先天性脑积水、神经管闭合不全等颅脑畸形者可考虑相应外科治疗。随着医学技术的进步，对一些单基因遗传性疾病可能开展基因治疗。

（2）对症治疗：智力障碍患者30%～60%伴有精神症状，导致其接受教育和康复训练困难。因此，可根据不同的精神症状选用相应药物治疗。若患者伴有精神运动性兴奋、攻击行为或自伤行为，可选用利培酮、氟哌啶醇、奋乃静治疗。药物的治疗剂量视患者的年龄和精神症状的严重程度而定。每日剂量范围：利培酮0.5～4mg；氟哌啶醇12岁以上1～16mg，12岁以下1.5～6mg；奋乃静2～20mg。从小剂量开始用药，逐渐增加到有效剂量，当症状得到控制以后逐渐减量，直到停药。若患者口服药物困难，可短暂使用氟哌啶醇 2~5mg 肌内注射，每天 1~2 次。若疗效不佳，其他新型抗精神病药物也可酌情使用，如喹硫平、奥氮平、氯氮平等。对于合并明显注意缺陷多动障碍症状，如果这些症状严重干扰了患者接受教育和康复训练，可选用托莫西汀和哌甲酯等药物治疗。若患者合并严重抑郁症状或强迫症状，可选用 SSRIs 类抗抑郁药治疗。

因为各种致病因素往往造成脑结构性或功能性不可逆损害，所以智力损害一旦发生，一般都不可能减轻或恢复到正常智力水平。但经过教育和康复训练，患者的社会适应能力能够随年龄的增长而增强。

第五章 严重精神障碍危险性评估与应急处置

第一节 危险性识别与评估

危险性识别和评估是精神科医生的一项关键技能，同时也是基层精防人员对患者开展分类干预、发现病情基本稳定或不稳定患者、及时转诊或调整随访周期的必备技能之一，应熟练掌握。

根据"谁随访谁评估，谁评估谁负责"的原则，基层精防人员在随访期间应首先对随访患者进行危险性评估，患者危险性共分6级，其中，危险性行为评估为3~5级者应作为重点人群予以关注。

0级：无符合以下1~5级中的任何行为；

1级：口头威胁，喊叫，但没有打砸行为；

2级：有打砸行为，但局限在家里，针对财物，能被劝说制止；

3级：有明显打砸行为，不分场合，针对财物或人，不能接受劝说而停止；

4级：存在持续的打砸行为，不分场合，针对财物或人，不能接受劝说而停止，包括自伤、自杀；

5级：存在持械针对人的任何暴力行为，或者纵火、爆炸等行为，无论在家里还是公众场合。

在随访工作中，对存在既往暴力史、酒精/药物滥用、被害妄想、威胁过他人、表达过伤害他人想法、反社会行为、情绪明显不稳或重大压力的患者，精防人员应联合居委会成员和民警联合随访，增加随访频次。对精神病性症状持续存在或不服药、间断服药患者，精防人员要联合精神科医生面访，必要时调整方案，开展健康教育；对家庭贫困、无监护或弱监护者，常规随访加上关爱帮扶小组共同随访应≥1次/半年。对于近期遇重大创伤事件者，要尽快共同随访。

一、暴力风险

根据患者病史及目前的状况进行危险性评估，即评估其冲动和暴力行为发生的可能性以及可能带来的不良后果。危险性是指自己及他人存在的被伤害的可能性，评估包括伤害的广度、可能性、急切性、频率及与伤害行为有关的环境等。由于攻击性行为的概念目前尚未统一，较难获得精神障碍患者危险性攻击行为的确切发生率。广义的攻击行为包括有目的、有意图地对人（他人或自身）、动物和其他目标进行的伤害或破坏行为，而狭义的攻击行为则仅指对自身以外目标的伤害或破坏行为。暴力行为是攻击行为的极端形式。

精神分裂症、人格障碍(尤其是反社会型人格障碍)、药物和酒精滥用等精神障碍患者较一般人群更易发生攻击行为，未获得恰当治疗者发生攻击的可能性更大。其他精神病性障碍、双相情感障碍、颅脑外伤后患者等也常伴有攻击行为。此外，焦虑障碍、恶劣心境、抑郁症、冲动性障碍、对立违抗型人格障碍、边缘性人格障碍、精神发育迟滞等患者也有出现攻击性行为的可能。

危险性评估的基本内容主要包括：

(1)既往攻击性行为的历史及相关特点，如以前有过一次或多次暴力行为、多次冲动行为，以及存在难以应对的应激事件、过去不愿意延迟满足自己的欲望、反社会特点与缺乏社会支持等易感性等。研究表明，既往暴力史是预测未来发生暴力行为最有效的独立影响因素。

(2)人格特征，如离奇的暴力行为、事先缺乏刺激诱因、事后缺乏后悔、对主要事实持续否认、易冲动、不能接受批评和挫折、精力旺盛、自我中心、为人轻浮等。

(3)精神状态，如病态嫉妒、偏执观念与想伤害他人、欺骗性、缺乏自我控制、治疗态度——依从性差、酒精或药物滥用等。研究证实，精神活性物质的使用是相关性最高的危险因素，而处于急性期及躁狂状态、存在偏执观念者发生暴力行为的危险性较大。

(4)环境因素，如精神刺激或突发事件再出现的可能、社交困难和缺乏支持等。

虽然危险性评估对临床工作的安全性以及减少暴力事件和犯罪等非常有帮助，但是，我们要清醒地认识到，对危险性行为的评估并非想象中的准确，实际上还远未达到"精确"的程度。

二、自杀风险

患者出现下列行为之一，表明其具有自杀风险：
(1)有明显的自杀观念，或既往有自杀行为；
(2)已经出现自伤或自杀行为，对自身造成人身伤害；
(3)有扩大自伤或自杀的言语、企图或行为，对他人可能或已经造成人身伤害。

三、躯体疾病风险

严重精神障碍患者活动减少、体能下降、体重增加等情况多见；精神疾病患者常共病高血压、糖尿病、高血脂等躯体疾病；精神科药物可能导致躯体疾病，躯体疾病也可能会影响药物不良反应；精神分裂症患者预期寿命较普通人群短 15~20 年，与患者躯体疾病密切相关。

对严重精神障碍患者进行躯体管理训练十分必要，其目的是采取有针对性的措施，提高患者躯体健康水平。严重精神障碍患者由于精神症状、药物不良反应等因素影响，存在活动减少、体能下降、体重增加、血糖血脂升高等问题。应制定个体化的躯体管理计划，如对药物不良反应采取有针对性的干预措施，提升患者服药依从性；对超重患者制定训练计划，控制其体重等。

四、家访风险

严重精神障碍患者是一个特殊的群体，一般需要持续治疗、长期服药，以便控制病情稳定不复发。然而，患者即便是处在病情稳定期，一般也会多少遗留部分精神症状，如果是处在病情波动期，则症状可能会更加严重，一小部分处于发病期的严重精神障碍患者也可能会出现暴力倾向甚至暴力行为。所以，对患者进行居家随访时需要特别注重安全技巧和防范措施。

对患者进行居家随访应事先做好观察和对患者家庭环境的基本了解，如家庭整体环境（如设备设施、是否整洁、是否存在危险物品等）、监护人/照料人基本情况（如与患者关系、年龄、性别、监护照料能力、工作情况、躯体健康状况等）、近期有无重大生活事件等。

首先，需要提前甄别访视对象是否为 3 级以上高风险患者，是否为既往高风险、病情不稳定、复诊不规律服药患者，如果是高风险、既往高风险、病情不稳定或不规律服药患者，那么精防人员应尽可能让家属带患者到基层卫生医疗服务机构进行面访。如果必须去患者家中面访，那么精防人员也一定不要单独去，而是要联合民警或者社区工作人员一起去家访，以减小安全风险。其次，在严重精神障碍患者家中面访过程中，应与患者保持距离，观察好撤离路线，尽可能靠门口坐，尽量不要将门完全关闭，不要进里屋，尽可能在患者家属在场的情况下去家访。对于弱监护或者无监护的严重精神障碍患者的家访，考虑到患者可能服药依从性差、存在间断服药或者不服药的情况，建议与基层综合管理小组成员或者关爱帮扶小组成员一起进行家访。最后，在对比较偏执或者情绪比较高涨的严重精神障碍患者面访的过程中，尽可能不要和患者就某一话题进行辩论、争执，应使用安抚性言语，缓解患者的紧张、恐惧和愤怒情绪，不要激怒患者。如果感觉到患者情绪明显不稳定，话语明显偏激，动作明显增多，那么出于安全考虑，要尽快结束面访，尽早撤离，并通知相关工作人员加以应对和处理。

第二节　风险防范与应急处置

无论是在册还是非在册、确诊还是疑似，凡是发生伤害自身、危害他人安全的行为或危险的，病情复发且精神状况明显恶化，与精神疾病药物相关的急性或严重药物不良反应等情况的，均属于需要紧急处理的精神障碍患者。

一、风险防范应急体系

为了有效预防、及时控制和消除突发事件的危害，保障患者及公众身体健康与生命安全，维护正常的社会秩序，依照《中华人民共和国精神卫生法》《突发性公共卫生事件应急条例》和《严重精神障碍管理治疗工作规范（2018 年版）》要求，建立健全各级应急处置体系,保障应急处置体系运转正常;制定应急处置预案,并组织学习、培训与演练。当应急事件发生时,按照统一、高效的原则启动各级应急预案,保障应急处置工作顺利完成。主要包括以下内容:

1. 应急处理队伍的建设

1)组建专业应急医疗处置组

参加严重精神障碍管理治疗工作的精神卫生医疗机构应当建立专业应急医疗处置组,应急医疗处置组成员主要由精神科执业医师和精神科专业护士组成。精神科执业医师应该具有连续5年以上精神科临床工作经验、并且接受过严重精神障碍规范化治疗培训。精神科专业护士应该具有连续3年以上精神科临床工作经验。应急医疗处置组长应由具有临床和应急处理经验的副主任医师以上精神科高年资医师担任。应急医疗处置组成员实行24小时轮班。在执行应急医疗处置任务时,所有医护人员需佩戴胸牌,标明身份。

2)其他参与人员

在实施应急医疗处置措施的过程中,仅仅依靠专业应急医疗处置组成员往往很难达到理想的效果,甚至还会出现成员自身受到伤害的可能。因此,患者家属或监护人、居(村)委会和(或)公安机关公务人员、综治网格员等基层综合管理小组成员也要参与其中,尤其是在需要采取保护性或非自愿性应急医疗处置措施(如保护性约束、非自愿性治疗)时。

在对已接受社区/乡镇管理的患者进行应急医疗处置时,患者家属应参与协调实施应急处置措施。基层精防医生和精防护士应尽可能全程参与现场临时性应急医疗处置过程。

执行应急医疗处置任务的救护车驾驶员、护理员也要根据现场处置情况做好配合工作,并事前进行应急培训。

2. 网络建设及保障

网络建设需要建立应急处置的专业医疗机构与社区居(村)委会、基层卫生医疗机构与辖区公安机关之间的沟通协调机制。承担应急医疗处置任务的精神卫生医疗机构应设立24小时有人值守的应急医疗处置专用电话。电话号码应告知相关部门。与此同时,承担应急医疗处置任务的精神卫生医疗机构也应掌握辖区内公安机关、社区居(村)委会等的联系电话,便于及时联系和沟通,更好地实现信息互通、资源共享。

应急医疗处置专用电话主要用途包括:

(1)在已纳入社区管理的患者出现紧急情况时,用于应急医疗处置组与基层精防医生或精防护士、片区民警、患者家属等其他相关人员联系;

(2)在条件许可地区,为尚未纳入社区管理患者或者疑似患者、非辖区常住患者或者疑似患者提供应急医疗处置服务。

已经接受社区管理的患者发生应急事件的,患者家属或监护人可以向所在社区卫生服务中心或者乡镇卫生院报告。后者在接到报告后,应根据实际情况及时报告上级精神卫生医疗机构联系开通绿色通道。情况紧急的,患者家属或监护人可以联系公安人员将患者就近送往精神卫生医疗机构诊治。必要时，精神卫生专业机构可派出由精神科医师和护士组成的专业应急医疗处置组前往现场开展应急医疗处置。

尚未接受社区管理的患者或者疑似患者发生应急事件的，患者家属或监护人可以直接将其送往就近精神卫生医疗机构；目击者、知情者或者当事人可以拨打110向当地公安机关报警，协助将其送往当地卫生行政部门指定的精神卫生医疗机构。必要时，精神卫生医疗机构可派出由精神科医师和护士组成的专业应急医疗处置组前往现场开展应急医疗处置。

非辖区常住居民，包括临时居住人员、观光旅游人员、流浪乞讨人员等中的精神障碍患者或者疑似患者发生应急事件的，目击者、知情者或者当事人可以拨打110向当地公安机关报警，并协助将其送往就近精神卫生医疗机构。

承担应急医疗处置任务的精神卫生医疗机构应该根据相关法律法规的要求，配备具有必要的安全防护设施并且设有保护性约束功能的救护车及相关的精神科药品。设施设备、救护车需定期检查以保障能随时随地使用；药品需定期更新，以避免过期药物的出现。

3. 宣传与培训

应将严重精神障碍、非自愿医疗及应急处置的目的和意义、处置原则、方式方法、工作流程等内容纳入健康教育范畴，培养师资力量，经常深入基层举办多种形式的培训，对群众进行精神卫生知识的宣传教育，提高群众对精神卫生知识的知晓率，增强群众对突发性事件的防范意识和应对能力。

所有参与应急处置的人员均需接受严重精神障碍患者社区管理中的安全问题与风险管理培训和应急处置流程的培训，尽可能地避免自身受到伤害，保障处置工作科学有序进行。基层精防医生和精防护士还需接受精神科相关业务的培训，尤其是识别药物不良反应、危险等级评估等知识的培训。

二、应急处置流程

1. 伤害自身行为或危险的处置

处置对象包括有明显的自杀观念，或既往有自杀行为者，可能出现自伤或自杀行为者；已经出现自伤或者自杀行为，对自身造成伤害者。获知患者出现上述行为之一时，精防人员应当立即协助其家属联系公安机关、村(居)民委员会及上级精神卫生医疗机构，由家属和(或)民警协助将患者送至精神卫生医疗机构或有抢救能力的医院进行紧急处置。如系服药自杀，还应当将药瓶等线索资料一同带至医院，以协助医生判断其所用药物的名称及剂量。

2. 危害公共安全或他人安全的行为或危险的处置

当发现患者有危害公共安全或他人安全的行为或危险时，精防人员或其他相关人员应当立即通知公安民警，并协助其进行处置。精防人员应当及时联系上级精神卫生医疗机构开放绿色通道，协助民警、家属或监护人将患者送至精神卫生医疗机构门急诊留观或住院。必要时，精神卫生医疗机构可派出精神科医师和护士前往现场进行快速药物干预等应急医疗处置。

3. 病情复发且精神状况明显恶化的处置

当得知患者病情复发且精神状况明显恶化时，精防人员在进行言语安抚等一般处置的同时，应当立即联系上级精神卫生医疗机构或/和"点对点技术支持"精神科专业医师进行现场医疗处置。必要时，协助家属（监护人）将患者送至精神卫生医疗机构门急诊留观或住院。

4. 与精神疾病药物相关的急性不良反应的处置

当发现患者出现急性或严重药物不良反应时，精防人员应当及时联系上级精神卫生医疗机构的"点对点技术支持"精神科医师，在精神科医师指导下进行相关处置或转诊至精神卫生医疗机构进行处置。

三、应急处置的原则与方式

1. 应急处置原则

1）合理合法

应急医疗处置判断要准确，方法要恰当，并严格遵循相关的法律法规。在对患者实施应急医疗处置之前，患者家属或者监护人应在《严重精神障碍应急医疗处置知情同意书》（附表15）上签字同意。在应急医疗处置知情同意书不能及时送达患者家属或者监护人时，应由在现场履行公务的公安机关人员签字证实。

执行应急处置任务的精防人员或精神卫生专业人员，应当在应急处置完成后24小时内填写《严重精神障碍患者应急处置记录单》一式三份。其中，一份交本级精防机构，一份留存于基层医疗卫生机构，一份留存在应急处置机构。基层医疗卫生机构应当在5个工作日内通过信息管理系统上报处置记录。对未建档的患者，由精神卫生医疗机构在患者确诊后的5个工作日内登记建档，并录入信息管理系统。对已建档但未纳入管理的患者，在征得患者本人和（或）监护人同意后纳入社区管理。符合《中华人民共和国精神卫生法》第三十条第二款第二项情形的患者直接纳入社区管理。

2）及时

工作人员应该及时赶到现场，采取合理合法干预措施，尽可能缩短患者造成伤害和损失的时间。

3）安全

采取的一切处置措施，均旨在保护患者、家属、周围人群以及实施应急医疗处置的医疗人员的人身安全；保护公共和私人财物安全；必要时应联系当地公安机关协助。

2. 应急处置方式

精神卫生医疗机构采取的有关应急医疗处置措施，应该遵循《中华人民共和国精神卫生法》《严重精神障碍管理治疗工作规范》《疾病诊疗规范——精神病分册》和《中国精神疾病防治指南》的规定。对"精神科门诊留观"或者"精神科紧急住院观察"以及"非自愿住院"的患者，应按照门诊留观、紧急住院观察和非自愿住院的要求办理相关手续。

1）现场临时性处置

适用于疾病诊断明确、问题清楚、处理措施不复杂的情况。主要针对一般的急性药物不良反应患者，或病情不重、治疗依从性较好、其家庭有一定管理条件的患者。

对已经接受社区管理的患者，在现场临时性应急医疗处置完毕后，基层精防医生或者精防护士应每 4 小时随访一次。经连续 2 次随访，患者病情稳定后可停止随访。

如果现场临时性应急医疗处置未能达到预期效果，应及时转入精神科门诊留观、紧急住院观察、非自愿住院或联络会诊。

2）精神科门诊留观

适用于不能立即确诊，需进一步检查或观察；或疾病诊断虽已明确为严重精神障碍，但所需处理措施较简单，预计问题可以在 24 小时内得到解决的情况。主要针对较严重的急性药物不良反应，或患者家属/监护人有较强看护能力并且危险性评估在 2 级及以下的患者。

对于确诊的严重精神障碍患者，如果估计其病情不能在 24 小时内得到有效控制，或有继续发展加重的趋势，达到非自愿住院的条件者应及时转为非自愿住院治疗。对于符合《中华人民共和国精神卫生法》第二十八条第二款规定的 24 小时内不能确诊的疑似精神障碍患者，应转入精神科紧急住院观察。

3）精神科紧急住院观察

精神科紧急住院观察主要适用于符合《中华人民共和国精神卫生法》第二十八条第二款之"疑似精神障碍患者发生伤害自身、危害他人安全的行为，或者有伤害自身、危害他人安全的危险的，其近亲属、所在单位、当地公安机关应当立即采取措施予以制止，并将其送往医疗机构进行精神障碍诊断"所规定的情形。经接诊精神科执业医师检查评估后，认为需要留院观察以确定诊断，然后决定下一步的处理。紧急住院观察的目的是对疑似精神障碍患者作出诊断，一般时限为 72 小时，疑难案例可适当延长。疑似精神障碍患者可以拒绝回答医生的提问，但可能会延误诊断而延长相应的住院观察时间。此期间经医生评估，可能有以下结论和后续处理措施：

（1）不能诊断为严重精神障碍，或诊断为严重精神障碍但不需要非自愿住院治疗的，尽快为住院人办理出院手续，或者通知住院人的监护人尽快到医院办理出院手续。

（2）对诊断为严重精神障碍，且符合《中华人民共和国精神卫生法》第三十条第二款第一项情况需要非自愿住院治疗的患者，通知患者的监护人来院办理非自愿住院治疗手续；监护人不同意患者住院治疗的，应当办理出院手续，并告知监护人对在家居住的患者做好看护管理。

（3）对诊断为严重精神障碍，且符合《中华人民共和国精神卫生法》第三十条第二款第二项情况需要非自愿住院治疗的患者，通知患者的监护人来院办理非自愿住院治疗手续。患者或者监护人对需要住院治疗的诊断结论有异议，不同意对患者实施非自愿住院治疗的，可以要求再次诊断和鉴定，但需在办理非自愿住院治疗入院手续后提出。

4）非自愿住院

非自愿住院主要适用于经精神科执业医师检查评估，符合《中华人民共和国精神卫生法》第三十条第二款"严重精神障碍且存在已经发生伤害自身的行为，或者有伤害自身的危险的或者已经发生危害他人安全的行为，或者有危害他人安全的危险"的情形之一者。主要针对危险性评估在 3 级及以上的或出现严重的急性药物不良反应的严重精神障碍患者。此类患者经过评估一般存在发生伤害自身的行为，或者有伤害自身的危险或者已经发生危害他人安全的行为，或者有危害他人安全的危险等情形。

已经发生伤害自身的行为，或者有伤害自身的危险的，监护人（或监护人授权的代理人），可决定患者非自愿住院治疗或门诊治疗或居家看护；对不同意非自愿住院的，医院应告知监护人应当对在家居住的患者做好看护管理。

对已经发生危害他人安全的行为，或者有危害他人安全的危险的患者，依照《中华人民共和国精神卫生法》第三十六条第二款和国家卫健委相关配套文件的规定，其监护人应做到以下几点：

（1）应当同意对患者实施住院治疗。如果监护人不同意患者住院治疗，患者所在单位、村民委员会或者居民委员会签署并且办理入院手续，同样合法有效。

（2）如果监护人或患者对需要住院治疗的诊断结论有异议，不同意实施住院治疗的，监护人或患者都可以要求再次诊断和精神障碍医学鉴定。在再次诊断结论或医学鉴定报告作出前，医院依照精神卫生法的有关规定，按照诊疗规范的要求对患者实施治疗。

（3）如果监护人或者患者要求再次诊断，应当及时向医院或者其他具有合法资质的医疗机构提出。如果对再次诊断结论有异议，可以自主委托依法取得执业资质的鉴定机构进行精神障碍医学鉴定。

（4）再次诊断结论或者鉴定报告表明，不能确定就诊者为严重精神障碍患者，或者患者不需要住院治疗的，医院须立刻终止住院治疗，送患者入院的监护人或者监护人授权的代理人应立即来院为患者办理出院手续。

（5）再次诊断结论或者鉴定报告表明患者符合非自愿入院标准而应当住院治疗的，监护人应当同意对患者实施住院治疗；如果监护人阻碍对患者实施住院治疗，或者患者擅自脱离医院，医院应依法向公安机关请求协助，对患者实施非自愿治疗。再次诊断结论或者鉴定报告出来之前，维持患者住院治疗状态。

5）联络会诊

在应急医疗处置的现场，往往涉及需要精神科以外其他科室处理的临床问题，这就需要开展其他科室的联络会诊工作，比较常见的处理方式是与 120 联动。需要其他科室会诊的情形主要有：精神药物的过量中毒；脑器质性或躯体疾病所致精神障碍，如意识模糊状态或谵妄状态；自杀未遂患者出现的严重的躯体伤害；严重精神障碍合并严重传染性疾病；严重精神障碍合并严重躯体疾病或妊娠；严重躯体疾病患者患病后出现的严重心理行为反应；躯体疾病或治疗过程中药物导致的精神症状等。开展联络会诊，可对患者的医疗处置提供更加科学合理的方案。

第六章 严重精神障碍患者家庭照护与社区康复

第一节 稳定期患者家庭照护

一、患者的家庭照护负担

家庭照护在严重精神障碍患者照护工作中扮演着重要的角色。由于社会责任、互助互惠、忠诚和尊重等传统文化价值，中国的家庭照护率很高。2011 年的一项研究报告表明，亚洲国家大约 70%的精神分裂症患者与家人一起生活。在中国，家庭在照护严重精神障碍患者家庭成员方面也起着主要作用。尽管中国正在为严重精神障碍患者提供更多的社区照护，但社区精神卫生设施和精神障碍康复服务的短缺意味着中国家庭仍然承担着主要的照护负担。

1. 照护负担的定义

照护负担是表示照护者消极感受的一个常见概念，关于它的研究始于 20 世纪 60 年代。1966 年 Grad 和 Sainsbury 首次使用"负担"一词来描述生病的家庭成员的照护成本，或其对家庭的负面影响。

通常照护负担可分为客观负担和主观负担。客观负担与可验证的行为现象有关，例如家庭破裂、财务危机、对日常生活活动和社交互动的限制等。客观负担也包括可以通过货币形式定量衡量的活动，例如提供照护或完成某项任务所需要的金钱或时间。主观负担反映出照护者因照护患者所产生的各方面压力，包括身体、情感、社会或经济等方面的压力。这两种形式的负担都可能给家庭照护者的生活带来巨大的负担和限制。

2. 照护负担的评估工具

1) Zarit 照护者负担量表

Zarit 照护者负担量表(Zarit burden interview, ZBI)由 Zarit 等人于 20 世纪 80 年代设计而成，后由我国王烈等学者于 2006 年翻译成中文版 ZBI 量表。ZBI 共 22 个条目，可分为两个维度，分别为个人负担和责任负担。ZBI 采用 Likert 五级评分法，总分为 88 分，分值越高代表负担越重。具体评价指标为：轻度或无照护负担得分低于 21 分，中度照护负担得分介于 21~39 分，重度照护负担得分高于 40 分。

2) 照护者负担问卷

照护者负担问卷(caregiver burden inventory, CBI)共 24 个条目，其中 8 个条目来自 Novak 对相关文献的回顾，其余 16 个条目来自对照护者的访谈结果。该量表分为五个维度，分别是生理性负担、情感性负担、社交性负担、时间依赖性负担和发展受限负担。采用 Likert 五级评分法，得分越高代表负担越重。

3）负担评价量表

负担评价量表（burden assessment scale，BAS）由 19 个条目组成，重点关注特定的客观和主观照护负担后果。其中，10 个条目评估客观照护负担，例如财务问题、个人活动受限、家庭破裂和社交中断；9 个条目评估主观照护负担，例如照顾者的感觉、态度和情感体验。要求受访者陈述其在何种程度上遇到了 BAS 中 19 个条目所描述的问题与其患有严重精神障碍的家庭成员有关。采用 Likert 四级评分法，总分 76 分（客观照护负担 40 分，主观照护负担 36 分），得分越高代表负担越重。BAS 主要用于评估严重精神障碍患者家属的照护负担。

4）家庭负担会谈量表

家庭负担会谈量表（family burden interview schedule，FBIS）用于测量照护负担的客观方面（24 个条目）和主观方面（1 个通用标准化问题）。客观方面的负担包含 6 个维度，包括经济负担、对家庭常规的影响、对家庭休闲的影响、对家庭互动的影响、对家庭成员身体健康的影响以及对其他家庭成员心理健康的影响。每个条目都有如下选项：0（无负担），1（中度负担），2（重度负担）。客观负担的总分从 0 到 48 不等，得分越高表示照护负担越大。具体评价指标为：无负担时为 0，轻度负担时为 1~16，中度负担时为 17~32，重度负担时为 33~48。

5）家庭访谈问卷

家庭访谈问卷（family experience interview schedule，FEIS）由美国国立精神卫生研究院研发，用于评估精神障碍患者家庭负担。广州市脑科医院何红波博士等与耶鲁大学 Rosenheck 教授合作，对该量表进行了中文翻译及简化，目前已应用于院内的研究中。简化版家庭访谈问卷由 28 个条目组成，包括 5 个维度：①照料者感知的患者暴力行为；②照料者的抑郁、焦虑、被孤立感；③患者对照料者日常生活的影响；④照料者感知的患者自杀倾向；⑤照料者过去半年对健康卫生服务的满意度。维度①~④中部分题目采用 4 级计分，3 为没有，2 为很少，1 为偶尔，0 为经常；部分题目采用 2 级计分，1 为没有，0 为有，得分越高表示负担越轻。维度⑤的题目采用 4 级评分，1 表示不满意，2表示稍满意，3 表示满意，4 表示非常满意，得分越高表示患者对医疗服务的满意度越高。

3. 患者的家庭照护负担

1）家庭照护负担现状

严重精神障碍患者的家庭面临着巨大的经济、精神和人力负担。研究表明，70%以上的严重精神障碍患者的家庭具有严重的照护负担。由于照护者将大量的时间花在照护患者方面，家庭经济状况恶化。照护者每天都面临各种挑战和压力以及各种危害健康的危险因素，导致照护者身体和情绪上的改变，出现"照护者综合征"。此外，因减少了个人休闲和社会交往活动，照护者的社会支持大大降低。照护者可能出现情感疲惫、人格解体、缺乏家庭照护之外的个人满足感等问题。对于严重精神障碍患者的污名化和社会排斥，以及将患者与暴力相联系，则进一步加重了照护者的照护负担。

2）照护负担的影响因素

严重精神障碍患者家庭照护负担受多种因素的影响。其中，家庭功能是照护负担的重要影响因素。出色的家庭功能与更有效的家庭应对、更多的家庭支持、更少的家庭心理困扰以及更少的患者行为问题有关。然而，总体而言，严重精神障碍患者的家庭功能水平要低于正常家庭。照护者性别与照护负担之间存在明显的关联，女性照护者的客观负担和主观负担水平均明显高于男性照护者。而患者的性别同样影响照护负担，男性的客观照护负担明显高于女性。此外，患者越年轻，客观负担和主观负担越大。其他的影响因素还包括：患者与照护者之间的病前关系、患者的疾病性质、照护者的应对策略、照护者的社会支持、家庭生活规律、家庭和朋友圈关系等。

二、家庭-社区-医院三位一体模式

由于精神障碍的特殊性，患者需要长期维持治疗，而严重精神障碍患者经住院治疗后至少 70%～80% 的时间是在社区中生活，需要在社区接受治疗和康复服务。当前严重精神障碍患者出院回归家庭或社区后，往往因为得不到连续性的照护而导致自理能力和生活质量下降，健康需求得不到很好的满足。此外，患者复发引起的反复就医和住院，导致门急诊、住院部床位的使用率升高，患者的治疗费用增加，严重者甚至导致患者病情恶化或死亡。传统的社区公共卫生服务已无法满足社区严重精神障碍患者日益多层次和多样化的健康需求，因此，在健康中国的大背景下，探索建立一种适合我国国情的严重精神障碍患者健康管理模式迫在眉睫。

1. 概念

家庭-社区-医院一体化是指基层医疗卫生机构和医院共同肩负起患者的管理工作，各自立足于自己的功能与定位，社区卫生服务中心应提高服务质量，承当起患者健康管理的"守门人"，并采取综合防治信息共享、两级医院双向转诊等工作方法，医院做好与社区的对接，以患者为中心，患者及家属参与，无缝隙链接，紧紧相扣，为处在病程中的患者提供一种连续的、成本效益好的防治模式①。家庭-社区-医院一体化管理概念即强调系统的、连续的防治疾病，不仅应注重综合医院的专科治疗，更要重视疾病的社区随访和防治，实现医院、社区、家庭协同服务，为达到某一目的而实行全面合作。

2. 国内外发展现状

许多发达国家重视发展社区精神卫生服务，精神卫生服务体系相对完善，形成了专科医院-社区一体化的服务模式，以复元为目标，强调家庭参与的重要性，整合医院、家庭、社会等多方资源，提供全方位的精神卫生服务。我国部分地区已初步建立了专科医院-社区一体化的服务模式，但各地区精神卫生资源不平衡，社区精神卫生服务尚不完善，精神卫生的服务理念尚未从传统的"管理和服药"思维转变过来，仅强调家属参

---

① 王丽华，肖泽萍. 精神卫生服务的国际发展趋势及中国探索：专科医院-社区一体化、以复元为目标、重视家庭参与[J]. 中国卫生资源，2019，22（4）：315-320，325.

与，而非包括患者在内的家庭参与。

3. 我国的工作实践

为了探求精神卫生医院-社区整合服务模式，2004 年 9 月我国开展了"中央补助地方严重精神障碍管理治疗项目"，服务内容包括登记、评估、随访、门诊服药补助、应急处置、免费紧急住院治疗等。目前该项目已成为精神卫生的常规工作，已经开始为精神障碍患者提供基本的精神卫生服务。2009 年，原卫生部相继印发了《国家基本公共卫生服务规范》和《重性精神疾病管理治疗工作规范》，这两项严重精神障碍管理治疗部门规范的出台，促进了我国建立社区精神卫生服务的规划目标落地执行。2013 年，《中华人民共和国精神卫生法》实施，明确了社区精神卫生服务的内容，社区精神卫生服务政策从此有法可依。

在 2018 年版的《严重精神障碍管理治疗工作规范》中，新增加了精神康复管理内容，明确了医院-社区康复工作职责，并将缓解期接受居家治疗的严重精神障碍患者纳入健康管理范围。开展家庭-社区-医院一体化管理已经成为我国精神障碍管理的趋势。研究显示，70%以上精神分裂症患者康复效果不理想与得不到有效的社区系统治疗有关。在严重精神障碍患者康复过程中，需要重塑患者的工作、家庭以及社会生活，而实现这一目标需要医院、家庭和社会的共同参与，建立医院、社会、家庭联动机制，实现严重精神障碍患者无间隙治疗和康复。在家庭-社区-医院一体化管理模式下，社区与医院联系更加紧密，能够相互合作，交流互动，并以家庭为基础，为患者提供连续性、个体化管理服务，是一种有利于严重精神障碍患者康复的管理模式。

4. 三位一体模式效果研究

国内学者张驰等选择浙江省衢州市 4 个县(市、区)的 7529 例精神分裂症患者作为研究对象，分为对照组(3468 例)与管理组(4061 例)，对照组开展常规家庭管理，管理组采用家庭-社区-医院一体化管理①。在家庭、社区和医院层面分别采取相应的措施。家庭层面：主要照护者根据医嘱对患者进行居家照护，对患者康复计划内容进行有效落实，并将落实过程中患者的完成情况、遇到的困难与需要帮助的方面向社区反馈。重视患者居住环境安全管理，一旦发现患者出现自伤、暴力等倾向时，及时采取预防与控制措施，并联系社区医师。社区层面：患者入社区登记后分配个案管理员。个案管理员与家属共同完成患者病情管理、康复计划的制定。定期随访和开展社区康复，通过电话随访、患者到社区面访、入户面访等方式定期了解患者病情、用药情况、参与团体活动效果、家庭与日常生活、经济与社会支持等方面的情况，将访问到的结果及时与医院进行交接。医院层面：开展认知行为治疗、家庭看护培训、职业康复训练、生活自理能力训练。结果表明，家庭-社区-医院一体化管理可促进精神分裂症患者的恢复，提升其社会功能，减轻其家庭经济负担。同时，有研究表明，医院-社区-家庭三位一体化管理模式能够明显改善精神分裂症缓解期患者的生活自理能力、生活质量、行为障碍和社会

---

① 张驰，胡伟明，万月芬，姜宪尘，兰智勇. 家庭-社区-医院一体化管理对精神分裂症患者精神症状及家庭负担的影响[J]. 中国现代医生，2020，58(10)：113-117.

功能。

5. 今后的发展方向

在我国，家庭仍然是严重精神障碍患者社会支持系统的重要环节，因此，探索由医院和社区卫生服务中心共同协作、家庭全程参与的家庭-社区-医院一体化精神康复模式，建立由精神科临床医生、精神科专科护士、心理治疗师与社工、社区医生、社区护士等组成的康复团队，对严重精神障碍患者进行全方位综合管理，对患者保持病情稳定、预防复发、延缓精神衰退进程、减轻精神残疾严重程度、改善社会功能等，都能起到很好的作用，亦是今后严重精神障碍患者健康管理的重点。

第二节　社区康复方法与技术

一、精神康复模式与发展趋势

1. 精神康复模式

1）美国社区康复模式

美国率先开展了精神障碍患者的社区康复实践。政府部门组建了由精神科医生、临床心理学医生、躯体疾病治疗医生、社会工作者、精神科护士等人员组成的社区精神障碍康复工作团队，负责督促患者服药，定期组织患者参加社会活动，训练患者的生活能力和一定的职业技能。在这种社区康复模式下，患者重新具备一定的社会适应能力，逐渐康复并逐步回归社会。依据精神障碍患者社区康复的成功经验，美国政府逐步减少开放精神病院，转而以社区为单位成立由临床精神科医生 1~2 人、临床心理学医生、躯体疾病治疗医生和社会工作者组成的精神障碍社区康复治疗小组。每个小组包括 10 名以上的成员，照顾 120 位左右的精神障碍患者。由专业机构对小组成员进行专门的专业知识、沟通能力、交往技巧等方面的辅导和训练。除此之外，美国还成立了心理社会康复服务国际协会，以开展相关工作。

2）英国社区康复模式

20 世纪五六十年代，英国开始尝试尽可能在真实、正常的社区生活环境中治疗和帮助精神障碍患者。在几十年的社区精神障碍防治康复实践中，英国总结出被广泛接受的社区精神障碍防治康复工作的基本逻辑框架和实践模式，包括病理、机能、能力和社会功能四个层面。病理是指精神障碍在生理上的表现，例如神经系统的损伤；机能是指由精神障碍导致的生理和心理上的一些非正常的现象；能力是指由精神障碍导致的社会技能的欠缺；社会功能则是指由于精神障碍而妨碍一些社会功能的充分实现，例如无法承担一些家庭和社会责任。精神障碍患者的治疗和康复工作不仅仅局限在生理和心理方面，而是同时涉及这四个不同的层面，需要不同专业的相关人员共同合作，一起帮助精神障碍患者。

3）意大利社区康复模式

意大利于 1978 年关闭了全国的精神病院，此后创立了独特的精神卫生康复模式。

数十万精神障碍患者生活在社区，与病友、志愿者一起做饭、散步。他们参与社区活动、找工作、结婚，与普通人一样，过着正常生活。

"大家一起做"项目在意大利的特伦多市精神卫生中心最早开始推行。该项目不仅靠医生、护士，还有患者家属专家（UFE）共同帮助患者康复。UFE 可以是曾经患病的患者或患者的家属，他们的任务与医生护士不同，主要是接待患者、倾听患者的想法和要求并告知医生为他们提供具体的帮助。UFE 需要经过相关知识的培训，但更重要的是要有同理心，能以自己的经验理解患者的感受，因为在帮助其他患者的同时也是帮助自己。

4）澳大利亚社区康复模式

澳大利亚将精神卫生的专业机构和人员与照顾病患的组织、患者和家属结合成合作伙伴关系，共同制定出符合患者和有关各方所需的精神卫生服务。以非营利性组织维多利亚精神障碍协会为例，其服务项目包括：提供临时住宿服务，精神障碍患者可以申请到该协会管理的住宿中心小住，由专业人员照应；提供家居服务，由社区工作人员与咨询辅导员到患者家对住在家里的患者进行培训；组织相互支持、自助自救的活动，透过规模庞大的服务网络，为患者及其家属提供支援；注重社区宣传，由工作人员到社区团体与各级学校演讲，向社区居民介绍精神健康知识，消除人们对精神障碍患者的误解和歧视；该协会还与维多利亚州一家大规模的连锁超市合作为患病的会员提供有薪就业机会。

5）我国香港社区康复模式

香港社会福利署在精神障碍人士回归社区的过程中扮演了重要角色，该机构为精神障碍康复者提供职业训练、住宿服务和社区志愿服务等多项社会康复服务。除此之外，香港的非政府机构等还为精神障碍人士提供中途宿舍、家庭病床、庇护工场、社区辅助就业等各类形式社会康复服务。在香港，精神障碍患者就医是按区域划分的。对有暴力行为又不主动住院的患者，由法官签署意见再强制其住院，并由警察将其送入医院。患者出院后有的回到家里或社区，社会康复护士每月走访患者一次，每次 30 ~ 60 分钟，以了解患者在院外的康复情况。另外，一些医院设有职业治疗部，有专门的职业治疗师对患者进行训练。职业治疗师根据患者的职业、个人能力、病因、认知能力、社交礼仪、个人兴趣、个人需要等对患者进行评估、个体化训练或小组式训练，如厨艺训练、减压训练及手工劳动训练等。

2. 精神康复发展趋势

西方传统的精神卫生服务采取的是生物学模式，关注精神障碍患者病症的诊断和消除，把精神障碍患者视为需要帮助的服务对象。随着 20 世纪 70 年代"服务使用者"运动的产生和发展，社会工作的自助和同伴支持的重要理念逐渐在精神卫生服务中获得普遍的认可，让人们看到了精神障碍患者自身所拥有的能力，不再仅仅关注精神障碍患者的病症，而是把精神障碍患者视为具有各种发展要求的人。到了 20 世纪 90 年代，西方精神健康服务逐渐采取复元模式，把自助和同伴支持确定为帮助服务使用者寻回有意义生活的重要元素。下面将重点介绍复元的相关内容。

1）复元的概念

复元是指在日常生活场景中为服务使用者提供各种精神健康服务，要求以服务使用者为主导，让服务使用者自己确定改变的目标、方向和途径，服务提供者只是服务使用者实现自己梦想的协助者，帮助服务使用者满足健康发展的要求以及提供必要的技能训练。传统的康复是指在医院的处境中由医生负责提供的、以治疗为核心的有限的精神健康服务。复元不同于传统的康复，强调的是重新寻回自我控制或者自我管理的过程。复元并非聚焦于疾病或缺陷，而是更多地关注精神障碍康复者在生活层面及社会活动层面的参与。

2）复元理念的内涵

复元理论的倡导者安东尼对复元理念的定义广受学者引用，他认为复元是个体化且独特的改变过程，发生在态度、价值、感受、目标、技巧、角色等方面，精神康复者即使处于疾病的影响下，仍能过着满意、有希望、有贡献的生活。综合主流学者对于复元理念的研究，一些学者整理出复元的原则和核心元素。

复元的原则：复元不是直线发展的、可计划的、可系统操作的，在康复过程中，也包含着复发的挫折。这样的过程因人而异，具有不可预测性。康复的过程依照个体从过去发展到现在，是一个长期的过程，也是一个连续的整体。个体是复元的行动体，积极的投入是必需的。个体要为自己的生命进展付出行动，采取或大或小的行动，迈向个人目标，重建生活，发展有价值的关系和角色，树立重新生活的信念。复元的路径是多元的，关注个人和环境的互动。其中，支持、接纳的关系非常重要。康复过程不仅需要专业人士的介入，家人和朋友的支持也非常有帮助。

3）复元的相关理论视角

（1）人际关系理论。

多数精神障碍患者，在患病后原先的人际关系网络都中断了。因此，在康复阶段重新开启和建立人际关系网络是一个帮助其重新融入社会的过程。在体验式的活动过程中，需要参与者全方位的投入，通过语言、行为、态度来与他人发生互动关系。完成这一活动的过程，就是一个建构人际关系的过程。因此，精神康复工作多以小组工作或团体心理治疗的形式进行，小组中的互动能够提高患者的人际交往能力和社会适应能力。

体验式小组工作是指服务对象和小组工作者通过参与各种真实情景的小组活动来达到小组目标，以"真实生活场景"为载体，以获得个人经验为目的的参与互动式小组活动。区别于传统小组工作通过"教导"来传情达意，也有别于靠游戏、角色扮演来反思认知的参与小组活动，体验式小组工作是小组成员与工作者互为主体，共同建构一种真实、互动的社会情境过程。其核心意义在于小组工作者和成员共同建构一种真实、互动的社会与心理环境，彼此以生命影响生命，其中融会了对生命以及生活的知性理解和感性体验。

人际关系理论是以社会心理学的视角，认为人格是人际交互作用的结果。人际关系理论认为应从人际关系的角度来理解精神障碍人士，只研究个体是不行的，因为患者与非患者，其实都是在同一个人际环境中，人不可能和人际环境分割，个体人格一定是在人际环境中形成的。人际关系理论主张人格决不能脱离人际关系的社会情境，人格的特征需从人际交往过程中才能发展。因此，从个体出生后，经由家庭的养护、同伴的支持与鼓励、社会的包容与帮助，对个体人际关系、人格的形成都有不可忽视的影响力。

（2）生态系统理论。

生态系统理论强调个人是一个因果互动的网络系统，个人的行动改变受到多种因素的影响。一是微观系统，个体每天生活的系统，包括家庭、学校、工作场所、邻里等，是面对面的双向关系。二是中层系统，这是由各类微观系统组成的网络，包括家庭之间的关系、邻里之间的关系。三是外层系统，间接对个体产生影响的系统。四是宏观系统，宏观系统包括整个社会文化及其影响，如宗教信仰、经济、政治制度等。五是时间系统。根据以上各个子系统，我们可以看到个人与环境不只是介于同一层环境系统中，而是在多层环境系统中交互作用。

二、社区康复机构建设

1. 服务类型

1）社区精神康复家庭治疗联盟

由街道（乡镇）精神卫生工作领导小组和街道（乡镇）级医院共同负责，在社区中建立精神康复家庭治疗联盟，实施家庭治疗技术干预，主要包括以下两部分内容。一是精神康复家庭治疗联盟的人员组成。在社区精神康复服务网络中的卫生、民政、公安和残联等人员的积极配合下，由社区卫生服务中心的医生、护士、心理工作者、工娱治疗员和社会工作者，负责所服务社区中精神康复家庭治疗联盟的建立，即由一个精神障碍患者的家庭成员或/和亲属作为监护人，精神残疾患者本人和社区精神卫生服务中心人员三者组成一个精神康复家庭治疗联盟，该社区中有多少个精神障碍患者家庭就建立多少个精神康复家庭治疗联盟。二是精神康复家庭治疗联盟中各组成人员所承担的角色。社区精神卫生服务中心组成人员与精神障碍患者家属和患者本人共同制定促进精神残疾患者康复的计划，包括精神药物维持治疗方案，拟采取的心理行为康复治疗技术、措施和社会康复干预治疗技术、措施。精神障碍患者家属参与制订精神康复计划，看护精神障碍患者，与社区精神卫生中心人员积极配合，共同负责执行促进患者康复的精神康复计划的完成。精神障碍患者参与制定促进其精神障碍康复的精神康复计划，并积极主动地配合精神康复计划。

2）社区精神障碍康复工（农）疗站

由街道（乡镇）精神卫生工作领导小组负责主办，在社区居（村）委会所属区域的企业、商店和工厂等场所中，建立促进精神障碍患者康复的工作或农业劳动治疗站。在抗精神病药物维持治疗的基础上，根据每个精神障碍康复者的具体情况，实施不同的综合心理社会康复干预，来促进社区中精神障碍康复者逐渐回归社会。常见的心理社会康复治疗包括：行为矫正治疗、社会交往技能训练、职业康复和社会独立生活技能训练等。

3）社区精神卫生护卫联盟

以社区居（村）委会为主体，组织社区群众开展精神卫生知识宣教。进行精神障碍的二级预防，早期发现、早期诊断和早期治疗精神障碍患者。看护、关心和帮助本社区的精神障碍患者及其家属。开展社区精神障碍危机干预，预防和制止精神障碍患者自伤、自杀和肇事肇祸等行为的发生。

4）日间照料

日间照料是让经过治疗好转的患者在不脱离家庭生活的情况下，白天来机构接受治疗和康复训练，晚上回家，它是一种作为回归社会过渡形式的部分住院。日间照料中心主要为患者提供日间活动环境，并由专业人员进行评估，制订相应的康复计划，通过提供心理社会干预、职业康复及社会技能训练等活动，改善患者的精神症状，促进患者心理及社会功能的康复，满足其职业需求，提高其社会参与度。

5）宿舍服务

在社区建立过渡期宿舍和独立宿舍服务，过渡期宿舍服务对象为新出院的精神障碍康复者，独立宿舍服务对象为经康复后具备社会独立生活技能的精神障碍康复者，他们因复杂原因无家可归或不愿意再回到从前的生活环境，而选择在社区宿舍及其周围进行日常生活技能训练、社交技能训练、职业康复和公开就业等。

2. 人员设置与职责

1）人员设置

负责人：全职，具备基本的残障、心理学、社会工作知识及社区、街道工作经验。社会工作者：全职，负责开展康复活动、个案管理、协调社会资源等。精神科医师及护士：兼职，定期指导康复活动的开展、患者病情及康复评定。其他人员：社区精防医生、社区民警、街道工作人员、残联协理员、志愿者等。

2）工作职责

管理人员职责：全面负责机构的日常管理工作。制定规章制度，合理安排作息时间，确保机构有效开展工作。拟订并组织实施年度工作计划，做好年度工作总结。根据康复需求，组织专业服务团队，为康复对象制定、组织实施康复计划和各项康复评估，安排好各项康复活动。定期组织召开康复对象监护人座谈会，了解和掌握康复对象及监护人的需求，及时调整康复服务计划。鼓励康复对象参与社会活动，遇特殊情况及时与医务人员或社区民警联系。对未出勤的康复对象作好情况了解和及时随访工作。

服务人员职责：在专业人员指导下，协助管理人员做好康复服务工作。参与制定康复服务计划并根据康复服务计划提供康复服务，做好档案登记。观察和了解康复对象情况变化，及时向管理人员汇报。做好各类危险品、器械的保管及交接工作。

医务人员职责：依据精神障碍社区康复的相关要求，指导机构开展康复服务工作。负责康复对象的各项评估，包括入站评估、阶段性评估和出站评估。制订康复计划并进行指导。随时了解与掌握康复对象的病情、治疗情况，及时与机构负责人沟通并提出处理意见。指导康复对象服药，确保服药安全。为康复对象及监护人提供心理疏导和健康教育，指导家庭做好监护工作。

3. 社区精神康复从业者的能力

1）专业能力

社区精神康复从业者应具备相应的社区精神康复工作经验和相关专业知识与技能，

能够帮助患者制订康复计划，能为患者提供康复指导等专业服务。

2）沟通能力

沟通是一个十分复杂的过程，包括信息准确无误地被传递和接收。能够持续有效地沟通是精神康复从业者的核心技能之一，因为它是协助个体通往康复之路的基础。康复师需要传递一个十分重要的信息给患者：康复对每一个患者来说，都是可实现的。精神康复从业者的工作包括帮助患者找到自己的优点、发现社会的资源、维持康复的动机等，这些都需要基于良好的医患关系。

聆听是建立关系最重要的元素之一。良好的聆听能够在非言语的沟通中发生，精神康复从业者常常用沉默去表达对患者的共情和理解。主动聆听包括释义和提问。有效的沟通方法包括：主动回应、反应、说明、再构造、总结等。需要注意的行为包括：目光接触、身体言语、语调、说话速度、言语和肢体的一致性等。

3）良好的心理品质

真诚。一个有效的精神康复从业者是可信的、真诚的、诚实的，会真正地关注他人的福利，而不会把自己隐藏在防御和枯燥无味的面具背后。这种对他人福利的关注往往基于尊重、关怀、信任以及对他人的重视。

避免完美主义。可以肯定的是，无论是一名初级精神康复从业者还是一名经验丰富的精神康复从业者，都一定会犯错。如果精神康复从业者的精力一直用在维护自己的完美上，就没有精力去关注患者了。现实中精神康复从业者不可能成功地处理每一位患者的问题。当我们的局限性导致我们无法帮助某一位患者时，需要决定何时、怎样将患者进行转介。只有不断地实践、接受督导，康复师才能得以逐渐成长。

自我关爱。精神康复从业者需要努力处理那些可能会降低他们活力或导致他们产生无助感的因素。通过所学的理论来提高自己的生活质量——既包括个人生活又包含职业生涯。意识到那些侵蚀自己的生机与活力的因素，就能够更好地防止自己出现职业倦怠。通过感受自己的个人力量，将自己的经历纳入专业经验中，有益于保持身心活力。

4）掌握一定的技巧

善于运用患者的优点。精神康复从业者要依据患者的优点和能力，向患者传递希望和尊重的理念，同时也相信患者有学习和成长的空间。尽量让患者独立，培养患者的自我效能感和自信，尊重患者的自我决定。鼓励患者建立个体化的康复计划，帮助患者改善社会、职业、教育、居住、智能、灵性、经济等方面的质量。

充分运用正向激励。康复师需要识别患者的每一个成就，并且向患者正面指出，以此来强化患者康复的信心。这些成就包括准时参加活动、正确填写表格、完成布置的任务等。此外，康复师还需要帮助患者建立一些可实现的人生目标，在一步步实现人生目标的同时，逐步康复。大部分患者希望在病后马上恢复以前的生活，但患者的康复是一个长期的过程，因此，患者在康复过程中可能遇到失望的情况。在这种情况下，康复师需要耐心地为患者解释，并鼓励患者保持乐观，对患者做好必要的解释和心理支持工作。当患者成功完成一些人生目标的时候，康复师可以对患者予以肯定和鼓励，激励其实现更进一步的人生目标。

三、社区康复中的社会工作与个案管理

1. 社区康复中的社会工作

1）社会工作和社会工作者

社会工作是一门助人的专业，不同于医学关注人类生理运作、心理学关注个人心理现象，社会工作的焦点在于人类与环境的互动，目的在于协助个人、家庭、团体、社区能适应所在的社会环境，增强或恢复其社会功能，并创造有利于达成目标的社会条件的一种专业活动，以预防或舒缓社会问题。

社会工作者，是指以遵循助人自助的价值理念，综合运用社会工作专业知识和方法，为有需要的个人、机构、家庭、社区提供专业社会服务，帮助其发挥自身潜能、协调社会关系、解决和预防社会问题、促进社会公正为主要职业活动的专业人员。

2）精神卫生社会工作发展现状

精神卫生社会工作是社会工作在精神卫生领域的应用。精神卫生社会工作属于医务社会工作的一种。医务社会工作是在医院和社区为患者提供专业化服务的一种职业性工作，它最早起源于英美国家，1905 年美国哈佛大学麻省总医院开始引进社会工作者，正式成立社会工作部，为患者提供社会服务。1918 年全美医院社会工作协会成立。经过 100 多年的发展，如今医务社会工作者的足迹遍布全美的医院和社区，医务社会工作者按医院规模比例配置，和医师护士一样是医院的正式雇员。医院的门诊、急诊、病房都有社会工作者忙碌的身影。仅美国霍普金斯大学附属医院就有 100 多名社会工作者。根据美国药物滥用以及精神卫生管理局统计，精神卫生社会工作者是美国有执照的精神卫生提供者，超过心理医师、精神病医师以及心理治疗护士的总和。精神卫生社会工作者可以在法律、社会福利、机构安置等各方面协助精神病患者与家属，也能对他们提供心理治疗服务。根据世界卫生组织 2005 年发表的全球精神卫生人力资源状况显示，高、中高、中低收入国家每万人拥有的精神卫生社会工作者分别为 15.7 人、1.5 人和 0.3 人。

我国于 2008 年开展了社会工作师的资格考试，部分高等院校于 2010 年开始设立了社工专业，但都还处于一个概念化的阶段，医务社工也还只是一个萌芽，绝大多数的公立三甲综合医院和精神卫生专科医院没有设立社工岗位。我国真正意义上的专业精神卫生或精神健康的社会工作者，数量极为匮乏，近乎于空白，有待今后社会各界共同努力加以培养。

3）精神卫生社会工作者的专业领域

精神卫生社会工作者可以从事精神障碍患者个案管理、家属健康教育、精神康复治疗、团体治疗、医务人员减压及医患矛盾和纠纷的处理。其专业大体上分为个案、团体，社区三个领域。

精神卫生社会工作者的工作职责是运用社会工作专业理念与技巧，立足社区建设与社区服务，根据群众的需求和实际情况开展一系列社会服务项目。精神卫生社会工作者今后将介入从医院到社区患者一体化管理服务当中，成为精神障碍患者家庭与社会网络

的连接纽带，使医疗工作更加人性化，逐步做到以患者为中心。

目前从事基本公共卫生服务工作的社区精防人员多为兼职，同时承担着辖区内其他基本公共卫生服务工作，任务繁重，很难为严重精神障碍患者提供更为精细化的管理服务。

2. 社区康复中的个案管理

1）个案管理的起源和发展

个案管理最早是从社会工作领域发展出来的一种工作方法。在个案管理工作中，将需要帮助的人称为"案主"，提供帮助的人称为"个案管理员"。当案主遇到问题向个案管理员寻求帮助时，个案管理员在与案主建立良好关系的基础上，利用案主身边的资源，调动案主个人主观能动性，影响和改变案主的态度、想法和行为，最终帮助案主解决问题，这个过程就是"个案管理"。

个案管理工作应用领域广泛，主要包括：儿童服务、青少年服务、老人服务、婚姻和家庭服务、残疾人康复服务及特殊问题服务等。早在 19 世纪中期，西方国家就已经开始尝试开展个案管理工作，随着社会的发展，个案管理工作也日趋完善。相对于西方国家而言，个案管理工作在我国还处于起步阶段。

2）个案管理的概念

个案管理的概念最早用于精神科是在 20 世纪 60 年代，随着氯丙嗪的诞生，以美国为首的国家开始将精神病院大量关闭(去机构化运动)，发展以社区为基础的服务模式。个案管理的目的就是协调各种社区服务，避免相互脱节，提高社区服务质量，以满足患者的多种需求。

美国个案全程管理协会对个案管理的定义是：个案管理就是通过倡导、交流、教育和明确各类医疗机构的服务内容，以保障患者自患病至康复全过程的利益和自主权。个案管理的目的是保证有限的医疗资源的实效性，达到较好的成本效率。

3）个案管理的服务模式

代理人模式：个案管理者充当患者与社区服务机构的联络人，其本身并不直接提供干预措施，该模式的工作重点是满足患者的医疗和社会需求。

临床个案管理模式：个案管理者不仅为联络人，而且是康复服务计划的制订和参与者，直接施行必要的医疗处理。

康复训练模式：除了具备上述两种模式的特点外，康复训练模式更加强调康复训练，促进功能的恢复与重建。

主动式社区服务模式：由分工不同的一组人员开展，这些人员包括精神科医生、护士、职业治疗师、社会工作者及个案管理者。主动式社区服务模式的特点是大部分医疗服务和康复训练工作深入到患者的家庭中，提供 24 小时的服务监护。内容几乎涵盖了社区康复的所有项目，涉及功能训练、心理教育、医疗服务、协助参加辅助就业、帮助患者争取合理的权利和保障等。

4）个案管理服务的特点

个案管理服务的特点包括：是一种充分尊重患者参与、喜好及选择的服务；是整合治疗和康复的整体服务；是协同且持续的服务；是以成果为导向、以就业为目标的服务；是适度调整环境条件和支持不同功能的服务；是重视技能训练的服务；强调患者的优点，彼此尊重伙伴关系；专注于此时此地，同时着眼于远期疗效；鼓励患者勇于尝试，不要害怕失败；鼓励患者独立自主地生活，与家属建立伙伴关系。

5）个案管理团队构成及职责

个案管理团队涉及卫生、公安、民政、残联、街道、社会组织等多个部门及患者家庭，属于多部门协助配合的团队。通过个案管理团队实施的医院-社区一体化服务，有助于促进精神障碍患者更好地回归社会。个案管理团队以精神康复机构专业人员为核心，以社区精防医生、街道社区干部、民警、志愿者和患者家属为辅助。

个案管理团队设队长1人，一般由团队中精神科医生、精神科护士或社会工作者担任，负责团队的统筹、组织、协调、沟通工作。队长是个案管理团队的领导者，根据团队成员各自的专长，结合服务对象的需求，负责日常工作管理，包括人员组建、进度安排、例会组织、个案讨论、工作总结与上报等。精神科医师1~2人，负责个案评估建档，提供诊疗方案，指导访视服务，定期组织个案分析讨论，培训团队成员。精神科护士1~2人，负责执行医嘱，为服务对象提供药物管理和指导，提供访视服务，参与个案分析与讨论。心理咨询师或心理治疗师1人，为有需要的患者提供心理咨询，必要时进行家庭治疗，提供心理危机干预服务，参与个案分析和讨论。公共卫生医师1人，负责信息管理和质量控制，以及数据分析、整理和报告。社会工作者1人，根据服务对象的需求，提供访视服务，宣传社会救治救助政策，指导患者日常康复训练，参与个案分析和讨论。个案管理员1~2人，主要由社会工作者、精神科护士担任。与患者建立并且保持持续性的联系，同患者及其监护人一起制订康复计划，并负责为患者提供健康管理、生活活动指导；转介符合在社区康复机构进行康复训练的患者到社区康复机构进行康复训练；完成《个案管理服务记录手册》；开展随访工作。社区民警1人，负责日常工作巡查、紧急现场干预以及对肇事肇祸患者的管理。社区干部1~2人，可由残疾人协理员、民政干部、居委会（村委会）人员担任，为生活困难的精神障碍患者家庭提供帮助，并向所在地街道办事处或者乡镇人民政府反映患者及其家庭的情况，帮助其解决实际困难，为患者融入社会创造条件。志愿者可由志愿者、义工、康复的精神障碍患者组成，协助个案管理团队工作。患者监护人配合个案管理员制订个体服务计划，协助患者进行生活自理能力和社会适应能力等方面的康复训练。

6）个案管理服务内容

选取服务对象。患者入组需同时满足四个条件：（1）疾病诊断主要为精神分裂症、分裂情感性障碍、偏执性精神病、双相情感障碍、癫痫所致精神障碍、精神发育迟滞伴发精神障碍等六种严重精神障碍患者。患者为本地常住居民，年龄为18~60岁，包括病情稳定和不稳定的患者。（2）家属和患者有获得个案管理服务的愿望。（3）患者具备基本的交流与沟通能力。（4）患者入组时需遵循"知情、自愿"原则，个案管理人员向每位患者及其监护人告知个案管理团队服务的相关内容，与患者或其监护人签订知情同意书。

制订个体服务计划。个体服务计划包括基线评估、明确问题、确定目标、制定指标、采取策略、明确责任、检查进度。

基线评估。入组时需对患者开展基线评估,包括精神健康、躯体健康、社会支持、工作教育、休闲娱乐、日常生活状况、经济、居住、家庭关系等方面。评估时注重患者的优点和可利用资源。入组时,依据收集到的患者的基本信息、现病史、既往史、家族史、目前躯体和精神状况等,为患者建立服务档案。

明确问题。根据评估的情况,明确主要的问题,在不同的阶段,主要问题可能不同,一般来讲,每次评估后设定的主要问题不能太多,以不超过三个为宜。例如,对某个患者评估的结果是病情不稳定,家庭成员对治疗失去信心,那么主要问题就是治疗问题以及家庭对疾病的态度问题。明确了主要问题,今后的服务和康复措施才有针对性。

确定目标。根据明确的问题,有针对性地进行康复。所有责任人,包括个案管理员、患者和家属,经充分讨论后,共同设定相应的可行的近期目标和远期目标。例如,若某个患者的主要问题是始动性差,个人生活非常懒散被动,则他的近期目标就是主动料理个人生活,远期目标可能是参加社区活动。康复目标的制定要切实可行,要让患者能够做得到。

制定指标。根据确定的目标,制定几个细化的客观指标来检验康复效果,这些指标要切合实际,有可操作性。比如对生活懒散的患者,康复成功的指标可能是按时起床、每周洗澡一次、自觉洗漱等。对于几乎完全康复的患者,康复成功的指标可能是成功就业、走入社会。

采取策略。个案管理分为医疗和生活职业能力康复两个部分。医疗部分主要包括病史采集,患者精神、躯体状况、危险性、服药依从性和药物不良反应检查评估,制定用药方案。生活职业能力康复部分主要包括患者个人日常生活、家务劳动、家庭关系、社会人际交往、社区适应、职业与学习状况、康复依从性与主动性检查评估、提出康复措施等。制定和实施患者个案管理策略,首先应该从保证医疗开始,有条件的地方可逐步增加患者的生活职业能力康复。

明确责任。个案管理中,患者、家属和个案管理员是一个工作的团队,在制订个体服务计划时,三者的参与和协商是非常必要的,同时要明确个案管理团队中每个人的责任。患者既是服务对象,又是团队成员。因此,单纯的"患者身份"对他们显然不适用。他们要按照既定的计划去做,做好了,可以受到奖励和表扬,做不好,则要受到批评或惩罚。家属在患者康复中作用明显,因为患者的很大部分时间是和家庭成员共同度过的。家属要在个案管理人员的指导下,监督计划的实施,调解家庭情感表达。个案管理人员是团队中的专业人员,他要对个体服务计划的科学性、可行性负责。提供精神病学医疗和康复服务,对计划实施进行监督和检查。

检查进度。由于精神障碍的特殊性,个体服务计划显然要兼顾短期和长期利益。根据患者的特点和病情,按工作规范要求,数周或数月检查一次进度,评估所制定指标的完成情况,并制订下一步个体服务计划。整个个案管理的周期一般为 3~6 个月,期满再根据上期的完成情况制订下一期的个案管理计划。

7)服务对象出组与注意事项

终止服务须患者和个案管理服务人员双方协商同意。一般在出现下列情况时终止服务：成功达到事先确立的服务目标，患者和工作人员双方同意终止服务；患者病情转为稳定，生活自理能力、社交能力、职业功能康复，达到个案管理的目标；患者迁出地超出社区承担的责任区域，这种情况下个案管理服务团队要把精神卫生服务的责任转交到患者迁入地，在此期间个案管理员仍保持和患者接触，直到交接完成；尽管个案管理服务团队已经尽力制订符合患者情况的个体服务计划，但患者或家属仍拒绝接受服务。

8)服务工作管理及质量控制

个案管理团队例会。周工作例会：由团队队长每周组织召开团队讨论会，要求团队所有成员参加。个案管理员汇报访视个案的各项服务落实情况，分析存在的问题，制定相应的解决措施，并根据需要提出调整个体服务计划和目标。团队集中对新入组和出组个案及重点个案(如病情波动、住院、有重大生活事件、有肇事肇祸倾向等)进行认真梳理和讨论，团队成员从各自专业角度提出解决对策，商定下一步个体服务计划。系统回顾讨论会：每6个月，由团队队长组织召开系统回顾讨论会，要求团队所有成员参加，对团队服务的所有个案进行全面回顾，评估每一个个案，重新制订个体服务计划和目标。

质量控制。个案管理团队每半年进行质量控制，并提出改进意见，采取相应的举措提高个案管理运作质量。主要质控指标包括：患者病情稳定率、再住院率、肇事肇祸率、面访次数、康复训练活动次数、患者家属服务满意度等。

9)服务工作效果评估

服务工作效果评估包括患者治疗情况、社会功能、生活质量、平均住院天数、病情复发情况、患者家属满意度情况。患者治疗情况由精神科医师综合评估，包括患者的精神症状、自知力、用药情况、危险性、药物不良反应、躯体疾病等变化情况。对于康复效果较好、能在社区中承担简单工作的患者，个案管理团队协助患者重新就业，并评估患者工作及就业情况。

四、康复治疗常用技术

1. 自理能力训练

一些慢性衰退的精神障碍患者会出现始动性缺乏，表现为情感淡漠、活动减少、行为退缩、生活懒散、衣着不整，严重者甚至生活不知自理。对患者进行日常生活技能训练能够使患者自理能力获得改善或提高，提升自我照顾能力，展示恰当的外在形象，淡化疾病本身对患者的影响，延缓衰退，改善其生活质量。

自理能力训练适用于精神障碍慢性衰退期、自我照顾能力减退的患者。训练项目有个人洗漱(刷牙、洗脸、洗脚、洗澡)、修饰(梳头、剃胡须)、合理着装(穿衣、合理选择服装)、体重管理等。按照示范、模仿、训练的方法，每日1~2次手把手督促指导患者训练。

1）个人洗漱

刷牙。刷牙的目的是清除牙菌斑、软垢、食物残渣及色素沉着，保持口腔清洁，同时按摩牙龈，促进牙周健康。牙刷选择刷头宜小，刷毛为中度软硬，刷毛顶端磨毛呈椭圆形的，刷柄不要过细、过短，应便于把握。牙刷应3个月更换一次。牙膏首选成人含氟牙膏，氟化物可以降低牙釉质的溶解度，增强牙齿硬度，可起到预防龋齿的作用。建议运用"三三制"刷牙法，即三餐后刷牙，每次刷三分钟，每次刷三个面（外侧面、内侧面、咬合面）。将刷毛置于牙齿和牙龈交界处，与牙面呈45°角，水平轻轻颤动，然后顺牙缝上下刷，面面俱到不要遗漏；用刷毛的上端刷上下前牙内侧，牙齿的咬合面则要来回刷。

洗脸。洗脸的目的是清洁皮肤，尽可能使皮肤处于无侵害的状态，为皮肤提供良好的生理条件。洗脸应注意水温的选择，宜选用温水，特别应防止烫伤。

洗脚。洗脚可以达到清洁足部皮肤、保持足部卫生、去除气味的目的。温水洗脚能刺激足部穴位，促进血液运行。水的温度保持在40℃左右，水量淹没脚踝。患者坐在凳子上，将双脚放盆子里的温水中浸泡5分钟左右，然后用手搓洗按摩趾缝、足背、脚心。洗脚时避免用碱性强的肥皂，以免去脂过多而使皮肤干裂。洗完用毛巾擦干，将洗脚水倒掉，指甲长者应修剪指甲。

洗澡。洗澡的目的是清洁身体，去除污垢和体味，促进血液循环。夏季应每天洗澡，冬季一周至少洗一次。洗澡应在浴室进行，需提前准备好洗澡所用物品，包括毛巾、洗发水、沐浴露或香皂、换洗衣服（内衣裤）、拖鞋、防滑地垫，行动不便或年老者还应准备好座椅。洗澡时脱掉外衣，换上拖鞋，穿内衣进入浴室。调节水温，约40℃，以手试不烫为宜。洗头、脸、脚和身体各部位。使用沐浴露后，需用水冲干净。洗完后擦干水，穿上干净内衣及外衣。

梳头。梳头应在洗漱间完成，备好梳子放在便于拿取的位置，镜子应挂在墙上或放在梳妆台上。梳头时，用梳子把头发整理、梳至平滑整齐为止，长的头发可用发箍束起或盘起来。梳子宜用木质等天然材质，梳齿宜圆滑。梳头时间一般取早、晚各5分钟，其余闲暇时间亦可，不要在饱食后梳理，以免影响脾胃的消化功能。头发要洗净、理好、梳整齐，在参加重要的应酬前，要进行一次洗发、理发、梳发，这是礼仪规范的最基本要求。梳头完毕，整理用物，将所用物品放回原处。将梳落的头发收集起来扔进垃圾桶。男人不留长发；女人可以留短发，但不理寸头。发型要根据自己的发质、脸型、年龄、着装等进行选择，要符合职业要求和所处场所。

剃胡须。剃须最好在早晨，此时面部表皮处于放松状态。剃须应在洗漱间进行。清洁剃须刀，用刷子清理好电动剃须刀的刀片和接触面，如果用的剃须刀可以水洗，就在使用前后把它洗干净。剃须前先洗脸，并用热毛巾敷面颊3~4分钟，使胡须变软。

2）修饰

穿脱衣。穿衣前，先检查衣服是否干净（重点检查领口、袖口、衣襟等）。分清正反面，套头衫识别前后面，领口低的是前面。伸左手然后是右手，胳膊有疼痛的则先穿患侧再穿健侧。将衣服的下摆拽到腰间整理好，对好衣襟，扣好扣子，翻好领子，检查袖口长短，长的可卷起。对照镜子检查下，看自己是否对自己满意，内衣尽量塞到裤腰内。脱上衣与穿上衣顺序相反。注意脱衣时，先脱健侧，再脱患侧。

穿脱鞋袜。检查袜子的正反面，确定脚背和脚跟面。双手撑开袜口，套在脚趾上，慢慢往上拉，直到脚趾达袜子顶端。整理袜子，避免袜子扭曲。同样方法穿另一只袜子。穿鞋，提起鞋后跟，系好鞋带。脱鞋袜与穿鞋袜顺序相反。

3）规范着装

着装应注意季节、地点和场合。着装的类别、式样、造型应随四季的变化而更换。冬天要穿保暖、御寒的服装，夏天要穿通气、吸汗、凉爽的服装。一天有黑白天的变化，白天穿的衣服需要面对他人，应当合身、严谨；晚上穿的衣服应当舒适、宽大等。在娱乐、购物、旅游观光时，着装应舒适得体，无拘无束才能达到真正的休闲。在商务办公环境中应穿制服、套装等，给人职业、干练的精神面貌。着装应根据特定的场合搭配适合、协调的服饰，从而获得视觉和心理上的和谐美。

4）体重管理

体重管理的关键是饮食控制，可参照《2016 版中国居民膳食宝塔》安排一日三餐。控制饮食的实质是控制食物的热量，保证食物的质量。控制饮食不等于挨饿，低热量平衡膳食是核心，所以同等热量、质量条件下应增加食物的重量。保证瘦肉、鱼和海产品、蛋类(去黄)、脱脂奶类、豆制品、蔬菜和含糖低的各种水果的摄入量。应严格限制肥肉、油炸、奶油食品和含奶油的冷饮、果仁、糖果及高糖饮料、甜点、洋快餐和膨化食品的摄入。谷类食品、薯类食品、全蛋类食品、香蕉、葡萄和柑橘等水果应限量。加强运动，每周运动 3~5 次，每次超过 30 分钟，运动时心率超过 130 次。体重管理应不影响正常生理功能，循序渐进，秉持"少吃、多动、有恒心"的原则，改进日常生活中的不良生活习惯。

2. 独立生活能力训练

精神障碍患者患病后居家料理等独立生活技能会下降，表现为不会洗衣、做饭、收拾居室卫生、外出购物及娱乐休闲等。独立生活技能训练应该逐项开展，在练习的过程中，将整个操作过程详细讲解给患者，要尽可能地接近现实生活。对患者进行日常生活能力评定，根据患者的功能状态制定康复治疗计划，训练时间为 4~8 周，训练应以患者安全为前提。训练时应注意督促和引导，不要强迫、讥讽、嘲笑患者，以免挫伤患者的自信心，可以运用行为学理论如代币疗法等激励患者参与的积极性。对于功能慢性衰退较为明显的患者，应手把手地帮助其进行生活技能训练，通过这样的训练，大多数患者 2~3 周内功能即有改善，但这种效果在失去督促或刺激后很快就会消失，所以应注意训练的长期性。

1）洗衣

应帮助患者了解洗衣相关知识，掌握洗衣的基本方法。评估患者洗衣功能(让患者口述洗衣服所需物品及洗涤过程，了解其知晓程度)，向患者讲解洗衣的目的和意义，取得患者配合。与患者商议并确定训练的计划，备好所需物品。洗衣时，查看衣服的洗涤标识，不能水洗的衣物送干洗店。使用洗衣机时，应教会患者正确开关洗衣机，掌握设定时间和增加洗衣粉或洗衣液的步骤，并做好用电安全和洗衣机运行时的安全教育。手洗时，用适量的温水使洗衣粉或洗衣液充分溶解，将衣服浸泡在水中 20~30 分钟，深色和浅色的衣服分开浸泡洗涤，内衣与外衣分开浸泡洗涤，不太脏的衣服与特别脏的衣服分开洗，小件衣服与大件厚重衣服分开洗。重点搓洗易脏的部位，如领口、袖口、前襟、裤脚等。洗完后在清水里漂洗干净。衣服洗好后应马上晾晒，衣服要展开抻平晾晒。衣服晾晒干燥后即可以叠好收入衣柜中。

2) 烹饪

要帮助患者了解烹饪的相关知识，掌握烹饪的基本方法。训练前，要先评估患者的病情及安全风险，存在暴力、自伤、自杀的患者不适合该项训练。此外，要评估患者的烹饪技能，对存在的问题与患者共同商议训练计划。制定烹饪计划后，治疗师拟定训练菜品名称，请患者自行查阅资料，制定出所需的食材、调料及操作步骤。治疗师要按步骤详细讲解、指导，并作适当的监护。指导患者烹饪的流程，做饭前应想好先后顺序，空闲时整理厨余垃圾。要帮助患者重点掌握切菜、炒制、调味、火候等要点。

3) 整理内务

要帮助患者了解整理内务的相关知识，掌握整理内务的基本方法。训练前，先评估患者整理内务的功能，向患者做好解释告知，取得患者配合，并与患者商议确定训练的计划与侧重点。训练时，床单要铺平，边缘包裹床垫下，枕头放床头，被子置床尾。床单、被罩要保持平整无褶皱，要经常换洗。脸盆、鞋子放在架子上，地面不放东西。床头柜内物品摆放有序，经常擦拭。向患者强调，整理内务应每日至少做一次，起床后应该将床铺整理平整。

4) 现金的使用与保存

让患者学会做财务规划，对钱财进行科学的、有计划的、系统的管理，形成量入为出的观念，合理支配钱财，并有效地保值、增值。个人对现金的使用与保存至少需要三个方面的能力：会花钱、会存钱、会赚钱，即会理财。患者住院期间可以留存少量现金，大部分现金应该交由工作人员协助管理。同理，患者出院后在家中也只留存部分现金，大部分可利用银行服务。需要帮助患者学会量入为出，根据消费情况做出预算。根据实际需要预算一周或者一个月的消费，分类列出计划购买的物品。准备记录用的小账本，每周或者每月实际的花销，都应做详细的记录。可以请工作人员或亲朋帮助督促检查其记账情况，看看哪些花销是合理的，哪些还需要改进。

3. 社交技能训练

1) 社交技能的理论基础

社交技能是指符合社会规范、得到社会认可的人际行为。社交技能包括衣着、谈吐得当，合理地表达感受，保持恰当的人际交往距离等内容，还包括在不同的场合作出相应恰当的行为。精神分裂症患者大多存在不同程度的社交技能缺陷。有的是因为发病年龄较小，没有来得及学习；有的是因为长期住院，原有的技能丧失了；还有的是一些人格缺陷，导致行为适应不良。为了提高患者社交技能和独立生活能力，应对来自人际和社会刺激的能力，可通过对患者实施技能训练，开展自我照顾、压力处理、社交技巧的学习来提高社会交往能力。精神障碍患者在重返社会时，对很多角色不能适应，这类患者需要学会各种社交技巧，使他们能重新适应环境，充分参与社会生活。通过提高社交技巧，能够使患者更好地利用身边的支持系统(如家人、朋友、社会机构等)，最大限度地减少生活中不良事件对自己的影响，从而减少心理应激，降低复发率。

2)社交技能训练的原理和方法

社交技能训练所采用的是行为治疗的方式，以操作条件反射为理论原理。通过社交技能的训练，患者可以学习如何和他人交流感情、怎样向别人提出要求或者恰当地回应他人的要求。社交技能训练可以以个别治疗、夫妻治疗、家庭治疗或者小组治疗的形式进行，目前多数相关研究采用的是小组治疗形式。每个社交技能训练小组有 1~2 名治疗师进行训练，4~10 名患者参与其中，每次训练每个患者都要进行 3~4 次的角色扮演，这样的设置有利于保证每个患者都有机会进行角色扮演并互相给予反馈和鼓励。

社交技能训练小组的入组标准为：有社交缺陷，愿意参加训练；精神状态平稳，阳性症状得到控制，阴性症状不严重；认知功能缺损不严重；全组功能水平应相差不要太大。极度以自我为中心的偏执型人格患者应慎重入组。

训练者应真诚、积极、无条件地关注每个成员，使成员之间相互尊重、相互关心，使团体充满温暖、理解、安全、同情的气氛。训练者应认真观察每一个成员，鼓励成员相互交流，大胆表达自己的意见、看法，激发大家的积极性。当成员之间分歧过大、无法达成一致时，训练者应提供恰当的解释使活动顺利进行。在小组开始阶段，训练者应积极示范，为成员做出榜样，努力营造良好的气氛；在小组讨论时，训练者应引导谈话的中心和方向。

3)社交技能训练的步骤

技能训练步骤需要写下来并张贴在房间里固定的位置，让所有参与的人都能够看到。给学员们分发用大字体印刷的技能训练各个步骤的训练内容(做成学员手册)。用角色扮演的方式示范技能训练，然后和学员回顾扮演的过程。每个训练小组有两名工作人员，一人演示技能，另一人做搭档。在开始角色扮演之前，工作人员先要告诉学员，他将要演示某项技能，而大家的任务是观察工作人员都运用了技能训练的哪些步骤。

角色扮演结束后，工作人员立即和学员们回顾运用该技能的每一个步骤，逐步引导他们说出哪一步骤有没有表演出来。在回顾各个步骤之后，要求学员们从总体上评价工作人员进行的交流是否有效。角色扮演开始和结束要有明显的标志。要有专门进行角色扮演的位置，一般是学员围坐一圈，中心是表演区，开始角色扮演时，表演者进入表演区，工作人员说"现在开始角色扮演"。结束的时候，工作人员说"停"，表演者离开表演区。这样可以增加角色扮演的戏剧性，吸引那些没有兴趣的患者或那些存在认知损害患者的注意力。基本技能的角色扮演要持续 15~45 秒钟，其他更复杂技能的角色扮演需要的时间则更长。

接下来就由一位学员和一位工作人员进行角色扮演。学员的第一次角色扮演练习，要用工作人员演示过的同一个场景。要从那些合作的并且技能水平比较高的人开始进行角色扮演，这样做有利于小组中技能水平比较低的成员在随后的角色扮演中模仿水平较高的成员。要主动邀请学员参加角色扮演，比如说"我希望你来做角色扮演"，而不能指望他们自己主动出来扮演，这样才能更有效地请到学员。

在学员们进行角色扮演后，要马上告诉他们什么地方做得好，必须要找到他们真正的优点。可以由工作人员给予肯定的反馈，也可以由工作人员引导其他学员给予肯定的反馈，可以问"你们觉得××这项技能的哪些步骤做得好？"工作人员要注意保证这一阶段所有的反馈都是积极和肯定的，消极的或否定的反馈出现后要马上打断。如果某个学员的表现实在太差，工作人员担心其他人找不到他值得表扬的地方，可以引导他们注意目光交流、语气、手势等非语言方面。工作人员要避免使用"还可以""还不错"等不是很肯定的评价。给予肯定反馈的时间是半分钟至两分钟。

纠正反馈应该是简短的、非批评性的、中肯的，越是针对具体的行为越好。由工作人员单独给予纠正反馈更为合适，因为这样能使学员最大限度地把注意力集中到那些关键点上。纠正反馈不需要详细罗列学员的所有问题，而应该集中到技能的一到两个最关键的点上。可以这样说"你的角色扮演做得很好，要是……就会更好"。

社交技能训练成功的关键是要在现实环境中使用技能，所以课下作业很重要，无论怎么强调都不为过。可以这样布置作业："你们已经在小组中通过角色扮演练习过这项技能了，但你们还要在各自的日常生活中再试着运用技能，这很重要。下次课要告诉我你们成功地运用了哪些步骤，还有哪些问题和困难。"作业布置得越清楚越具体越好，而且要在学员的能力范围之内。发给学员作业纸，让他们记录作业完成情况，下次课开始的时候收回。

每次训练开始的时候可以先分享上次的作业。分享作业时让学员说出他在什么场合使用了什么技能，或者说说自己觉得当时可以使用什么技能但还没用。如果学员成功地运用了技能，就可以询问他的目的是否已经达到。要指出他们运用技能的积极结果，这样参与者就能感受到使用技能的努力得到了认可。

若小组成员不遵守小组规定，如打断别人发言、说得过多等，训练者应委婉、坚决地指出并纠正。对遵守规定的学员给予表扬，对有进步的学员，哪怕是很小的进步也应给予表扬，强化其行为。若有成员不愿做角色扮演，则训练者应做好示范，让功能相对好的学员先做。注意气氛的营造，保证气氛是轻松、愉快、安全、坦诚的；对确实不想参加的成员不强求，让其先观察，等以后水到渠成了再参加。对注意力不集中、走神的成员，可增加提问的次数使他们多参与进来；多与他进行目光接触，使其注意力集中，如因症状所致或注意力严重分散可不处理。

4. 作业疗法

1）作业疗法的概念

作业是在一个人的生活里有独特意义和目的的活动。作业活动没有特定形式，任何活动只要是对人类个体有意义的，就可被视为作业活动。作业活动范围包括：日常生活活动，如自我照料、家务活动、睡眠活动等；自我照料，如进食、洗脸、刷牙、剃须、化妆、梳头、如厕等；家务活动，如烹饪后的清洁、浴缸清洁、床上用品清洁等；工作和生产活动，如受薪工作、无受薪工作、学业活动等；主动式休闲，如养生活动、运动、放松活动等；被动式休闲，如看电视、听广播、读书、看报刊、听音乐等欣赏活动；交际活动，如与家人、朋友、亲属等的交际活动，约会、闲聊、打电话、聚会等活动；艺术活动，如画画、摄影等。

作业疗法是指有选择性和目的性地应用与日常生活、工作、学习和休闲等有关的各种活动来治疗患者躯体、心理等方面的功能障碍，预防生活及工作能力的丧失或残疾，发挥患者身心的最大潜能，以最大限度地改善和恢复患者躯体、心理和社会等方面的功能，提高生存质量，促其早日回归家庭、重返社会的一种康复治疗技术或方法。

作业治疗以作业作为治疗的方法，以作业活动作为治疗媒介，针对日常生活作业功能，包括自我照顾、工作及休闲等，达到学能行之、行而达之之目的，要求患者主动参与治疗活动，成为有作业意义的个体。

2）作业治疗的目的及分类

作业治疗的目的是帮助患者尽可能地恢复正常的生活和工作能力，提高生活质量，训练患者成为生活中的主动角色，能够积极面对社会。

作业治疗按作业名称分类，可分为木工作业、黏土作业、编织作业、制陶作业、手工艺作业、日常生活活动训练、认知训练、文书类作业、治疗性游戏、园艺作业、计算机操作等。

作业治疗按治疗目的和作用分类，可分为减轻疼痛作业、增强肌力作业、改善关节活动度作业、增强耐力作业、增加协调性作业、调节精神作业、改善整体功能作业、提高日常生活能力作业等。

按作业治疗的对象和性质分类，可分为功能性作业治疗、心理性作业治疗、精神性作业治疗、儿童作业治疗、老年作业治疗等。

3）精神障碍患者的作业治疗

精神障碍患者的作业治疗是在人类作业模式理论指导下开展的精神障碍患者的康复工作。其目的是训练康复者的基本社交技能、社交礼仪、工作场所社交技能、社会认知、社会常识；训练康复者对自身疾病的自知力、服药的依从性、健康的生活方式；培养康复者的兴趣爱好，提供休闲活动的技能训练；使用现实导向、多感官刺激、缅怀治疗、肌肉感官训练的方法，减缓以及预防老年康复者的认知与体能的衰退；针对体型肥胖的康复者，帮助其减轻体重，增加体能；针对情绪低落的康复者提高情绪等。

5. 艺术治疗

1）音乐治疗

音乐具有驱病健身的作用，对于人类的生存具有重要的意义。

音乐治疗分为主动性音乐治疗和被动性音乐治疗。主动性音乐治疗：主动性音乐治疗的具体方法有歌曲演唱及音乐演奏等。患者在演奏演唱中情绪高涨、心理充实，并逐步建立适应外界环境的能力，最大限度地调动身心各部分功能的发挥，以达到康复目的。被动性音乐治疗：被动性音乐治疗注重治疗师的引导作用，强调欣赏音乐的环境设置。治疗师先对患者催眠，使患者潜意识中的活动呈现出来，通过播放事先选好的音乐，边听边进行中性的引导，使患者产生想象，然后自由联想，使患者在不知不觉中，充分进行自我认识，重新认识丰富的世界，这种治疗方法多用于对非器质性的心理及精神障碍的治疗。

音乐治疗场地应光线充足，装修风格柔和。考虑音乐的播放效果和隔音效果，场地要能放置治疗所需的设备，个体治疗需要几平方米到十几平方米的场地；团体治疗根据人数和所需设备，常常需要 20~50 平方米的场地。

不同的音乐治疗技术对于设备的要求不同，一些利用歌唱或肢体节奏的方法甚至可以不用任何设备，而即兴演奏则会运用若干奥尔夫乐器、打击乐甚至钢琴等。因此，可以根据条件和具体需求来安排设备。音乐治疗设备的差异也可以影响治疗方法和技术的使用。常用的设备有：音响与音乐播放器、录音设备；钢琴、电钢琴、吉他等传统伴奏乐器；传统打击乐器（如手鼓、堂鼓、军鼓、非洲鼓等）；奥尔夫打击乐器（如双响筒、高低木、手鼓、木鱼、响铃、三角铁、碰钟、沙锤、木琴、钢片琴等）；座椅、黑板或白板、卡片、歌谱、谱架等。

音乐治疗的步骤，首先是评估，包括基本信息收集、音乐信息收集、音乐治疗评估；其次是长短期目标，计划制订，治疗实施，疗效评价。

音乐治疗可以是团体或个体的形式，团体适宜的人数为 6~12 人。音乐治疗的频次通常为 1 周 1~2 次，每次 30 分钟到 1 小时。治疗师可以根据治疗对象的认知功能、身体状况和病情确定相应的频次和时间。

2）美术治疗

美术治疗是一种专门的心理治疗方法，是指在受过专业训练的美术治疗师的指导下，主要利用绘画、黏土雕塑、拼贴等各种美术活动，帮助个人或团体达到身心整合的目的。美术治疗过程涉及当事人、美术作品和治疗师。美术治疗师为当事人提供环境和美术媒介，尤为重要的是，向当事人提供时间、关注和适当的反馈。

美术治疗的目的，是发展一种可以进入被压抑情感的象征性语言，并把这些情感创造性地与人格相整合，从而促使治疗性变化的产生。美术治疗师的主要关注点不是作品的美术价值，而是整个治疗过程，即当事人参与工作的程度、对整个工作的感受、与治疗师分享各种体验的可能性。由于运用了非言语性的美术治疗手段，美术治疗区别于传统的以谈话为主的心理治疗，通过观看艺术作品，感知线、性、色，美术治疗师能获得的信息非常丰富。美术治疗将心理健康作为治疗依据和目的，以心理治疗来架构活动内容，而并非以学习为评鉴的标准和目的。美术治疗以当事人与治疗师之间建立相互信任的支持性关系为前提，这也是与传统美术教育中美术创作的区别。美术治疗的重点是让当事人通过艺术的形式来表达那些难以言表或被压抑至无意识的情感，以安全的、可接受的方式释放情感，从创作中获得快乐和满足感，以此整合身心、和谐人格，从精神或情绪紊乱中得到康复。

团体美术治疗是针对多名当事人（10~15 人）进行心理治疗的一种方法，由 1~2 位专业治疗师主持，利用心理治疗及美术治疗的理论与技术，通过介绍美术创作感受、心得，探讨美术创作与作品等，帮助多名当事人达到治疗目的。团体美术治疗侧重通过团体内成员与治疗师、成员之间的互动达到治疗效果。由于美术治疗充分利用了艺术和团体的力量，可用于有效治疗具有发展危机的患者、神经症患者、有性格问题和人际交往问题的患者。但是，对于那些不能与他人共享治疗师、难以忍受治疗中其他成员存在，或有非常强烈需要的人，则不适合进行团体治疗。团体美术治疗适用于各种日间团体，如医院中长期住院的慢性精神障碍患者、社区日间康复中心的康复者等。

3）心理剧治疗

心理剧治疗是一种以表演的形式处理心理问题的方法，通常是让团体成员将自己的焦虑或者困惑用情景剧的方式表现出来，治疗师在一旁进行点评，并借此对成员心理问题进行治疗。成员在治疗师指导以后继续表演情景剧，直到最终对自己心理问题的解决有所帮助。

心理剧治疗利用与生活相似的情景，扮演日常生活情境中的角色，重现当时的心理活动与冲突，通过表演被压抑的情绪，使当事人和参与者认识到其中的主要问题，共同学习人际交往的技巧及获得处理问题的方法并加以练习。

心理剧的治疗过程，第一是建立治疗关系。治疗关系是一切心理治疗活动的基础，也是心理剧治疗的前提条件，因此不必要急于开始治疗，而是着重建立一个共情、尊重、温暖、积极关注、真诚可信的团体关系。因此，初期可以运用一些轻松快乐的团体游戏打开僵局，随着活动的不断深入，再慢慢建立起治疗关系。第二是搜集团体信息。随着治疗活动的慢慢开始，治疗师可以通过一些有标的性的话题讨论，了解团体中每个成员的个人信息。包括：参与的积极性、表达能力、领导力、互助性，更重要的是每个人的心理冲突，以及所要处理的生活事件和关系。第三是确定表演主题。治疗师需要从大量信息和可表演的主题中选取一些操作性强、示范意义大的情景作为表演主题。得到主角同意后，领导小组围绕主题展开相关讨论。第四是选择角色。原则上，情景剧中的不同角色需要主角自己挑选合适的人员扮演。治疗活动过程中，治疗师也可以根据剧情的需要，选择合适的人员进行角色扮演或角色替换。第五是情景剧表演。根据表演主题和治疗目标，围绕主角展开情景剧表演。表演过程中可以组合使用多种治疗技术，以刻画主角的心理冲突，突出矛盾。第六是讨论。表演结束后，围绕演出中所展现的矛盾进行总结讨论。引导辅角们体会主角的内心冲突，以主角的视角观察总结；引导主角学会站在旁观者的角度思考问题；充分发挥观众的回声筒作用，为主角提供反馈。

通过心理剧治疗，可以使患者减轻住院带来的焦虑和恐惧等情绪，学会适应新环境的方法，加深对自我的认识，学会思考并改善家庭关系，提高社会交往能力，寻找社会支持系统，树立战胜疾病的信心，从而提高生活质量。

治疗师在最初选择团体成员时，要注意成员间的一致性。在活动过程中，治疗师要尊重成员，鼓励其发挥自己的创见，与他人平等沟通。治疗师要用发展的视角把握团体的治疗过程。治疗师要以成员为主体，多注意团体之间的互动。治疗过程中，治疗师要密切观察成员的病情波动，必要时可终止治疗。整个过程中，治疗师须严格遵守保密原则。

6. 疾病的自我管理训练

1）获得抗精神病药物作用的相关知识

（1）内容介绍。康复师要让康复者了解为什么在急性期和维持期都需要服用抗精神病药物，了解药物是如何起作用的，了解服药的益处。康复者要学习出院后或急性期治疗后仍需要维持治疗的原因，不同种类药物的一般作用及对躯体、体重等的影响。

(2) 放录像和提问/回答。录制一名康复师向两名康复者讲述关于服药目的及益处的录像，然后放给康复者观看，在放映到一个暂停时，可以就录像内容向康复者提问。如果康复者难以记住录像内容可以重放，并为每个患者回答问题情况进行详细记录，以决定是否需要重放或重放的次数。

(3) 角色扮演。为了强化在前面录像中学到的知识，康复师和康复者可以参加角色扮演。康复师可以扮演康复者提问，康复者扮演医生或专家回答问题，每一名康复者都应该进行角色扮演，并同时提出所有的问题。虽然提问的过程显得重复，但在这个过程中有助于康复者改变对于服药的态度，并帮助康复者将所学到的知识加以运用。在每个康复者完成进度记录表后，再决定是否需要重复训练。

(4) 资源管理。鼓励康复者尽可能多地想出资源，资源必须具有现实性并与训练相关。列出资源后要让康复者考虑获得每一项资源的方法，并讨论不同方法的相对优缺点。例如康复师可以询问康复者，如何获得需要的药物信息，并鼓励康复者将步骤在黑板上列出，分析优缺点。在完成每个康复者的进度记录表后，再决定是否需要补充训练。

(5) 解决新出现的问题。康复师设置两个新出现的问题，在每一个问题中都有一个清单列出了解决问题的各种方法，但是每个方法都设置了障碍，康复者必须自己再提出一个解决办法，并描述如何实施。最后，完成每个康复者的进度记录表。

(6) 实际练习。康复师让康复者离开训练课堂，经医生安排进入另一个环境，康复师陪同康复者一起参加实际练习活动。第一次实际练习是让康复者从医生处获取有关药物的信息。康复师可将康复者需要帮助的内容变成具体的问题，如一个康复者想知道药物有什么作用，康复师可以帮助他按照疑问提出一个或两个具体问题。例如：这些药物是怎么减轻我的症状的？为什么我出院后各方面挺好的还要继续服药？最后将康复者与医生访谈的表现评价给康复者，完成每个康复者的进度记录表。

(7) 家庭作业。训练的最终目的是让康复者独立地运用技能来管理药物。因此，康复者要记下经治人员的姓名和电话，回家后将这些人的姓名和电话记在康复者手册上，并在下一节课带来。康复者要实际去拜访自己的主治医生或康复师，在康复者手册上记下需要提出的问题，然后和医生预约访谈时间，在访谈后记下问题的答案，并在下一节课带来。下次课康复师和康复者一起讨论问题答案，完成每个康复者的进度记录表，评定是否需要附加练习。

2) 学会自我管理和评价药物作用的正确方法

(1) 内容介绍。康复师要让康复者知道正确的服药方法以及如何评价康复者对药物的反应。要求康复者每天填写药物反应记录表。

(2) 放录像和提问/回答。录制一名康复师向两名康复者讲述关于服药安全技术、如何填写药物反应记录表、药物副反应以及如何正确服药和保存药品的录像，然后放给康复者观看，在放映到一个暂停时，可以就录像内容向康复者提问，如果康复者难以记住录像内容则可以重放。并为每个康复者回答问题情况进行详细记录，以决定是否需要重放或重放的次数。

（3）角色扮演。为了强化在前面录像中学到的知识，康复师和康复者可以参加角色扮演。康复师可以扮演康复者提问，康复者扮演医生或专家回答问题，每一名康复者都应该进行角色扮演，并同时提问所有的问题，在这个过程中有助于康复者学习服药的方法，填写药物反应记录表，并帮助康复者将所学到的知识加以运用。最后每个康复者在完成进度记录表后，再决定是否需要重复训练。

（4）资源管理。确定精确、可靠的药物自我管理所需的资源，以及如何获得这些资源，当药物必须在离家的情况下自我管理时，康复者随身携带常用的处方和药瓶，但药盒或小药袋是更好的选择。鼓励康复者尽可能多地想出资源，资源必须具有现实性并与训练相关。列出资源后，要让康复者考虑获得每一项资源的方法，并讨论不同方法的相对优缺点。最后，完成每个康复者的进度记录表并决定是否需要补充训练。康复师让康复者离开训练课堂，在自己的住处挑选一个房间或在医院的模拟家居训练室作为保存药物的最佳地方，要求保存药物的地方：安全、不容易变质、明显能看见、容易拿到、容易和日常活动相联系。训练康复者至少每天记录一次服用药物的自我评价，要求知道完成表格的时间，在和自己有关的空格上做标记，列出自己所经历过的任何副作用，把表格带到医生那里去，帮助医生更了解自己药物治疗的选择、剂量、周期。最后，完成每个康复者的进度记录表。

（5）解决新出现的问题。康复师向康复者讲解，例如：你的工作地点离家 3.5 公里，你起晚了，匆忙去上班，忘了服用抗精神病药物，你要在下午 5 点后才能下班到家，平时你的服药时间为早 7 点、中午 1 点、晚上 7 点。今天你忘带药了该怎么办？在黑板上列出解决问题的各种方法，每个方法上设置了障碍，康复者必须自己再提出一个解决办法，并描述如何实施。最后完成每个康复者的进度记录表。

（6）实际练习。康复师让康复者离开训练课堂，经医生安排进入另一个环境，康复师陪同康复者一起参加实际练习活动。让康复者找到一个符合存放药物标准的地方，并知道每次服药的具体时间，以及在记录表上记载自己服药后的真实感受，并能解释这些身体感受是药物的副反应所导致，自己只需要如实记录这些感受而不能自行停服，然后在规定时间将记录表给医生看，再由医生做出治疗药物的调整。

（7）家庭作业。康复者要求告诉家人或护理者保存药物的合适地点，在纸上记录安全地点的五个标准，并向监护人陈述严格遵守服药制度的重要性。在找到一个保存药物的地点后，康复者把它写在纸上并让监护人签字，下次治疗时带回签过字的纸。要求每位康复者制订服药计划，包括剂量、何时何地服药。完成任务后下次带回治疗室，全组一起复习计划。完成每个康复者的进度记录表，评定是否需要附加练习。

3）识别和处置药物的副作用

（1）内容介绍。康复师要让康复者知道抗精神病药物常见副作用的表现，指导康复者当副作用出现时应该怎么办。

（2）放录像和提问/回答。录制一位康复者学习抗精神病药物各种副作用的症状和表现的录像，然后放给康复者观看。康复者掌握这些知识后，一旦因为用药物出现副作用，就能尽快采取正确的措施，从而从药物治疗中获益。并且为每个患者回答问题情况进行详细记录，以决定是否需要重放或重放的次数。

（3）角色扮演。每名康复者练习通过电话向其医生报告一种药物副作用，先介绍自己，对照自己的副作用检查表，描述症状表现、副作用持续时间、不适程度，记下复诊时间，对话期间语言流畅、音量适宜。小组成员可以谈谈康复者的表现，只找好的方面不要互相挑剔。康复者扮演药物副作用方面的专家，康复师扮演一位最近刚开始服用抗精神病药物的朋友，鼓励康复者回答 3~4 种潜在的副反应。最后在每个康复者完成进度记录表后，再决定是否需要重复训练。

（4）资源管理。为了处理药物的副作用需要些什么资源，资源必须具有现实性并与训练相关。列出资源后要让康复者考虑获得每一项资源的方法，并讨论不同方法的相对优缺点。最后完成每个康复者的进度记录表，并决定是否需要补充训练。

（5）解决新出现的问题。以嗜睡和双手震颤作为特殊的例子，让康复者至少列出三个容易实施的方法来解决，并对每种方法至少分别列出两个优缺点。如一个康复者目前已经上班，每天服药 3 次，其中中午服药 1 次，服药后老想睡觉，上司发现了，告诉他要是老犯困就会辞退他，他应该怎么办？康复师向康复者讲解，在黑板上列出解决问题的各种方法，在每个方法上设置了障碍，康复者必须自己再提出一个解决办法，并描述如何实施。最后完成每个康复者的进度记录表。

（6）实际练习。康复者从"副反应列表中"挑选出 3 个药物副作用，最好是其亲身经历过的药物副作用，对每种副作用康复者列出解决该副作用的步骤，然后安排康复者与医生会面，共同解决药物副反应。最后完成每个康复者的进度记录表。

（7）家庭作业。要求康复者找到附近急诊室或急救中心的电话号码，还有精神科医生的姓名、电话，每个康复者访问附近药店，带回药剂师的名片、药店营业时间及电话号码，每个康复者复习各种抗精神病药物的副作用，并且比较他们的治疗作用和预防作用。完成任务后下次带回治疗室，全组一起复习讨论。完成每个康复者的进度记录表，再评定是否需要附加练习。

7. 心理康复

心理康复是指运用系统的心理学理论与方法，从生物-心理-社会角度出发，对患者精神障碍问题进行心理干预，以提高患者的心理健康水平。心理康复对于帮助患者参与社会生活具有十分重要的意义。这种意义主要体现在以下两个方面：一是由于身体或心理原因而出现的人格变化，这种变化可能会伴随其后的人生历程。人格变化可能导致生活危机或其他精神危机，需要心理干预才能使患者能够面对现实和未来发展，因此心理康复扮演着重要的角色。二是患者的一些生理功能异常或障碍也可以使用心理方法加以控制。

1）建立心理康复系统

（1）建立个体心理调节机制。心理康复的过程是让患者建立个体心理调节机制的过程，让患者通过接受系统的心理干预，逐渐适应生活、学习、家庭或者工作等方面发生的变化，并在此基础上形成一种积极的心理调节机制，以应付可能出现的各种心理问题，保持心理的健康。

（2）建立有关人员（同事或家属等）协助支持系统。患者生活在一定的群体之中，相关人员的态度对其心理状态有着重要的影响，特别是家属、同事、病友等这样一些联系比较密切的人员。因此，心理康复不仅要重视患者本身的心理和变化，也要注意这些联系密切人员的心理辅导工作，为患者的心理康复创造一种良好的心理氛围。

（3）建立专家协助支持机制。心理康复是一个长期的调节过程，患者在这个过程中要接受专家的指导与帮助，逐渐摆脱消极心理的影响，建立起积极的人生目标。心理医生是接受过专门训练的人员，他们必须掌握心理咨询与治疗的理论与方法，拥有从事心理治疗的技能与临床经验，并且要有极为敏感的观察力与分析问题和解决问题的能力。

（4）建立社区辅助支持系统。心理康复通常是伴随患者一生的过程，当患者回到家庭与社会后，社区辅助系统的支持就显得非常重要。要发挥社区中有关专家与相关人员的作用，在患者出现心理问题的时候，及时给予必要的支持与帮助，从而能够更好地为患者的心理康复提供保障。

2）运用心理治疗方法

心理治疗是心理医生运用心理学的原则与方法，治疗患者的各种心理困扰，包括情绪、认知与行为等问题，多采用认知疗法、行为疗法、心灵重塑疗法、家庭治疗法等进行干预性治疗，解决患者所面对的心理障碍，减少患者焦虑、抑郁、恐慌等精神症状，改善患者的非适应社会的行为，建立良好的人际关系，促进患者人格的成长，使其较好地生活和适应社会。

（1）认知训练：

认知是人脑接受外界信息，经过加工处理，转换成内在的心理活动，从而获取知识或应用知识的过程。它包括注意、记忆、视空间、执行、计算和理解判断等方面。认知障碍是指上述几项认知功能中的一项或多项受损，并影响个体的日常或社会能力。

临床上把认知损害进行分类，如执行功能障碍、记忆障碍、视空间障碍等，采取有针对性的、反复的训练，在训练中注意目的性和趣味性，使患者较为容易接受。精神障碍患者存在认知障碍，通过认知功能训练，可逐步改善其认知功能。

认知训练应用较为普遍的是认知行为治疗（CBT），目的是帮助患者正常化，使其了解自身的精神病症状，从而减少痛苦及其对功能的影响。CBT通过治疗者和患者的主动参与，采用定式化、短程限时的言语交谈把认知和行为矫正技术结合起来，帮助患者识别、检验、改正歪曲的信念。CBT是根据患者当前或既往的症状和（或）功能，在其思维方式、感觉和行为之间建立联系，同时使他们重新评估其对目标症状的感知、信念或推理。

（2）情绪管理：

情绪是个体对外界刺激主观的、有意识的体验和感受，具有心理和生理反应的特征。我们无法直接观测内在的感受，但是我们能够通过其外显的行为或生理变化来进行推断。情绪包括喜、怒、忧、思、悲、恐、惊七种。情绪不可能被完全消灭，但可以进行有效疏导，有效管理，适度控制。

情绪管理是指通过患者对自身情绪和他人情绪的认识，协调、引导、互动和控制，使其保持良好的情绪状态。情绪管理是疏导情绪并合理化之后的信念与行为。精神障碍患者由于受疾病的影响，情绪状态不容易保持稳定，更需要通过情绪管理来保持稳定的情绪，以便有信心面对日后的生活。

（3）压力管理：

压力是心理压力源和心理压力反应共同构成的一种认知和行为体验过程。压力的来源又称压力源，是指引起压力反应的因素，包括生物性、精神性和社会环境性压力源。生物性压力源指直接阻碍或破坏个体生存与种族延续的事件，包括躯体创伤或疾病、饥饿、性剥夺、睡眠剥夺、感染、噪声、气温变化等。精神性压力源指直接阻碍或破坏个体正常精神需求的内在或外在事件，包括错误的认知结构、个体不良经验、道德冲突以及长期生活经历造成的不良个性心理特点（易受暗示、多疑、嫉妒、悔恨、怨恨等）。社会性压力源指直接阻碍或破坏个体社会需求的事件，包括纯社会性的（如重大社会变革、重要人际关系破裂等）和自身状况造成的人际适应问题（如社会交往不良）。

造成患者心理问题的压力源绝大多数是综合性的，在分析求助者的心理问题的根源时，必须把上述三种压力源作为有机整体加以考虑。通过压力管理，能够帮助患者认识到自己存在的压力及压力与健康的关系，学习应付生活中压力的方法，化解压力。

8. 职业康复

职业康复是一种在西方较为成熟的心理社会治疗方法。精神障碍康复工作者通过帮助出院后症状稳定的精神障碍患者获取和维持职业，来帮助他们训练工作和社会技能，获取收入，增强自信和自我认同，提升生活质量，较好地回归社会。

1）传统的职业康复方法

精神障碍患者出院后就业会面临众多的困难，特别是当获得竞争性的工作时。竞争性的工作包括如下条件：每周工作 20 小时以上，全职或者兼职，工作场所大部分的员工是精神正常的人，经常接触的是精神正常的个体，并且工资在最低工资线以上。对于慢性精神障碍患者，就业率低于 20%，而精神分裂症患者就业率更低。为帮助精神障碍患者出院后重新找到工作，精神康复工作者设计开发了多种职业康复方法。传统的职业康复方法主要包括日间治疗、庇护性就业、职业俱乐部、过渡性就业等。传统职业康复采取的是"培训-就业"思路，即先给予精神障碍患者足够的培训，然后再帮助其逐步就业，最终达到完全独立的工作状态。

日间治疗指给予那些无法参加庇护性就业或者竞争性工作的出院后精神障碍患者提供日间照顾和训练活动。主要训练内容包括日常生活技能训练、心理教育和咨询、职前技能训练。具体训练项目包括很多，如手工装配活动、群体活动、娱乐休闲活动等。在日间治疗项目中，给精神障碍患者提供基本技能训练和日间照顾是首要目标，而帮助精神障碍患者就业是次要目标。很多患者会在日间治疗机构接受很长时间的服务。

庇护性就业指由政府、医院或者非政府组织提供工作场所，帮助出院后暂时无法参加竞争性工作的精神障碍患者在此工作，提供实际工作培训，帮助患者逐渐适应工作，培养其工作技能。

职业俱乐部指给每个参加俱乐部的患者提供模拟工作。从医院出院后患者可以通过他人引荐或者直接联系的方式自愿参加俱乐部，并且选择他们愿意尝试的工作。俱乐部的成员没有时间限制，可以享受永久的服务。职业俱乐部的主要目标是帮助出院的患者逐步接受教育、常规技能培训和工作训练。在"稳固的工作日"（word-ordered day）这种职业俱乐部项目中，俱乐部的职员（正常人）和俱乐部成员（精神障碍患者）之间角色模糊。俱乐部成员负责俱乐部的日常运作（如准备午餐），工作时间与常规工作时间一样但没有报酬；俱乐部职员协助患者一起工作。如果俱乐部的成员认为自己已经具有足够的能力，俱乐部则帮助他们参加其他的就业计划（如过渡性就业）。在职业俱乐部中，帮助出院的精神障碍患者就业是重要的目标，但不是唯一目标。

过渡性就业是职业俱乐部的一种特殊形式，指康复工作者通过和雇主协商，帮助出院后精神障碍患者在真实的工作场所找到短期的工作机会。工作时间一般短于6个月，每周的工作时间一般短于20小时，患者薪水会逐步提高，但往往低于最低工资水平。

2）支持性就业

支持性就业，是指在就业专家的帮助下，残疾人尽可能地参与到竞争性劳动市场中。在职业康复领域，支持性就业是最新发展的康复技术，在帮助患者获取竞争性工作方面有较好的成效。支持性就业帮助出院后的精神障碍患者尽可能地在竞争性市场找到并从事他们喜欢的工作，从专业工作者那里得到所需技能的培训，和正常人一起工作并获得经济收入，并且得到长期的持续支持。

支持性就业包括三个要素。①竞争性的工作：所谓竞争性的工作，是指每周从事至少达20个小时并赚取薪金的工作。每一工时的薪资可根据病患者工作量和工作品质来计算。薪资必须合情合理，使病患者不至于被剥削而雇主也乐于雇佣病患者。②融合性的工作环境：有别于传统的隔离式环境，残疾人是受雇于一般以健全人为主的工作环境。这样的设计有助于残疾人获得健全人的接纳与支持，帮助个体建立自我认同感并体现自我价值，促进残疾人更好地回归社会。③提供持续的支持：这是支持性就业中最关键的一环。一般的残疾人就业辅导，在职前训练和安置就业后，仅提供固定期限的服务；支持性就业则是依据残疾人的残疾程度和工作技能的需要提供持续的支持。

支持性就业和传统职业康复的区别。首先是思路上的区别。支持性就业采取"安置-培训"的思路，先帮助出院后患者积极就业，然后再提供在职培训。传统的职业康复治疗采取"培训-安置"的思路，先给患者提供各种培训，培训合格后再帮助其就业。其次，在具体做法上，传统职业康复强调以患者心理和症状的稳定性为主要目标，工作能力渐进获得，提供职业康复的机构比较分散和独立。在帮助患者找工作时，首先考虑的是工作的易获得性，采用标准化的方式对患者进行职业能力等方面的测量，后续跟踪支持时间有限。对比而言，支持性就业以帮助出院精神障碍患者就业为首要目标，强调快速就业，将职业康复和精神健康机构整合起来提供服务，选择工作时首先考虑患者的职业偏好，在真实的工作中对患者的能力进行评估，后续跟踪支持没有时间限制。

　　支持性就业的模式。①工作指导模式：在此模式中有专门的工作指导教练帮助精神障碍患者寻找工作，并且在工作地点和工作地点之外（大多是在社区而不是精神卫生中心或其他治疗中心）提供职业支持。通常情况下工作指导教练与精神障碍患者、雇主和其家庭成员或同事一起为其能正常地工作提供支持。②"选择-获得-维系-离开"模式：这是一种按提供给精神障碍患者技能名称的先后顺序命名的支持性就业模式。首先就业专家为精神障碍患者选择一个与他的需要、兴趣、经验和个人价值相适应的工作职位；然后就业专家与精神障碍患者一起创作一个与职位要求相适应的简历，准备参加面试和获得工作后商讨就业协议；获得工作后就业专家为精神障碍患者提供随时指导以帮助其维系工作；如果精神障碍患者离开了这个工作岗位，支持性就业项目还会为他寻找下一个工作提供帮助。③社区治疗：这种模式由跨学科团队提供个案管理、精神科药物及就业专家提供就业指导服务。④个体支持性就业：它强调在跨学科的团队中职业和临床服务的整合。个体支持性就业将社区治疗模式中的跨学科团队、"选择-获得-维系-离开"模式中职业选择与精神障碍患者的需求、爱好、经验和个人价值相结合，在工作指导模型中提供长期的支持。

　　个体支持性就业是唯一的有严格调查显示能有效地帮助精神障碍患者获得竞争性工作的就业模式。该模式采用了"安置-培训"的模式，即不提供诸如职前培训、过渡性就业等中间的工作经验，让参与者先直接上岗就业。

　　个体支持性就业的基本原则。①零拒绝原则：任何一个想找工作的精神障碍患者都会被纳入个体支持性就业项目中，该项目不会因为个人的患病程度、住院病史、药物使用、"工作准备"程度等将其排除在外。②职业康复和精神卫生相结合原则：支持就业项目与精神卫生治疗是紧密结合、不可分割的。就业专家作为个体治疗小组的一员经常参加小组会议，传达与工作有关的临床和康复事宜（如药物副作用、持续症状和认知障碍），或其他的康复需求（如与同事进行社会交往的技能培训或自我决定的技能）。③帮助患者在正常的环境中获得竞争性工作原则：个体支持性就业项目强调帮助精神障碍患者获得竞争性工作，把更多的资源投入康复服务而不是像日间治疗或庇护性工厂这样的中间服务。④立即就业原则：精神障碍患者加入支持性就业项目之日，也就是寻找工作过程的开始，不存在职前评估、培训或中间工作经历（如职前培训单元、过渡性就业或庇护工厂工作经历）。⑤持续支持原则：无论精神障碍患者就业成功程度有多高，他们接受的支持性就业服务都不会终止，除非他们自己要求停止服务。⑥关注参与者的个人偏好原则：患者个人偏好在决定工作类型、就业专家提供支持性服务的性质，以及是否向雇主说明自己的精神残疾等方面会发挥重大作用。应尊重患者的个人偏好，并且倾听患者要求就业专家为他们的职业目标追求提供支持的种类。

　　9. 同伴支持

　　同伴是指同等的人、同辈、同事。在精神卫生领域，患者和患者是同伴，家属和家属是同伴。曾经面对、遭遇和克服不幸的人们能够为面临同样境遇的人提供有用的支持、鼓励、希望，甚至成为良师益友，因为他们拥有相同的经历、共同的愿望和志向。本节主要介绍悟菲的技术。

1)悟菲的概念及应用

"悟菲"(UFE)一词用于精神卫生领域，来源于意大利，是由三个意大利单词的首字母组合而成的。U 代表"Utente"，即服务使用者，指精神障碍患者。F 代表"Famigliare"，指患者家属。E 代表"Esperti"，指专家。UFE 一词译为"患者-家属专家"，是把精神障碍的患者和家属当作专家来看待。悟菲虽来源于意大利，但并非仅存在于意大利。国际上，通常称为"peer support"，中文译为同伴支持或朋辈支持。

同伴支持建立在有共同经历的人互相分享的基础上，是一个给予帮助和接受帮助的患者康复支持系统。

目前，常用的同伴提供服务模式有三种，包括患者运营的服务、朋辈(患者与非患者)支持和患者就业。值得一提的是患者就业，他们通常会被聘为朋辈咨询师、朋辈专家、患者个案管理员等，利用自己的患病经验及专业知识来帮助其他患者。研究表明，他们提供的服务与其他非患者人员提供的服务(如个案管理)相比，成效是一样的，有时甚至会更好。

2)悟菲的作用

对于接受服务的严重精神障碍患者，悟菲能够为其提供情感支持，并提高其社会支持、社会功能、生活质量、服务满意度和自我效能感。此外，患者身份的改变提升了患者的自我效能感，降低了病耻感。更多地从同伴那里获得新希望，能帮助他们提升社会功能。

对于提供悟菲服务的患者，悟菲大大提升了他们的自我效能感，使其感到成就感和自我价值，有益康复。在提供同伴支持服务的过程中可以促进其与他人沟通交流，提升情感和语言表达，改善社会功能，获得生活经验和自我康复的技能，有助于其病情的持续康复。精神障碍患者就业比较困难，一方面是因为社会歧视和病耻感，另一方面是因为患者患病后能力下降，可以做的工作非常有限。悟菲服务使患者获得了一份有薪水的工作，参加工作使其不再一味停留在精神障碍患者的状态。另外，这种有督导性的工作氛围使同伴感觉更加安全，可以倾诉患病时遇到的种种困难。同伴服务让康复的患者体会到了工作的内涵，也是其未来从事其他工作的一种过渡。

对于精神卫生系统，悟菲能够更加有效地利用精神卫生资源和医疗服务，提高了成本效益，节省了专业人力。引入同伴支持服务，可以在一定程度上完善精神卫生服务团队，缓解专业人员的工作压力。不仅减轻了医务人员的工作量，还扩展了精神卫生服务的内容。此外，同伴支持可以让康复患者为他人提供服务，参加精神障碍知识普及工作，从社会角色的角度肯定其可以自食其力，是对社会有贡献、有价值的人。同时使社会公众能平等对待他们，了解精神障碍可以被临床治愈，加强了公众对严重精神障碍的认识，从而消除对精神障碍的恐惧，淡化歧视，也降低了精神障碍患者的病耻感。社会对精神障碍患者的接纳也可以对他们的康复产生积极影响，更有利于精神障碍患者回归社会。

3)悟菲的实践操作

(1)志愿者招募：

志愿者的来源：①医生从门诊、病房、康复治疗等临床工作中发掘合适的患者，推荐他们加入志愿者协会；②宣传招募，通过发布招募志愿者的信息，吸引对志愿者服务有兴趣的患者和家属；③志愿者推荐，已经加入志愿者协会的患者，在服务过程中发现适合的康复期患者，可以推荐其加入志愿者协会。

患者志愿者的准入标准：①患者病情稳定，无明显精神病性症状（无冲动、自伤、自杀倾向）；②身体健康，体力充沛；③有为其他患者服务的意愿，具备一定沟通能力；④经过全面评估并获得专业工作人员认可；⑤患者及家属均同意患者参加，并能承担工作中的风险，签署知情同意书。

家属志愿者的准入标准：①身体健康，无重大生理疾病；②有为其他患者服务的意愿，具备较好的沟通能力；③自愿加入并签署知情同意书。

招募流程按顺序依次为：登记预约、全面评估、签署知情同意书、系统培训学习、观摩见习、实习、考核结业。

（2）日常管理：

对志愿者进行日常管理，目的在于及时发现并解决志愿服务过程中存在的各种问题，全面有效地提高志愿者服务效率，为服务对象、志愿者及志愿者组织带来最大的效益。一方面，并不是所有的志愿者都能将兴趣和热情贯穿于服务过程始终。因此，需要通过有效的日常管理来促进志愿者持续地开展工作。另一方面，在开展志愿者服务活动的过程中，在志愿者的人身安全、服务对象的权益、志愿服务活动等方面往往蕴含一系列未知风险。加强安全管理，是志愿服务日常管理的重要环节。

总而言之，对志愿者进行有效监督，并将监督形成制度和规范，才能确保志愿服务发挥实效。对志愿者进行严格管理，落实管理办法、配套管理机制，才能确保志愿者的安全和健康，使他们能充分发挥才干。这是志愿服务日常管理的目标所在，志愿服务日常管理的一切工作都应以此为出发点和落脚点。

志愿者招募的基本原则：①以人为本原则：志愿者管理的核心理念和思想是尊重、平等和感激。②平等化原则：在志愿者组织中，每位志愿者都是平等的，不论身份、收入、职业的差异，志愿者组织都应该向每位志愿者提供平等的志愿服务机会。③制度化原则：对于志愿服务的日常管理，应按照相关的法律法规，制定一系列的管理办法，严格执行培训考核制度、出勤管理制度等。④动态化原则：志愿者对志愿服务的参与是一个不断变化的动态过程。因此，志愿服务的日常管理，应该遵循动态化的原则。

（3）服务内容：

志愿服务的内容如下：就医辅助：帮助来医院就诊的患者及家属了解就医流程，引导患者到达就诊区域，维持就诊秩序，为老弱及行动不便的患者提供帮助。

心理支持：抚慰患者及家属的情绪，协助陪伴患者，舒缓他们在治疗过程中的恐惧和不安。

小组互助会：由志愿者协助住院患者或社区康复者开展小组活动，做好康复治疗前的准备工作，在专业人员的指导下共同开展康复的专项训练。

个案访谈：在个案访谈的活动中，邀请一名志愿者参与；在个案访谈进行疾病宣教时，志愿者积极发言，讲述康复心得。

团体助教：在开展多项团体活动的过程中，由志愿者担任助教工作，包括团体活动前的设备准备、协助签到、维持秩序、调动组员积极性等。

外出授课：在参加外出培训或评估考察活动时，邀请志愿者参与，可以由志愿者主动与参会人员交流，分享其康复经验。

(4)服务项目设计：

初级(适应项目)：对首次参加服务的志愿者，一般可通过以老带新的方式安排助医服务，既可熟悉环境，又可了解工作人员及患者的情况。在助医服务中，患者的服务需求往往比较容易达成，易给志愿者以信心。这些服务项目对志愿者而言是一个适应过程，也是志愿者组织遴选服务人员的过程。

中级(团队项目)：初步融入后，专业人员可根据志愿者的年龄、特长、个性和专业能力，逐步让志愿者共同参与小组活动，做一些辅助性工作，既让志愿者在项目中寻找适合自己的服务环节发挥能力，又让志愿者感受团队的力量与智慧，增加志愿者团队的凝聚力，彼此相互融合。

高级(专业项目)：志愿者可以参与个案工作，为医务社会工作者分析个案提供一定信息，帮助其达成个案管理目标。

(5)志愿者培训内容：

首先，要向志愿者阐明助人与自助的理念。一方面，通过志愿者自身的患病经历去理解其他患者的感受，并将自己康复的经验分享给他们，所以志愿者有助人方面的优势；另一方面，志愿者在帮助其他患者的同时，也可以找到自身的价值，提升自己的自信心，意识到自己被需要。要向志愿者介绍相关的制度，如岗位职责、请假制度等，通过制度来规范志愿者的行为。另外，很多志愿者由于疾病的原因，在社会交际上存在不同程度的缺陷，需要工作人员帮助他们了解和他人相处时需要注意什么，使志愿者在服务过程中更加自如。

(6)志愿者培训方法：

志愿者培训一般分为集中培训、一对一培训和咨询顾问三种。

集中培训：包括集中授课、角色扮演、座谈会、团体活动等。采取集中培训的形式可以涉及工作技能、工作角色和责任、自我成长等内容。工作技能的培训是帮助志愿者明确在服务岗位上该做什么，不该做什么，遇到特殊情况时如何应对。在工作角色和责任类培训中，告诉志愿者在工作中扮演什么角色，有什么样的工作责任，工作伙伴是谁，工作伙伴在其中承担什么样的工作。在自我成长类培训中，要对志愿者进行团队合作能力的培训，并培养他们的团队合作意识。

一对一培训：由专人示范，该专人可以是工作人员，也可以是其他志愿者。当专人示范后，接受培训的志愿者要尝试操作模仿，之后由指导者给予评价。示范前需有流程解说，使接受培训的志愿者充分了解示范的内容。

咨询顾问：帮助志愿者了解困难所在，以及改善工作中的不足，进而解决问题或提高自身能力。所以，咨询顾问是一种增能方式，是赋予志愿者解决问题的一种方法，目的不是告诉他如何去做，而是让他自己想出解决问题的方法。

对于志愿者的培训，不论采取什么方法，如正式培训、指导、咨询等，最重要的是让志愿者在实践中学到知识。没有一成不变的培训方式，培训的内容和方式可以因人、因地、因机构而不同，但是培训是必需的。

4）悟菲的评估

（1）志愿服务项目的评估：

志愿服务项目的评估分为前期评估、中期评估和后期评估。前期评估是指项目开始前对项目可行性进行分析，从而决定项目是否实施，也称预评估或事前评估。中期评估是指项目开始之后、完成之前进行的评估，也称过程评估，主要是检查项目的运作质量，评估项目实施过程中的重大变更及其影响，诊断项目过程中遇到的困难和问题，寻求对策与出路。后期评估是指在项目结束之后，根据原定目标与实际情况进行的比较分析，作为总结与反思，有利于促进活动效率和服务质量的提高。

评估的原则。公正性和独立性：评估中应努力避免在发现问题时避重就轻，做出不客观的评价，要避免项目决策者和管理者评估自己的情况发生。可信性：取决于评估者的独立性、资料信息的可靠性和评估方法的适合性。实用性：评估结果要对以后项目设计、服务和决策产生作用。透明性：评估结果要有利于公众和资助者对组织活动进行监督。反馈性：评估结果可作为调整规划和战略的依据。

评估的理论。"三E"理论：即经济、效率与效果理论，侧重于评估的监督检查过程，注重政策计划或项目产生的结果。"三D"理论：即诊断、设计与发展理论，强调在项目实施过程中的管理和监督。注重考察外界环境变化对项目的影响，比较适用于中期评估。满意度理论：即认为评估的导向应该以服务对象为焦点，重点考察和了解服务对象对所接受的服务与其期望值之间的契合程度。

评估的程序。确定志愿服务项目评估的目的：需要考虑三个问题，即谁想要开展评估？为什么评估？如何运用评估结果？确定评估的重点与关键问题：根据评估的目的、评估的经费与人力情况决定评估的重点，考虑不同利益群体的信息掌握情况。选择评估理论：应该紧密结合评估目的及相关重点问题选择评估理论。确定评估方式：文献法评估（通过收集文献资料，选取其中对评估有用的信息，利于全面科学评估）、问卷调查法评估（通过问卷的合理设计和发放获取数据）、访谈法评估（通过与被调查者个别访谈和集体访谈的方法了解有关信息）、观察法评估（通过评估者直接感知和观察，记录评估对象的相关信息）。编制执行计划：在实施之前，要组建志愿服务项目评估小组，进行合理分工，并制订详细计划，安排好预算。评估报告：交流并制订后续计划。评估是为了进行总结和推动项目更好地发展。

（2）志愿者的评估：

一般而言，针对单个志愿者或志愿者群体，可以采取如下几种方法进行评估：

分等级评价法：按照志愿者的人格特质、才能与志愿者工作绩效，分为多个等级，在每一个等级内给予不同等级的工作绩效，并在每个绩效价值项目内加以简单描述。

实地评估法：由志愿者组织或相关机构派出一些社会工作督导或管理专家到志愿者服务的岗位上观察，并与直属主管进行交谈，系统全面地收集志愿者工作的绩效资料，然后撰写评估报告并报告给志愿者的主管。

自我目标评价法：此方法强调用志愿者或志愿者群体自己设定的目标进行考评，在这种评价中主要使用的是过程资料评价法和联系人印证法。

设定目标评价法：资助者或组织者设定工作目标，志愿者或者志愿者群体以竞标、议标、申请并承诺的方式参加工作。

五、精神康复评估

1. 暴力风险的评估

1）暴力危险因素

精神障碍患者的暴力行为发生率较高，女性以言语攻击为主，男性以肢体攻击为主，易给患者本人、他人及社会造成危害。如同其他复杂的心理行为现象一样，精神障碍患者的暴力行为也是多因素相互作用的结果，被害妄想、言语性幻觉、自知力缺失、强迫住院以及环境的嘈杂拥挤、工作人员态度冷漠生硬、严重的药物副作用如静坐不能等导致的焦虑，都能导致暴力行为的发生。

2）暴力危险评估方法

目前应用较为广泛的标准化危险评估工具有暴力风险评定指南（VRAG）和韦伯斯特等编制的历史/临床/风险量表（HCR-20）。VRAG 量表由 12 个变量组成，主要涉及成长经历、精神症状等社会和心理因素。研究显示，其用于较长（5～10 年）期暴力倾向性的评估较为有效。HCR-20 量表由 20 个条目组成，分属过去历史（H）/临床症状（C）和将来危险性（R）三个部分；大样本的随访研究表明，其对精神病患者出院后暴力和其他犯罪行为具有良好的预测效力。

暴力行为发生的风险是个动态、连续变化的过程，年龄的增长、暴露环境的变化、病情的不同阶段等都会影响暴力的发生，因此，暴力风险评估需要动态进行。非标准化的评估主要依赖于医护人员自身的知识和经验，其优势是具有较强的灵活性和个体化，可以针对患者的具体情况进行调整，从而探究患者许多不同方面的状况，是标准化评估的有力补充。

患者在暴力行为出现前常有认知、情感、行为的先兆表现，早期识别也许能有效预防暴力发生。认知方面的先兆有精神状态突然改变、定向力障碍、幻觉、妄想加重等；情感方面的先兆有：愤怒、敌意、情感不稳定、对工作人员及医院不满等；行为方面的先兆有身体活动量的增加，如不能静坐、踱步、突然停止正在进行的动作、不遵守规章制度和作息时间等，在言语方面有声音高亢、强迫他人注意、语调高、要求过多、质问等。

2. 自杀风险的评估

1）自杀危险因素

对高风险患者进行自杀危险性评估，是预防其自杀的重要环节。虽然自杀为小概率事件和突发事件，很难进行准确的评估和预测，但是大多数自杀者在实施自杀行为之前，还是存在一些常见的预兆的。若能增强风险意识，采取多种手段进行评估，同时灵活运用观察发现能力和沟通技巧，就可能在早期发现问题并防患于未然。国外学者提出了13项自杀的高危因素，并根据危险性的大小进行了排序，可能对于预测自杀风险有一定的帮助。这些因素包括：年龄≥45岁，酒精依赖，容易激惹、愤怒、暴力倾向，自杀史，男性，不愿意接受帮助，抑郁发作的时间超过一般情况，以前曾因精神障碍住院，近期有人际关系损失或社会隔离，抑郁，丧失躯体健康，被解雇或退休，单身、丧偶或离婚。

2）自杀风险评估方法

自杀评估工具很多，如Beckd等人编制的自杀意念量表用于测量自杀意念的严重程度；帕森特等人编制的SAD PER-SONS量表用于自杀患者是否需要住院治疗的识别。此外，自杀危险因素评估量表还有成人自杀意念问卷（SAIQ），多重态度自杀倾向量表（MAST），贝克的抑郁量表、绝望量表以及抑郁自评量表等。

3. 临床评估

1）症状的评估

患者精神症状的控制是功能康复的根本前提，是制订康复计划的主要依据。症状维度包括总体印象、阴性症状、阳性症状、情感症状、行为症状（攻击/激惹）、认知症状等，还包括治疗依从性及药物不良反应。可以采用的症状评估工具有总体印象量表（CGI）、简明精神病评定量表（BRPS）、阳性和阴性精神症状评定量表（PANSS）、阳性症状评定量表（SAPS）、阴性症状评定量表（SANS）、MATRICS共识认知成套测验（MCCB）、不自主运动评定量表（AIMS）、自知力与治疗态度问卷（ITAQ），等等。

2）情绪的评估

情绪表达的性质、程度及自我控制常常是精神科评估的焦点，也是鉴别各种精神疾病的重要依据。引起关注的情绪方面问题主要是焦虑、抑郁、敌对和欣快。可以采用的情绪评估工具有汉密尔顿抑郁量表（HAMD）、汉密尔顿焦虑量表（HAMA）、状态-特质焦虑量表（STAI）、Liebowitz社交焦虑量表（LSAS）、Yale-Brown强迫量表（YBOCS）、躁狂状态评定量表（MSRS）、外显攻击行为量表-修订版（MOAS）等。

3）功能的评估

功能评估主要采取自我报告、知情者报告、访谈、观察、实景操作等方法。自我报告、知情者报告比较经济、方便，访谈更加客观准确，观察方法的评分体系不易标准化，实景操作能较大程度反映患者真实的能力水平。可以采用的功能评估工具有功能大体评定（GAF）、个人与社会表现量表（PSP）、世界卫生组织残疾评估量表（WHO-DAS）、生活技能量表（LSP）等。

4）躯体状况的评估

严重精神障碍患者罹患多种躯体问题和疾病的风险明显高于常人，最常见的问题包括肥胖、糖尿病、代谢综合征、心血管疾病、物质滥用等。2015年美国精神病学会（APA）实践指南推荐的躯体状况评估，包括过敏史或药物敏感史、患者目前或近期服用的所有药物及其副作用、既往或当前所患躯体疾病及相关住院史、既往或当前的相关治疗（包括手术、其他操作或补充及替代治疗）、既往或当前的神经性或神经认知性疾病/症状、躯体创伤(包括头外伤、性和生育史)。同时,还需要系统回顾患者全身症状,如消化系统、呼吸系统、内分泌系统、神经系统症状等。实验室检查及其他辅助检查包括血常规、血生化、大小便常规等。心电图、脑电图等检查结果也是重要的评估资料。

5)价值的评估

价值评估包括耻感、自我效能、自尊、疾病负担、生活质量、希望、归属感和生命价值感评估等。可以采用的工具有精神障碍患者病耻感量表(SSMI)、一般自我感量表(GSES)、自尊量表(SES)、疾病家庭负担量表(FBS)、总体幸福感量表(GWB),等等。

6)资源的评估

绝大部分的严重精神障碍患者很大程度上由他们的家人照顾。家庭对患者的照护至关重要,家属的知识水平和态度与患者的遵医行为、社会功能恢复及病情的复发有着极强的联系。因此,对患者资源的评估首先是对其家庭的评估,包括家庭的类型和家庭生命周期、家庭结构、家庭功能等。此外,对患者的婚恋状况、社会支持、应激、医疗资源等方面的评估,也对患者的康复和健康管理具有重要意义。

第三节 社区工作常见问题与对策

一、社区精神卫生服务管理问题

1. 社区精神卫生服务管理现状与问题

1)精神卫生资源

尽管国家卫生总投入在逐年提高,但对精神卫生领域的拨款仅约占卫生总投入的2.3%,精神卫生资源仍然不足。一方面,精神障碍患者的数量庞大,对精神卫生服务的需求不断增加,而我国在精神病专科医师、护士和病床数量上都存在严重缺乏。截至2015年年底,全国有精神科医师(含助理)27733人(1.80人/10万人),精神卫生服务机构2936家,开设精神科病床43.3万张(2.47张/万人),较2010年1650家精神卫生服务机构、22.8万张精神科病床有较大幅度提高,但与国际平均10万人拥有精神科床位43.6张、精神科医师3.96人的水平相比,我国的精神卫生资源仍严重不足,甚至低于部分发展中国家。另一方面,我国90%以上的精神障碍患者都在家庭中照护和康复,但大部分优质精神卫生资源集中在精神卫生医疗机构,且多集中在经济条件较好的城市地区,社区和经济条件较差的农村地区的精神卫生资源匮乏。此外,现有的精神卫生机构分布不够合理,部分地区存在乱办医、乱行医的现象,造成正规医院精神科床位利用率不高。因此,我国精神卫生资源不足与浪费现象并存。

2)精神卫生服务模式

目前我国的精神卫生人力和财力资源仍以精神病医院为主,而医院服务的对象仍然是严重精神障碍患者。对于住院的严重精神障碍患者,多数仍采取封闭式管理,几十年来变化甚微。这种现状不符合现代医学模式的需要,也不能适应现代社会的需求。目前我国 780 多万精神分裂症患者中有 90% 生活在社区，这些人是社区康复服务的主要对象。由于缺乏统一规划和经费投入，社区精神卫生工作发展缓慢。此外，各地区医疗服务水平参差不齐，约半数以上的专科医院未设防治科或社区服务科，心理治疗与心理咨询工作多由精神科医生兼职进行，某些地区精神障碍的基本服务仍是空白。因此，目前绝大部分的居家患者难以在社区获得高质量的精神卫生服务。此外，精神科专业地位不高，很少有医学毕业生愿意从事这个专业；很多专业人员又因收入比其他医疗领域人员低得多而陆续转行，精神病医院的床日收费水平约为综合性医院收费水平的 1/5。目前我国还没有专职的精神病学社会工作者，专职的临床心理学家也十分匮乏，精神卫生人才流失现象严重。

3）精神卫生服务需求

精神障碍导致的负担占疾病总负担的 1/5，在疾病总负担的排名中居首位。根据最新的流行病学调查[①]，我国任何一种精神障碍（不含老年期痴呆）的终身患病率为 16.6%，12 月患病率为 9.32%。其中，焦虑障碍 12 月患病率最高，为 4.98%；心境障碍其次，12 月患病率为 4.06%；酒精药物使用障碍第三，12 月患病率为 1.94%；间歇爆发性障碍第四，12 月患病率为 1.23%。精神分裂症及其他精神病性障碍终身患病率为 0.61%；进食障碍 12 月患病率低于 1‰；65 岁及以上人群老年期痴呆 12 月患病率为 5.56%。调查还显示，心境障碍女性患病率高于男性患病率；酒精药物使用障碍和间歇爆发性障碍男性患病率高于女性患病率，且 18~34 岁年龄组患病率最高；精神分裂症及其他精神病性障碍的患病率农村高于城市，且 18~34 岁年龄组患病率最高。以上数据表明，当前我国的精神卫生服务需求巨大。

4）社会偏见和歧视现象

对于普通人群而言，精神卫生知识匮乏，社会偏见严重，精神障碍未治率高是精神卫生工作面临的挑战。由于精神卫生知识普及和宣传力度不够，我国普通居民对精神卫生知识的知晓率和正确选择就医方式的比例明显偏低。大多数人对精神障碍没有基本的认识和了解，对患者缺乏理解和同情，偏见与歧视现象比较严重。据调查，50% 以上的人不愿与精神障碍患者为邻，40% 以上的人不愿住在精神障碍康复设施附近，更多的人认为精神障碍患者"有破坏性""容易危害他人"。患者和家属担心"家丑外扬"，拒绝去专科医院治疗。在一些不发达地区，精神障碍患者成为迷信活动的牺牲品，导致精神障碍患者及其家属普遍具有强烈的"病耻感"，不愿意或不敢接受治疗和心理干预，延误治疗，使病情加重。调查结果显示，我国精神分裂症患者就诊率仅为 30%，住院治疗者不足 1%；抑郁症及双相情感障碍、惊恐障碍治疗比例仅为 10%；强迫症、酒精依赖、自杀/自伤的治疗干预率更低。

5）精神卫生服务系统

经过近十多年的蓬勃发展，虽然我国已经初步建立了精神卫生服务体系，但仍难以满足社会对精神卫生服务的巨大需求，仍需进一步完善。存在的主要问题包括：精神卫生服务体系不健全、精神卫生服务的人力资源严重缺乏、精神卫生服务资源分布极不均匀、精神卫生机构基础建设条件差。大多数县级精神卫生机构房屋简陋、空间狭小，设备简单老化不能正常使用，各级精神卫生机构的房屋和设备条件普遍比同级其他医疗机构差。此外，缺乏对初级卫生保健提供者的精神卫生知识和技能的培训。

2. 社区精神卫生服务管理对策

1）健全机制，依法管理

要深入贯彻落实《中华人民共和国精神卫生法》，建立由综合治理、卫生健康、公安、民政、人力资源社会保障、残联、财政、发展和改革委员会、司法、法制等多部门组成的政府严重精神障碍综合管理领导小组，明确责任与任务目标。各部门和地方要通力合作，确保精神卫生工作落到实处。社会各界，尤其是政府领导层要充分认识到加强社区精神卫生建设工作的必要性与重要性，财政部门要根据经济社会发展水平和精神卫生工作需要加大对社区精神卫生经费的财政预算投入。

2）加强政策保障力度与覆盖面

对所有登记在册、贫困的严重精神障碍患者家庭，按规定纳入最低生活保障和医疗救助范畴，以解决贫困患者的基本生活和基本医疗问题。按照"医保先报，符合条件医疗救助，财政补助（或兜底）"原则，扩大严重精神障碍患者，医保诊疗项目和药品目录；将门诊费用纳入门诊大病统筹补偿范围，取消住院治疗起付线，住院费用按照不低于70%比例予以报销，门诊和住院报销比例逐年提高至90%以上，或门诊免费治疗；对严重精神障碍患者，医保报销后的自费部分纳入医疗救助范围，切实减轻严重精神障碍患者家庭的医疗费用负担。

3）健全严重精神障碍社区管理体系

要规范和科学地做好患者筛查登记、监测预警、救治救助工作，将严重精神障碍患者救治救助工作纳入网格化管理的重要内容。街道或乡镇建立由居（村）委会干部、社区精防医生（护士）、民警、民政干事、残联助残员、患者家属及邻居等组成的精神障碍患者关爱帮扶小组，进行患者日常筛查、诊断复核、危险评估、登记上报、随访服务等工作。重点加强对病情不稳定、易肇事肇祸和"三无"及流浪乞讨患者的管理服务。对有肇事肇祸行为或危险的疑似严重精神障碍患者依法立即处置，必要时依法实施强制医疗。

4）加强能力建设，提高服务水平

加强精神卫生医疗、康复和日间照料机构的建设，满足精神卫生急慢分治、防治结合的服务需要；加大人才培养和培训力度，将精神科医生作为紧缺人才纳入住院医师规范化管理；鼓励有条件的地区和高等院校举办精神医学本科专业，合理配置精神卫生专业人员（指精神科执业医师、注册护士、药剂师、心理治疗师等卫生技术人员），做好居家患者的康复治疗、社区看护、服药管理等工作，帮助患者融入社会。

5）普及精神卫生知识，降低患者及其家属的病耻感

广泛开展精神卫生健康教育和健康促进工作，充分利用广播、电视、互联网等媒体加强宣传和法制教育，普及精神卫生知识，提高公众对精神障碍和心理行为问题的预防知识和主动寻求帮助的能力。营造尊重、理解、关爱精神障碍患者的社会氛围。在传统媒体的基础上，加大数字媒体健康教育的宣传力度，如通过微信、微博等手机终端形

式，充分利用网络优势，实现网络心理健康教育和现实心理健康教育的优势互补，优化宣传方式（如便利性、可及性、可读性等），以提高精神卫生核心知识、心理健康知识的宣传力度，引导公众正确认识精神障碍和心理行为问题，改善精神卫生工作的社会氛围。

二、关于拒绝接受社区精神卫生服务的对策

1. 找出原因，对症施策

患者监护人或患者拒绝接受社区精神卫生服务的原因可能是多方面的，如对服务的内容和意义不了解，对服务方式不满意，存在病耻感、担心隐私泄露等。对于拒绝接受社区精神卫生服务的患者，社区精防医生要从多方面、多角度了解原因，要根据患者的实际情况有针对性地开展工作，争取将患者纳入社区精神卫生管理服务对象。

2. 加强宣传教育

社区精防医生要教育患者家属正确对待精神障碍，消除自身存在的错误认识，尽快接受现实，稳定住自己的情绪；有条不紊地处理一些相关事情，这对家属本人和患者来说，都是非常重要的。同时，还应该把精防工作的目的和意义向患者和家属进行宣传，争取他们在思想上对精防工作产生认同感。另外，要向社区群众大力宣传精神卫生知识，使社区群众降低对精神障碍的恐惧，从而认识、接纳精神障碍患者，理解精防工作，支持精防工作，促进社区居民与精神障碍患者直接、深入地接触和交往，营造和谐温馨、包容并举的社区环境。

3. 建立良好关系

要与患者及其家属建立良好的关系，取得他们的信任。社区医生与患者及其家属建立良好的医患关系是争取他们的支持、接受服务的关键。社区精防医生要多关心患者的疾病痛苦，主动为患者分忧解难，在与患者及其家属的接触中，要以热心、诚心和爱心对待他们，并持之以恒予以关爱，这样才能够建立稳固、良好的关系，不能给人一种"居高临下"的感觉。

4. 保护隐私，打消疑虑

有些患者或其家属拒绝接受服务，是由于担心别人知道他们的情况后会对他们产生歧视。社区医生可以采取循序渐进的方法，使他们逐步接受服务。最初可以告诉他们为患者保守秘密，不向别人讲起患者的情况。如果患者或其家属仍然心存顾虑，也可以采用电话随访的办法，或由他们提出上门家庭访视的时间和要求等。一般情况下，只要他们答应与社区医生接触就是良好的开始，随着时间的推移和了解的不断深入，绝大多数患者和家属都会转变认识，进而接受精神卫生社区服务。

5. 加强关注，及时提供服务

经过各种努力之后，患者如仍然不愿意接受社区精神卫生服务，社区精防医生应当报告基层综合管理小组或/和关爱帮扶小组，协同宣传有关政策和服务内容，并加强社区关注和监护。在患者主动要求或者情况需要时，基层综合管理小组或/和关爱帮扶小组及社区精防医生应及时提供必要的服务。

三、高风险患者的社区管理

1. 高风险患者的定义

一般来说，高风险患者是指目前危险性评估≥3级、有可能发生危及他人或自身安全的行为，或已对社会治安产生严重影响的严重精神障碍患者。严重精神障碍患者发生高风险行为，是患者自身疾病严重程度(如幻觉妄想等神经症状)、精神应激、治疗与否、服药依从性、家庭监护能力、既往暴力行为史等多因素共同作用的结果。

2. 高风险患者相关社会风险

高风险患者相对于低风险患者，更容易发生肇事、肇祸行为。其中，肇事行为是指患者行为触犯了《中华人民共和国治安管理处罚法》但未触犯《中华人民共和国刑法》，例如患者有行凶伤人毁物行为等但未导致被害人轻、重伤；肇祸行为是指患者行为触犯了我国《刑法》，属于犯罪行为。

3. 高风险患者的社区管理

1)精神卫生综合管理

应发挥由当地乡镇/街道政法、卫生健康、公安、民政、司法行政、残联等单位组成的精神卫生综合管理小组和由网格员、基层精防人员、派出所民警、民政干事、残疾人专职委员、家属、志愿者等组成的患者关爱帮扶小组的作用，共同开展辖区高风险患者的管理、治疗、康复工作。

2)加强培训

定期开展对精神卫生综合管理小组和关爱帮扶小组成员，以及村(居)委会成员、基层精防人员、患者监护人等相关人员的培训，培训内容包括精神障碍的基本知识、常见抗精神病药物及不良反应、与高风险患者的交流技巧、高风险行为识别与应对等，以提高相关人员的能力与技巧，进而为患者提供规范且适宜的社区管理与家庭护理服务。

3)做好随访

要根据患者病情分类，做好患者管理治疗工作。对危险等级高、服药依从性差、家庭弱监护或无监护等易肇事肇祸患者，要加强面访频次。家庭随访内容包括了解患者病情、用药情况、药物不良反应、康复措施、生活中存在的问题，指导患者家属对患者的护理、用药，强化监护人责任，帮助其解决疑难问题和生活治疗困难，落实对严重精神障碍患者的一系列保障措施。对于精神病性症状持续存在或不服药、间断服药的患者，精防人员应当请精神科医师共同对患者进行当面随访，必要时调整治疗方案，在条件许可的情况下还可考虑使用长效针剂治疗。

4)加强社区宣教

加强社区宣教，通过开展讲座、发放宣传材料等宣传精神卫生知识及相关政策，提高社区居民对精神障碍的认知。创造良好的社区氛围，消除歧视，促进患者社会功能恢复。

5)信息管理

为患者建立健康档案并录入国家信息管理系统，及时录入发病报告卡、出院信息单、随访记录表、应急处置记录单等信息。对于迁居他处的，要及时将患者信息流转至患者所在地。高风险患者失访或离开属地，精防人员应当立刻通知公安机关并报告上级精防机构。精神卫生综合管理小组和关爱帮扶小组定期召开工作例会，交流管理中存在的问题和经验，汇总对患者的管理情况，并与相关部门人员交换信息。

6）应急处置和体检工作

建立由精防人员、民警、村（居）民委员会成员、网格员等关爱帮扶小组成员和精神科医师、护士等组成的应急处置队伍，组织危险行为防范措施等相关知识培训，定期开展演练。当高风险患者有伤害自身、危害他人安全的行为或危险，或者病情复发、出现急性或严重药物不良反应时，需做好社区应急处置及社区与专科医院的双向转诊工作。一旦发现肇事肇祸迹象，要尽快将患者就近送入精神卫生医疗机构治疗。每年对患者进行一次免费体检，及时了解患者病情变化。

7）已发生肇事肇祸行为患者的处理

发现患者有危害公共安全或他人安全的行为或危险时，精防人员或其他相关人员应当立刻通知公安民警，并协助其进行处置。精防人员应当及时联系上级精神卫生医疗机构开放绿色通道，协助民警、家属或监护人将患者送至精神卫生医疗机构门急诊留观或住院。必要时，精神卫生医疗机构可派出精神科医师和护士前往现场进行快速药物干预等应急医疗处置。执行应急医疗处置任务的精防人员或精神卫生专业人员应当在24小时内填写"应急处置单"一式三份。事件处理完毕后，不要简单离去，还应该做进一步的调查分析，并填写《严重精神障碍患者肇事肇祸案（事）件调查表》，指导患者家属或其监护人预防再次发生类似情况。基层医疗卫生机构应当在5个工作日内通过信息管理系统上报处置记录。对未建档的患者，由精神卫生医疗机构在患者确诊后的5个工作日内登记建档，并录入信息管理系统。对已建档但未纳入管理的患者，在征得本人和（或）监护人同意后纳入社区管理，符合《中华人民共和国精神卫生法》第三十条第二款第二项情形的患者直接纳入社区管理。

第七章　精神障碍患者健康管理法律问题

《中华人民共和国精神卫生法》(以下简称"《精神卫生法》")已于 2013 年 5 月 1 日正式实施，2018 年 4 月 27 日第十三届全国人民代表大会常务委员会第二次会议《关于修改〈中华人民共和国国境卫生检疫法〉等六部法律的决定》又进行了修正，并自公布之日起施行。《精神卫生法》的出台，规范了社会不同组织、部门及人员的职责，保护了患者和医护人员双方的权益，有利于提高公众心理健康水平，维护精神障碍患者合法权益，保障和促进精神卫生事业发展。2020 年 5 月 28 日通过的《中华人民共和国民法典》是中国法制史上历史性的进步，其在内容和形式上也对精神卫生事业的相关主体、客体以及权利义务关系进行了新的法条阐述，使精神障碍健康管理的实行有法可依、有法可施。

第一节　精神卫生法

一、《精神卫生法》的主要内容

(一)明确精神障碍患者的权益

精神卫生立法的主要目的除了发展精神卫生事业，规范精神卫生服务，更重要的是维护精神障碍患者的合法权益。因此，《精神卫生法》明确了精神障碍患者的人格尊严、人身安全等宪法规定的公民基本权利不受侵犯，其享有的受教育、劳动、医疗、隐私、从国家和社会获得物质帮助等合法权益受法律保护；全社会应当尊重、理解、关爱精神障碍患者，任何组织或者个人不得歧视、侮辱、虐待精神障碍患者，不得非法限制精神障碍患者的人身自由。

(二)明确精神卫生工作相关主体职责

国家积极发展精神卫生事业，为了精神卫生工作的有效开展，需要明确各相关主体的职责。为此，《精神卫生法》明确规定精神卫生工作实行政府组织领导、部门各负其责、家庭和单位尽力尽责、全社会共同参与的综合管理机制。县级以上人民政府领导精神卫生工作，乡镇人民政府和街道办事处根据本地区的实际情况，组织开展预防精神障碍发生、促进精神障碍患者康复等工作。国务院卫生行政部门主管全国的精神卫生工作；县级以上地方人民政府卫生行政部门主管本行政区域的精神卫生工作。县级以上人民政府司法行政、民政、公安、教育、人力资源与社会保障等部门在各自职责范围内负责有关的精神卫生工作。同时,《精神卫生法》还明确了社会团体、基层群众性自治组织的职责,强调了监护人的职责,并鼓励社会力量参与精神卫生事业的建设。另外,值得一提的是,《精神卫生法》还专门明确了监狱、看守所、拘留所、强制隔离戒毒所的职责,法条强调应当关注服刑人员,被依法拘留、逮捕、强制隔离戒毒的人员等的心理健康状况,不仅需要对他们开展精神卫生知识宣传,还应在必要的时候为他们提供心理咨询和心理辅导。

(三)建立心理健康促进和精神障碍预防制度

精神卫生工作实行预防为主的方针,坚持预防、治疗和康复相结合的原则。对于任何疾病来说,预防比治疗更为重要,因此,《精神卫生法》专章对心理健康促进和精神障碍预防制度进行了规定。

(1)明确各方主体的权责。各级政府及有关部门、社会团体、村民委员会和居民委员会、用人单位、各级各类学校、医疗卫生机构、监狱等场所在开展精神卫生的宣传和健康教育方面都负有责任和义务。

(2)突发事件应急预案中加入心理援助内容。各级人民政府和县级以上人民政府有关部门在针对突发事件制定应急预案时,应当包括心理援助的内容,并根据突发事件的具体情况,组织开展心理援助工作。

(3)设定心理咨询工作的基本规范。心理咨询与心理治疗有着本质区别,所以心理咨询人员不得从事心理治疗或者精神障碍的诊断、治疗。如果发现接受咨询的人员可能患有精神障碍,应当建议其到符合条件的医疗机构就诊。提供心理咨询时应注意保护接受心理咨询人员的隐私。

(4)建立监测网络与工作信息共享机制。由国务院卫生行政部门建立精神卫生监测网络,制定精神卫生监测和严重精神障碍发病报告管理办法,组织开展相关监测和专题调查工作,并建立精神卫生工作信息共享机制,实现信息互联互通、交流共享。

(四)对精神障碍的诊断和治疗医疗机构的相关要求

(1)对精神障碍的诊断和治疗医疗机构的基本要求。《精神卫生法》对精神障碍的诊断和治疗医疗机构的条件、诊疗活动应遵循的原则、精神障碍诊断的依据进行了规定,同时授予国务院卫生行政部门对精神障碍分类、诊断标准和治疗规范的制定权。医疗机构在精神障碍的诊断和治疗过程中还应注意配备适宜的设施、设备,为住院患者创造安全适宜的环境。另外,《精神卫生法》还对病历资料记录与保存、药物的使用、保护性医疗措施和特殊治疗措施的程序与适用情形做了明确规定。

(2)医疗机构的告知义务。《精神卫生法》强调医疗机构负有告知义务,其对于患者本人及其监护人,不仅应告知精神障碍患者享有的权利,还应说明为患者所制定的周详治疗方案及有关治疗方法、目的以及可能产生的后果等。同时还明确了医疗机构接到送诊的疑似精神障碍患者,不得拒绝为其作出诊断。

（3）医疗机构的禁止行为。医疗机构不得强迫精神障碍患者从事生产劳动；除在急性发病期或者为了避免妨碍治疗可以暂时性限制外，不得限制患者的通信和会见探访者等权利；不得因就诊者是精神障碍患者，推诿或者拒绝为其治疗属于本医疗机构诊疗范围的其他疾病；禁止利用约束、隔离等保护性医疗措施惩罚精神障碍患者；禁止对非自愿住院医疗治疗的精神障碍患者实施以治疗精神障碍为目的的外科手术；禁止对精神障碍患者实施与治疗其精神障碍无关的实验性临床医疗。

（五）明确疑似精神疾病患者的送治权

送治权也就是谁有权把人送进精神病院，为了杜绝诸如导入案例中的"被精神病"现象，《精神卫生法》对疑似精神障碍患者送治权的规定主要分为三种情况。

第一，除个人自行到医疗机构进行精神障碍诊断外，疑似精神障碍患者的近亲属可以将其送往医疗机构进行精神障碍诊断。

第二，对查找不到近亲属的流浪乞讨疑似精神障碍患者，由当地民政等有关部门按照职责分工，帮助送往医疗机构进行精神障碍诊断。

第三，对于疑似精神障碍患者发生伤害自身、危害他人安全的行为，或者有伤害自身、危害他人安全的危险的，其近亲属、所在单位、当地公安机关应当立即采取措施予以制止，并将其送往医疗机构进行精神障碍诊断。

（六）规范精神障碍患者住院医疗制度

（1）明确精神障碍的住院治疗实行自愿原则。人身自由是宪法所明确的公民的基本权利，在"被精神病"案例中强制"精神障碍患者"住院，侵犯其人身自由的事情大量存在。为此，《精神卫生法》明确规定，精神障碍的住院治疗实行自愿原则，自愿住院治疗的精神障碍患者可以随时要求出院，医疗机构应当同意。这体现了对精神障碍患者基本权利的尊重和保护。

（2）关于精神障碍患者的非自愿住院医疗问题。非自愿住院是精神障碍患者住院医疗制度中的特殊情形，因此，《精神卫生法》做了详细规定。

第一，明确规定非自愿住院医疗措施的适用条件。就诊者为严重精神障碍患者的在两种情况下应当对其实施住院治疗，一种是已经发生伤害自身的行为，或者有伤害自身的危险的，并且经其监护人同意；另一种是已经发生危害他人安全的行为，或者有危害他人安全的危险的。

第二，为精神障碍患者及其监护人提供异议程序。患者或者其监护人对需要住院治疗的诊断结论有异议，不同意对患者实施住院治疗的，可以自收到诊断结论之日起3日内向原医疗机构或者其他具有合法资质的医疗机构提出再次诊断要求。

再次诊断需要由两名初次诊断医师以外的精神科执业医师进行，并及时出具再次诊断结论。如果对再次诊断结论有异议的，可以自主委托依法取得执业资质的鉴定机构进行精神障碍医学鉴定。

鉴定需要具有该鉴定事项执业资格的两名以上鉴定人共同进行鉴定，并及时出具鉴定报告。《精神卫生法》还对鉴定人回避制度以及鉴定的基本要求等方面进行了规定。

再次诊断、鉴定结论表明当事人不是精神障碍患者或者不需要实施非自愿住院医疗的，任何单位或者个人不得限制其离开医疗机构。

第三，规定入院后的纠错机制。对非自愿住院患者，医疗机构应当组织精神科执业医师定期进行检查评估，评估结果表明患者不需要继续住院治疗的，医疗机构应当立即通知患者本人及其监护人，患者本人或者其监护人可以依法办理出院手续；县级卫生行政部门应当定期对本行政区域内从事精神障碍诊断和治疗的医疗机构进行检查，发现违法行为的，应当立即制止或者责令纠正，并依法作出处理。

（3）精神障碍患者的出院制度。自愿住院治疗的精神障碍患者可以随时要求出院，医疗机构应当同意。对于非自愿住院治疗精神障碍患者的出院问题，《精神卫生法》分两种情况进行了规定。对于已经发生伤害自身的行为，或者有伤害自身的危险的严重精神障碍患者，监护人可以随时要求患者出院，医疗机构应当同意；对于已经发生危害他人安全的行为，或者有危害他人安全的危险的严重精神障碍患者，医疗机构认为患者可以出院的，应当立即告知患者及其监护人。但对于非自愿住院治疗的精神障碍患者，医疗机构认为不宜出院的，应当告知不宜出院的理由；患者或者其监护人仍要求出院的，执业医师应当在病历资料中详细记录告知的过程，同时提出出院后的医学建议，患者或者其监护人应当签字确认。

（七）精神障碍的康复制度

对于精神障碍的康复方面，《精神卫生法》主要明确了社区康复机构、医疗机构、基层群众性自治组织、残疾人组织、用人单位、监护人的义务。具体包括县级人民政府根据实际情况统筹规划，建立精神障碍患者社区康复机构，并采取措施鼓励社会力量建立精神障碍患者康复机构；基层卫生服务机构应当对出院的患者进行定期随访，指导患者服药，开展康复训练，并对监护人进行精神卫生知识和看护知识的培训；残疾人组织应当根据精神障碍患者康复的需要组织患者参加康复活动；用人单位应当根据精神障碍患者的实际情况，安排其从事力所能及的工作，保障患者享有同等待遇，等等。

（八）发展精神卫生事业，建构精神卫生保障体系

《精神卫生法》明确了各级政府和相关机构发展精神卫生事业的责任；保障精神卫生工作所需经费，将精神卫生工作经费列入本级财政预算；加强基层精神卫生服务体系建设。综合性医疗机构应当按照国务院卫生行政部门的规定开设精神科门诊或者心理治疗门诊；医学院校应当加强精神医学的教学和研究，培养精神医学专门人才；广泛开展精神卫生知识培训；师范院校应当为学生开设精神卫生课程，等等。

《精神卫生法》强调了精神障碍患者的医疗保障问题。县级以上人民政府卫生行政部门应当组织医疗机构为严重精神障碍患者免费提供基本公共卫生服务。精神障碍患者纳入国家基本医疗保险，医疗费用按照国家有关社会保险的规定由基本医疗保险基金支付；精神障碍患者通过基本医疗保险支付医疗费用后仍有困难，或者不能通过基本医疗

保险支付医疗费用的，民政部门应当优先给予医疗救助。民政部门主要负责对贫困严重精神障碍患者的社会救助；对符合城乡最低生活保障条件的严重精神障碍患者，民政部门应当会同有关部门及时将其纳入最低生活保障。

另外，《精神卫生法》还提出，保障精神卫生工作人员的人格尊严、人身安全，加强对精神卫生工作人员的职业保护，提高精神卫生工作人员的待遇水平，并按照规定给予适当的津贴。

（九）明确精神卫生相关法律责任

《精神卫生法》对不同主体和行为的相关法律责任进行了明确规定。县级以上政府卫生行政部门和其他有关部门精神卫生工作的法律责任，其主要承担警告、记过、记大过、降级、撤职或者开除等行政处分责任。不符合规定条件的医疗机构的法律责任主要包括警告，并处五千元以上一万元以下罚款的行政处罚，以及相关行政处分责任。医疗机构及其工作人员的法律责任不仅包括警告、撤职、开除等行政处分，还可以责令有关医务人员暂停一个月以上六个月以下执业活动。对于心理咨询、心理治疗有违法行为的不仅给予降低岗位等级或者撤职，对有关医务人员，暂停六个月以上一年以下执业活动；情节严重的，还可以给予或者责令给予开除的处分，并吊销有关医务人员的执业证书。法条还规定了监护人的相关法律责任。

《精神卫生法》明确了侵犯精神障碍患者隐私权、侵犯精神障碍患者或其他公民合法权益的民事赔偿责任；以及涉及治安管理处罚领域的法律责任；违反本法规定，构成犯罪的，依法追究刑事责任。

（十）精神障碍患者的监护人

精神障碍患者的监护人，是指依照民法通则的有关规定可以担任监护人的人。精神障碍患者的监护人应当履行监护职责，维护精神障碍患者的合法权益。禁止对精神障碍患者实施家庭暴力，禁止遗弃精神障碍患者。

精神障碍患者的监护人应当妥善看护未住院治疗的患者，按照医嘱督促其按时服药、接受随访或者治疗。村民委员会、居民委员会、患者所在单位等应当依患者或者其监护人的请求，对监护人看护患者提供必要的帮助。

精神障碍患者的监护人应当协助患者进行生活自理能力和社会适应能力等方面的康复训练。精神障碍患者的监护人在看护患者过程中需要技术指导的，社区卫生服务机构或者乡镇卫生院、村卫生室、社区康复机构应当提供。

医疗机构出具的诊断结论表明精神障碍患者应当住院治疗而其监护人拒绝，致使患者造成他人人身、财产损害的，或者患者有其他造成他人人身、财产损害情形的，其监护人依法承担民事责任。

（十一）开展诊疗活动的条件

开展精神障碍诊断、治疗活动，应当具备下列条件，并依照医疗机构的管理规定办理有关手续：①有与从事的精神障碍诊断、治疗相适应的精神科执业医师、护士；②有满足开展精神障碍诊断、治疗所需要的设施和设备；③有完善的精神障碍诊断、治疗管理制度和质量监控制度。从事精神障碍诊断、治疗的专科医疗机构还应当配备从事心理治疗的人员。

(十二)保护性医疗措施

精神障碍患者在医疗机构内发生或者将要发生伤害自身、危害他人安全、扰乱医疗秩序的行为，医疗机构及其医务人员在没有其他可替代措施的情况下，可以实施保护性医疗措施，如诊断结论、病情评估表明，就诊者为严重精神障碍患者并且有"已经发生危害他人安全的行为，或者有危害他人安全的危险的"，应当对其实施住院治疗。此种情况下，监护人阻碍实施住院治疗或者患者擅自脱离住院治疗的，可以由公安机关协助医疗机构采取措施对患者实施住院治疗。实施保护性医疗措施应当遵循诊断标准和治疗规范，并在实施后告知患者的监护人。禁止利用约束、隔离等保护性医疗措施惩罚精神障碍患者。

(十三)心理援助、心理咨询与心理治疗

各级人民政府和县级以上人民政府有关部门制定的突发事件应急预案，应当包括心理援助的内容。发生突发事件，履行统一领导职责或者组织处置突发事件的人民政府应当根据突发事件的具体情况，按照应急预案的规定，组织开展心理援助工作。

心理咨询人员应当提高业务素质，遵守执业规范，为社会公众提供专业化的心理咨询服务。心理咨询人员不得从事心理治疗或者精神障碍的诊断、治疗。心理咨询人员发现接受咨询的人员可能患有精神障碍的，应当建议其到符合《精神卫生法》规定的医疗机构就诊。心理咨询人员应当尊重接受咨询人员的隐私，并为其保守秘密。

心理治疗活动应当在医疗机构内开展。专门从事心理治疗的人员不得从事精神障碍的诊断，不得为精神障碍患者开具处方或者提供外科治疗。心理治疗的技术规范由国务院卫生行政部门制定。

二、《精神卫生法》规定的法律责任

(一)医疗机构及其工作人员的法律责任

医疗机构及其工作人员可能承担的法律责任，涉及《精神卫生法》的第二十七条第一款、第三十条、第三十一条、第三十五条第一款、第三十七条、第三十八条、第三十九条、第四十条、第四十一条第二款、第四十二条、第四十三条、第四十四条第一至三款、第四十六条、第四十七条、第七十三条、第七十四条、第七十五条、第七十七条以及其他相关条款。

(1)不符合法定条件的医疗机构擅自从事精神障碍诊断、治疗的。

①医疗机构没有执业范围为精神科的执业医师；

②没有满足开展精神障碍诊断和治疗所必需的设施和设备；

③没有制定完善的精神障碍诊断、治疗管理制度和质量控制制度；

④从事精神障碍诊断和治疗的专科医疗机构没有配备从事心理治疗的人员；

⑤违反《医疗机构管理条例》的有关规定，未依法履行精神科诊疗科目审批手续，没有获得从事精神科诊疗工作的执业许可，即《医疗机构执业许可证》中没有精神科或其二级学科的诊疗科目；

⑥医疗机构内非精神科医生从事精神障碍的诊断和治疗。

（2）精神卫生医疗机构拒绝对送诊的疑似精神障碍患者做出诊断的。

（3）对住院治疗的患者未及时进行检查评估或者未根据评估结果做出处理的。

（4）对精神障碍患者实施约束、隔离等保护性医疗措施的。

（5）强迫精神障碍患者劳动的。

（6）对精神障碍患者实施外科手术或者实验性临床治疗的。

①对非自愿住院治疗患者实施以治疗精神障碍为目的的外科手术；

②对精神障碍患者实施与治疗其精神障碍无关的实验性临床治疗；

③实施导致人体器官丧失功能的外科手术、与精神障碍治疗相关的实验性临床治疗时，或没有尽到法定的告知义务，或没有得到患者或其监护人的书面同意，或没有得到本医疗机构伦理委员会的批准；或在紧急情况下没有取得本医疗机构负责人和伦理委员会的批准。

（7）侵害精神障碍患者的通信和会见探访者等权利的。

（8）违反精神障碍诊断标准，将非精神障碍患者诊断为精神障碍患者的。

（9）泄露精神障碍患者隐私的。

（10）非法限制精神障碍患者人身自由的。

①限制自愿住院治疗的精神障碍患者出院；

②精神障碍患者已经发生伤害自身的行为，或者有伤害自身的危险，但监护人不同意住院治疗，医疗机构继续对患者实施住院治疗；

③精神障碍患者已经发生伤害自身的行为，或者有伤害自身的危险者住院后，监护人依法要求出院时，医疗机构不同意；

④对于非自愿住院治疗者，或者患者不需要住院治疗的，医疗机构继续对其实施住院治疗。

（二）精神障碍患者监护人的法律责任

监护人可能承担的法律责任，涉及《精神卫生法》的第九条第二款、第三十条第二款第二项、第三十一条、第三十五条第二款、第三十六条第一款、第四十五条、第四十九条、第七十九条、第八十三条第三款以及其他相关条款。

精神障碍患者监护人承担法律责任的情形：

（1）遗弃精神障碍患者。

（2）对精神障碍患者实施家庭暴力。

（3）未尽到看护管理义务。

（4）拒绝或阻碍精神障碍患者住院治疗。

（5）拒绝办理患者出入院手续。

（三）其他部门、机构和人员的法律责任

其他部门、机构和人员可能承担的法律责任，涉及《精神卫生法》第八条、第二十三条、第五十一条、第七十二条、第八十一条以及其他相关条款。

政府管理部门可能承担的法律责任：

（1）未履行精神卫生工作职责的。

（2）滥用职权、玩忽职守、徇私舞弊的。

（四）心理咨询和心理治疗人员的法律责任

心理咨询和心理治疗人员可能承担的法律责任：

（1）心理咨询人员从事心理治疗或者精神障碍诊断、治疗的。

（2）心理治疗人员在医疗机构以外开展心理治疗活动的。

（3）专门从事心理治疗的人员从事精神障碍的诊断的。

（4）专门从事心理治疗的人员为精神障碍患者开具处方或者提供外科治疗的。

（五）其他人员的法律责任

其他人员可能承担的法律责任，涉及《精神卫生法》第四条第三款以及其他相关条款：

（1）将非精神障碍患者故意作为精神障碍患者送入医疗机构治疗的。

（2）歧视、侮辱、虐待精神障碍患者，侵害患者的人格尊严、人身安全的。

（3）非法限制精神障碍患者人身自由的。

（4）泄露精神障碍患者隐私的。

（5）其他侵害精神障碍患者合法权益的。

第二节　其他相关法律法规

（一）《中华人民共和国宪法》（1982 年 12 月 4 日施行，2018 年 3 月 11 日第十三届全国人民代表大会第一次会议通过的《中华人民共和国宪法修正案》修正）

第三十七条　中华人民共和国公民的人身自由不受侵犯。

禁止非法拘禁和以其他方法非法剥夺或者限制公民的人身自由，禁止非法搜查公民的身体。

第三十八条　中华人民共和国公民的人格尊严不受侵犯。禁止用任何方法对公民进行侮辱、诽谤和诬告陷害。

第四十条　中华人民共和国公民的通信自由和通信秘密受法律的保护。除因国家安全或者追查刑事犯罪的需要，由公安机关或者检察机关依照法律规定的程序对通信进行检查外，任何组织或者个人不得以任何理由侵犯公民的通信自由和通信秘密。

第四十二条　中华人民共和国公民有劳动的权利和义务。

第四十五条　中华人民共和国公民在年老、疾病或者丧失劳动能力的情况下，有从国家和社会获得物质帮助的权利。国家发展为公民享受这些权利所需要的社会保险、社会救济和医疗卫生事业。

国家和社会保障残废军人的生活，抚恤烈士家属，优待军人家属。

国家和社会帮助安排盲、聋、哑和其他有残疾的公民的劳动、生活和教育。

第四十六条　中华人民共和国公民有受教育的权利和义务。

(二)《中华人民共和国全国人民代表大会和地方各级人民代表大会选举法》(2015年8月29日第六次修正)

第二十七条　精神病患者不能行使选举权利的，经选举委员会确认，不列入选民名单。

(三)《中华人民共和国民法典》(2020年5月28日第十三届全国人民代表大会第三次会议表决通过，2021年1月1日起施行)

第一编　总则

第二章　自然人

第一节　民事权利能力和民事行为能力

第十九条　八周岁以上的未成年人为限制民事行为能力人，实施民事法律行为由其法定代理人代理或者经其法定代理人同意、追认；但是，可以独立实施纯获利益的民事法律行为或者与其年龄、智力相适应的民事法律行为。

第二十条　不满八周岁的未成年人为无民事行为能力人，由其法定代理人代理实施民事法律行为。

第二十一条　不能辨认自己行为的成年人为无民事行为能力人，由其法定代理人代理实施民事法律行为。八周岁以上的未成年人不能辨认自己行为的，适用前款规定。

第二十二条　不能完全辨认自己行为的成年人为限制民事行为能力人，实施民事法律行为由其法定代理人代理或者经其法定代理人同意、追认；但是，可以独立实施纯获利益的民事法律行为或者与其智力、精神健康状况相适应的民事法律行为。

第二十三条　无民事行为能力人、限制民事行为能力人的监护人是其法定代理人。

第二十四条　不能辨认或者不能完全辨认自己行为的成年人，其利害关系人或者有关组织，可以向人民法院申请认定该成年人为无民事行为能力人或者限制民事行为能力人。被人民法院认定为无民事行为能力人或者限制民事行为能力人的，经本人、利害关系人或者有关组织申请，人民法院可以根据其智力、精神健康恢复的状况，认定该成年人恢复为限制民事行为能力人或者完全民事行为能力人。本条规定的有关组织包括：居民委员会、村民委员会、学校、医疗机构、妇女联合会、残疾人联合会、依法设立的老年人组织、民政部门等。

第二节　监护

第二十八条　无民事行为能力或者限制民事行为能力的成年人，由下列有监护能力的人按顺序担任监护人：(一)配偶；(二)父母、子女；(三)其他近亲属；(四)其他愿意担任监护人的个人或者组织，但是须经被监护人住所地的居民委员会、村民委员会或者民政部门同意。

第三十五条　监护人应当按照最有利于被监护人的原则履行监护职责。监护人除为维护被监护人利益外，不得处分被监护人的财产。未成年人的监护人履行监护职责，在作出与被监护人利益有关的决定时，应当根据被监护人的年龄和智力状况，尊重被监护人的真实意愿。成年人的监护人履行监护职责，应当最大程度地尊重被监护人的真实意愿，保障并协助被监护人实施与其智力、精神健康状况相适应的民事法律行为。对被监护人有能力独立处理的事务，监护人不得干涉。

第三十六条　监护人有下列情形之一的，人民法院根据有关个人或者组织的申请，撤销其监护人资格，安排必要的临时监护措施，并按照最有利于被监护人的原则依法指定监护人：(一)实施严重损害被监护人身心健康的行为；(二)怠于履行监护职责，或者无法履行监护职责且拒绝将监护职责部分或者全部委托给他人，导致被监护人处于危困状态；(三)实施严重侵害被监护人合法权益的其他行为。本条规定的有关个人、组织包括：其他依法具有监护资格的人，居民委员会、村民委员会、学校、医疗机构、妇女联合会、残疾人联合会、未成年人保护组织、依法设立的老年人组织、民政部门等。前款规定的个人和民政部门以外的组织未及时向人民法院申请撤销监护人资格的，民政部门应当向人民法院申请。

第五章　民事权利

第一百零九条　自然人的人身自由、人格尊严受法律保护。

第一百二十八条　法律对未成年人、老年人、残疾人、妇女、消费者等的民事权利保护有特别规定的，依照其规定。

第六章　民事法律行为

第三节　民事法律行为的效力

第一百四十四条　无民事行为能力人实施的民事法律行为无效。

第一百四十五条　限制民事行为能力人实施的纯获利益的民事法律行为或者与其年龄、智力、精神健康状况相适应的民事法律行为有效；实施的其他民事法律行为经法定代理人同意或者追认后有效。相对人可以催告法定代理人自收到通知之日起三十日内予以追认。法定代理人未作表示的，视为拒绝追认。民事法律行为被追认前，善意相对人有撤销的权利。撤销应当以通知的方式作出。

第九章　诉讼时效

第一百九十条　无民事行为能力人或者限制民事行为能力人对其法定代理人的请求权的诉讼时效期间，自该法定代理终止之日起计算。

第一百九十四条 在诉讼时效期间的最后六个月内，因下列障碍，不能行使请求权的，诉讼时效中止：(一)不可抗力；(二)无民事行为能力人或者限制民事行为能力人没有法定代理人，或者法定代理人死亡、丧失民事行为能力、丧失代理权；(三)继承开始后未确定继承人或者遗产管理人；(四)权利人被义务人或者其他人控制；(五)其他导致权利人不能行使请求权的障碍。自中止时效的原因消除之日起满六个月，诉讼时效期间届满。

第三编 合同

第十一章 赠与合同

第六百五十八条 赠与人在赠与财产的权利转移之前可以撤销赠与。经过公证的赠与合同或者依法不得撤销的具有救灾、扶贫、助残等公益、道德义务性质的赠与合同，不适用前款规定。

第六百六十条 经过公证的赠与合同或者依法不得撤销的具有救灾、扶贫、助残等公益、道德义务性质的赠与合同，赠与人不交付赠与财产的，受赠人可以请求交付。依据前款规定应当交付的赠与财产因赠与人故意或者重大过失致使毁损、灭失的，赠与人应当承担赔偿责任。

第四编 人格权

第一章 一般规定

第九百九十六条 因当事人一方的违约行为，损害对方人格权并造成严重精神损害，受损害方选择请求其承担违约责任的，不影响受损害方请求精神损害赔偿。

第五编 婚姻家庭

第一章 一般规定

第一千零四十一条 婚姻家庭受国家保护。实行婚姻自由、一夫一妻、男女平等的婚姻制度。保护妇女、未成年人、老年人、残疾人的合法权益。

第五章 收养

第一节 收养关系的成立

第一千一百条 无子女的收养人可以收养两名子女；有子女的收养人只能收养一名子女。收养孤儿、残疾未成年人或者儿童福利机构抚养的查找不到生父母的未成年人，可以不受前款和本法第一千零九十八条第一项规定的限制。

第六编 继承

第三章 遗嘱继承和遗赠

第一千一百四十条 下列人员不能作为遗嘱见证人：(一)无民事行为能力人、限制民事行为能力人以及其他不具有见证能力的人；(二)继承人、受遗赠人；(三)与继承人、受遗赠人有利害关系的人。

第一千一百四十三条 无民事行为能力人或者限制民事行为能力人所立的遗嘱无效。遗嘱必须表示遗嘱人的真实意思，受欺诈、胁迫所立的遗嘱无效。伪造的遗嘱无效。遗嘱被篡改的，篡改的内容无效。

第七编　侵权责任

第一章　一般规定

第一千一百六十九条　教唆、帮助他人实施侵权行为的，应当与行为人承担连带责任。教唆、帮助无民事行为能力人、限制民事行为能力人实施侵权行为的，应当承担侵权责任；该无民事行为能力人、限制民事行为能力人的监护人未尽到监护职责的，应当承担相应的责任。

第二章　损害赔偿

第一千一百七十九条　侵害他人造成人身损害的，应当赔偿医疗费、护理费、交通费、营养费、住院伙食补助费等为治疗和康复支出的合理费用，以及因误工减少的收入。造成残疾的，还应当赔偿辅助器具费和残疾赔偿金；造成死亡的，还应当赔偿丧葬费和死亡赔偿金。

第一千一百八十三条　侵害自然人人身权益造成严重精神损害的，被侵权人有权请求精神损害赔偿。因故意或者重大过失侵害自然人具有人身意义的特定物造成严重精神损害的，被侵权人有权请求精神损害赔偿。

第三章　责任主体的特殊规定

第一千一百八十八条　无民事行为能力人、限制民事行为能力人造成他人损害的，由监护人承担侵权责任。监护人尽到监护职责的，可以减轻其侵权责任。有财产的无民事行为能力人、限制民事行为能力人造成他人损害的，从本人财产中支付赔偿费用；不足部分，由监护人赔偿。

第一千一百八十九条　无民事行为能力人、限制民事行为能力人造成他人损害，监护人将监护职责委托给他人的，监护人应当承担侵权责任；受托人有过错的，承担相应的责任。

第一千一百九十九条　无民事行为能力人在幼儿园、学校或者其他教育机构学习、生活期间受到人身损害的，幼儿园、学校或者其他教育机构应当承担侵权责任；但是，能够证明尽到教育、管理职责的，不承担侵权责任。

第一千二百零一条　无民事行为能力人或者限制民事行为能力人在幼儿园、学校或者其他教育机构学习、生活期间，受到幼儿园、学校或者其他教育机构以外的第三人人身损害的，由第三人承担侵权责任；幼儿园、学校或者其他教育机构未尽到管理职责的，承担相应的补充责任。幼儿园、学校或者其他教育机构承担补充责任后，可以向第三人追偿。

附则

第一千二百六十条　本法自 2021 年 1 月 1 日起施行。《中华人民共和国婚姻法》《中华人民共和国继承法》《中华人民共和国民法通则》《中华人民共和国收养法》《中华人民共和国担保法》《中华人民共和国合同法》《中华人民共和国物权法》《中华人民共和国侵权责任法》《中华人民共和国民法总则》同时废止。

(四)《中华人民共和国民政部婚姻登记管理条例》(2003 年 7 月 30 日通过,自 2003 年 10 月 1 日起施行)

第六条 办理结婚登记的当事人有下列情形之一的,婚姻登记管理机关不予登记:

(一)未到法定结婚年龄的;

(二)非自愿的;

(三)一方或者双方已有配偶的;

(四)属于直系血亲或者三代以内旁系血亲的;

(五)患有医学上认为不应当结婚的疾病的。

第十二条 办理离婚登记的当事人有下列情形之一的,婚姻登记机关不予受理:

(一)未达成离婚协议的;

(二)属于无民事行为能力人或者限制民事行为能力人的;

(三)其结婚登记不是在中国内地办理的。

(五)《中华人民共和国民事诉讼法》(2017 年 6 月 27 日第十二届全国人民代表大会常务委员会第二十八次会议《关于修改〈中华人民共和国民事诉讼法〉和〈中华人民共和国行政诉讼法〉的决定》第三次修正)

第五十七条 无诉讼行为能力人由他的监护人作为法定代理人代为诉讼。法定代理人之间互相推诿代理责任的,由人民法院指定其中一人代为诉讼。

第一百八十七条 申请认定公民无民事行为能力或者限制民事行为能力,由其近亲属或者其他利害关系人向该公民住所地基层人民法院提出。

申请书应当写明该公民无民事行为能力或者限制民事行为能力的事实和根据。

第一百八十八条 人民法院受理申请后,必要时应当对被请求认定为无民事行为能力或者限制民事行为能力的公民进行鉴定。申请人已提供鉴定意见的,应当对鉴定意见进行审查。

第一百八十九条 人民法院审理认定公民无民事行为能力或者限制民事行为能力的案件,应当由该公民的近亲属为代理人,但申请人除外。近亲属互相推诿的,由人民法院指定其中一人为代理人。该公民健康情况许可的,还应当询问本人的意见。

人民法院经审理认定申请有事实根据的,判决该公民为无民事行为能力或者限制民事行为能力人;认定申请没有事实根据的,应当判决予以驳回。

第一百九十条 人民法院根据被认定为无民事行为能力人、限制民事行为能力人或者他的监护人的申请,证实该公民无民事行为能力或者限制民事行为能力的原因已经消除的,应当作出新判决,撤销原判决。

第二百条 当事人的申请符合下列情形之一的,人民法院应当再审:

(八)无诉讼行为能力人未经法定代理人代为诉讼或者应当参加诉讼的当事人,因不能归责于本人或者其诉讼代理人的事由,未参加诉讼的;

（六）《最高人民法院关于适用〈中华人民共和国民事诉讼法〉的解释》（2014 年 12 月 18 日由最高人民法院审判委员会第 1636 次会议通过并公布，自 2015 年 2 月 4 日起施行）

第六十七条　无民事行为能力人、限制民事行为能力人造成他人损害的，无民事行为能力人、限制民事行为能力人和其监护人为共同被告。

第八十三条　在诉讼中，无民事行为能力人、限制民事行为能力人的监护人是他的法定代理人。事先没有确定监护人的，可以由有监护资格的人协商确定；协商不成的，由人民法院在他们之中指定诉讼中的法定代理人。当事人没有民法通则第十六条第一款、第二款或者第十七条第一款规定的监护人的，可以指定该法第十六条第四款或者第十七条第三款规定的有关组织担任诉讼中的法定代理人。

第八十四条　无民事行为能力人、限制民事行为能力人以及其他依法不能作为诉讼代理人的，当事人不得委托其作为诉讼代理人。

第二百三十四条　无民事行为能力人的离婚诉讼，当事人的法定代理人应当到庭；法定代理人不能到庭的，人民法院应当在查清事实的基础上，依法作出判决。

第二百三十五条　无民事行为能力的当事人的法定代理人，经传票传唤无正当理由拒不到庭，属于原告方的，比照民事诉讼法第一百四十三条的规定，按撤诉处理；属于被告方的，比照民事诉讼法第一百四十四条的规定，缺席判决。必要时，人民法院可以拘传其到庭。

第三百五十二条　申请认定公民无民事行为能力或者限制民事行为能力的案件，被申请人没有近亲属的，人民法院可以指定其他亲属为代理人。被申请人没有亲属的，人民法院可以指定经被申请人所在单位或者住所地的居民委员会、村民委员会同意，且愿意担任代理人的关系密切的朋友为代理人。

没有前款规定的代理人的，由被申请人所在单位或者住所地的居民委员会、村民委员会或者民政部门担任代理人。

代理人可以是一人，也可以是同一顺序中的两人。

（七）《中华人民共和国公司法》（1993 年 12 月 29 日通过，2013 年 12 月 28 日第三次修正）

第一百四十六条第一款　有下列情形之一的，不得担任公司的董事、监事、高级管理人员：

（一）无民事行为能力或者限制民事行为能力；

（八）《中华人民共和国合伙企业法》（1997 年 2 月 23 日通过，2000 年 8 月 27 日修订）

第四十八条　合伙人有下列情形之一的，当然退伙：
（一）作为合伙人的自然人死亡或者被依法宣告死亡；

(二)个人丧失偿债能力;

(三)作为合伙人的法人或者其他组织依法被吊销营业执照、责令关闭、撤销,或者被宣告破产;

(四)法律规定或者合伙协议约定合伙人必须具有相关资格而丧失该资格;

(五)合伙人在合伙企业中的全部财产份额被人民法院强制执行。

合伙人被依法认定为无民事行为能力人或者限制民事行为能力人的,经其他合伙人一致同意,可以依法转为有限合伙人,普通合伙企业依法转为有限合伙企业。其他合伙人未能一致同意的,该无民事行为能力或者限制民事行为能力的合伙人退伙。

退伙事由实际发生之日为退伙生效日。

第五十条 合伙人死亡或者被依法宣告死亡的,对该合伙人在合伙企业中的财产份额享有合法继承权的继承人,按照合伙协议的约定或者经全体合伙人一致同意,从继承开始之日起,取得该合伙企业的合伙人资格。

有下列情形之一的,合伙企业应当向合伙人的继承人退还被继承合伙人的财产份额:

(一)继承人不愿意成为合伙人;

(二)法律规定或者合伙协议约定合伙人必须具有相关资格,而该继承人未取得该资格;

(三)合伙协议约定不能成为合伙人的其他情形。

合伙人的继承人为无民事行为能力人或者限制民事行为能力人的,经全体合伙人一致同意,可以依法成为有限合伙人,普通合伙企业依法转为有限合伙企业。全体合伙人未能一致同意的,合伙企业应当将被继承合伙人的财产份额退还该继承人。

(九)《中华人民共和国保险法》(2015 年 4 月 24 日修正)

第二条 本法所称保险,是指投保人根据合同约定,向保险人支付保险费,保险人对于合同约定的可能发生的事故因其发生所造成的财产损失承担赔偿保险金责任,或者当被保险人死亡、伤残、疾病或者达到合同约定的年龄、期限时承担给付保险金责任的商业保险行为。

第五十四条第一款 投保人不得为无民事行为能力人投保以死亡为给付保险金条件的人身保险,保险人也不得承保。

第六十条第三款 被保险人为无民事行为能力人或者限制民事行为能力人的,应由其监护人指定受益人。

(十)《中华人民共和国刑法》(2017 年 11 月 4 日修正)

第十八条 精神病人在不能辨认或者不能控制自己行为的时候造成危害结果,经法定程序鉴定确认的,不负刑事责任,但是应当责令他的家属或者监护人严加看管和医疗;在必要的时候,由政府强制医疗。

间歇性的精神病人在精神正常的时候犯罪,应当负刑事责任。

尚未完全丧失辨认或者控制自己行为能力的精神病人犯罪的，应当负刑事责任，但是可以从轻或者减轻处罚。

醉酒的人犯罪，应当负刑事责任。

第十九条　又聋又哑的人或者盲人犯罪，可以从轻、减轻或者免除处罚。

（十一）《中华人民共和国刑事诉讼法》（2018 年 10 月 26 日修正）

第三十五条第二款　犯罪嫌疑人、被告人是盲、聋、哑人，或者是尚未完全丧失辨认或者控制自己行为能力的精神病人，没有委托辩护人的，人民法院、人民检察院和公安机关应当通知法律援助机构指派律师为其提供辩护。

第四十二条　辩护人对特定证据的处理原则

辩护人收集的有关犯罪嫌疑人不在犯罪现场、未达到刑事责任年龄、属于依法不负刑事责任的精神病人的证据，应当及时告知公安机关、人民检察院。

第六十二条　证人的资格与义务

凡是知道案件情况的人，都有作证的义务。生理上、精神上有缺陷或者年幼，不能辨别是非、不能正确表达的人，不能作证人。

第一百四十九条　对犯罪嫌疑人作精神病鉴定的期间不计入办案期限。

第一百七十四条　犯罪嫌疑人自愿认罪，同意量刑建议和程序适用的，应当在辩护人或者值班律师在场的情况下签署认罪认罚具结书。犯罪嫌疑人认罪认罚，有下列情形之一的，不需要签署认罪认罚具结书：（一）犯罪嫌疑人是盲、聋、哑人，或者是尚未完全丧失辨认或者控制自己行为能力的精神病人的；（二）未成年犯罪嫌疑人的法定代理人、辩护人对未成年人认罪认罚有异议的；（三）其他不需要签署认罪认罚具结书的情形。

第二百一十五条　不适用简易程序的情形

有下列情形之一的，不适用简易程序：（一）被告人是盲、聋、哑人，或者是尚未完全丧失辨认或者控制自己行为能力的精神病人的；（二）有重大社会影响的；（三）共同犯罪案件中部分被告人不认罪或者对适用简易程序有异议的；（四）其他不宜适用简易程序审理的。

第二百二十三条　有下列情形之一的，不适用速裁程序：（一）被告人是盲、聋、哑人，或者是尚未完全丧失辨认或者控制自己行为能力的精神病人的；（二）被告人是未成年人的；（三）案件有重大社会影响的；（四）共同犯罪案件中部分被告人对指控的犯罪事实、罪名、量刑建议或者适用速裁程序有异议的；（五）被告人与被害人或者其法定代理人没有就附带民事诉讼赔偿等事项达成调解或者和解协议的；（六）其他不宜适用速裁程序审理的。

第三百零二条　强制医疗的对象

实施暴力行为，危害公共安全或者严重危害公民人身安全，经法定程序鉴定依法不负刑事责任的精神病人，有继续危害社会可能的，可以予以强制医疗。

第三百零三条　强制医疗的程序

　　根据本章规定对精神病人强制医疗的，由人民法院决定。公安机关发现精神病人符合强制医疗条件的，应当写出强制医疗意见书，移送人民检察院。对于公安机关移送的或者在审查起诉过程中发现的精神病人符合强制医疗条件的，人民检察院应当向人民法院提出强制医疗的申请。人民法院在审理案件过程中发现被告人符合强制医疗条件的，可以作出强制医疗的决定。对实施暴力行为的精神病人，在人民法院决定强制医疗前，公安机关可以采取临时的保护性约束措施。

(十二)《人民检察院刑事诉讼规则》(2019 年 12 月 30 日修订)

　　第四十二条　人民检察院办理直接受理侦查案件和审查起诉案件，发现犯罪嫌疑人是盲、聋、哑人或者是尚未完全丧失辨认或者控制自己行为能力的精神病人，或者可能被判处无期徒刑、死刑，没有委托辩护人的，应当自发现之日起三日以内书面通知法律援助机构指派律师为其提供辩护。

　　第二百二十一条　用作证据的鉴定意见，人民检察院办案部门应当告知犯罪嫌疑人、被害人；被害人死亡或者没有诉讼行为能力的，应当告知其法定代理人、近亲属或诉讼代理人。犯罪嫌疑人、被害人或被害人的法定代理人、近亲属、诉讼代理人提出申请，可以补充鉴定或者重新鉴定，鉴定费用由请求方承担。但原鉴定违反法定程序的，由人民检察院承担。犯罪嫌疑人的辩护人或者近亲属以犯罪嫌疑人有患精神病可能而申请对犯罪嫌疑人进行鉴定的，鉴定费用由申请方承担。

　　第二百二十二条　对犯罪嫌疑人作精神病鉴定的期间不计入羁押期限和办案期限。

　　第二百七十二条　犯罪嫌疑人自愿认罪认罚，同意量刑建议和程序适用的，应当在辩护人或者值班律师在场的情况下签署认罪认罚具结书。具结书应当包括犯罪嫌疑人如实供述罪行、同意量刑建议和程序适用等内容，由犯罪嫌疑人及其辩护人、值班律师签名。犯罪嫌疑人具有下列情形之一的，不需要签署认罪认罚具结书：(一)犯罪嫌疑人是盲、聋、哑人，或者是尚未完全丧失辨认或者控制自己行为能力的精神病人的；(二)未成年犯罪嫌疑人的法定代理人、辩护人对未成年人认罪认罚有异议的；(三)其他不需要签署认罪认罚具结书的情形。有前款情形，犯罪嫌疑人未签署认罪认罚具结书的，不影响认罪认罚从宽制度的适用。

　　第二百八十条　人民检察院办理审查逮捕案件，可以讯问犯罪嫌疑人；具有下列情形之一的，应当讯问犯罪嫌疑人：(一)对是否符合逮捕条件有疑问的；(二)犯罪嫌疑人要求向检察人员当面陈述的；(三)侦查活动可能有重大违法行为的；(四)案情重大、疑难、复杂的；(五)犯罪嫌疑人认罪认罚的；(六)犯罪嫌疑人系未成年人的；(七)犯罪嫌疑人是盲、聋、哑人或者是尚未完全丧失辨认或者控制自己行为能力的精神病人的。讯问未被拘留的犯罪嫌疑人，讯问前应当听取公安机关的意见。办理审查逮捕案件，对被拘留的犯罪嫌疑人不予讯问的，应当送达听取犯罪嫌疑人意见书，由犯罪嫌疑人填写后及时收回审查并附卷。经审查认为应当讯问犯罪嫌疑人的，应当及时讯问。

　　第三百三十三条　在审查起诉中，发现犯罪嫌疑人可能患有精神病的，人民检察院应当依照本规则的有关规定对犯罪嫌疑人进行鉴定。犯罪嫌疑人的辩护人或者近亲属以犯罪嫌疑人可能患有精神病而申请对犯罪嫌疑人进行鉴定的，人民检察院也可以依照本规则的有关规定对犯罪嫌疑人进行鉴定。鉴定费用由申请方承担。

第四百三十一条　具有下列情形之一的，人民检察院不得建议人民法院适用简易程序：（一）被告人是盲、聋、哑人，或者是尚未完全丧失辨认或者控制自己行为能力的精神病人的；（二）有重大社会影响的；（三）共同犯罪案件中部分被告人不认罪或者对适用简易程序有异议的；（四）比较复杂的共同犯罪案件；（五）辩护人作无罪辩护或者对主要犯罪事实有异议的；（六）其他不宜适用简易程序的。人民法院决定适用简易程序审理的案件，人民检察院认为具有刑事诉讼法第二百一十五条规定情形之一的，应当向人民法院提出纠正意见；具有其他不宜适用简易程序情形的，人民检察院可以建议人民法院不适用简易程序。

第四百三十八条　具有下列情形之一的，人民检察院不得建议人民法院适用速裁程序：（一）被告人是盲、聋、哑人，或者是尚未完全丧失辨认或者控制自己行为能力的精神病人的；（二）被告人是未成年人的；（三）案件有重大社会影响的；（四）共同犯罪案件中部分被告人对指控的犯罪事实、罪名、量刑建议或者适用速裁程序有异议的；（五）被告人与被害人或者其法定代理人没有就附带民事诉讼赔偿等事项达成调解或者和解协议的；（六）其他不宜适用速裁程序审理的。

第五百三十四条　对于实施暴力行为，危害公共安全或者严重危害公民人身安全，已经达到犯罪程度，经法定程序鉴定依法不负刑事责任的精神病人，有继续危害社会可能的，人民检察院应当向人民法院提出强制医疗的申请。提出强制医疗的申请以及对强制医疗决定的监督，由负责捕诉的部门办理。

第五百三十六条　人民检察院向人民法院提出强制医疗的申请，应当制作强制医疗申请书。强制医疗申请书的主要内容包括：（一）涉案精神病人的基本情况，包括姓名、性别、出生年月日、出生地、户籍地、公民身份证号码、民族、文化程度、职业、工作单位及职务、住址，采取临时保护性约束措施的情况及处所等；（二）涉案精神病人的法定代理人的基本情况，包括姓名、住址、联系方式等；（三）案由及案件来源；（四）涉案精神病人实施危害公共安全或者严重危害公民人身安全的暴力行为的事实，包括实施暴力行为的时间、地点、手段、后果等及相关证据情况；（五）涉案精神病人不负刑事责任的依据，包括有关鉴定意见和其他证据材料；（六）涉案精神病人继续危害社会的可能；（七）提出强制医疗申请的理由和法律依据。

第五百三十七条　人民检察院审查公安机关移送的强制医疗意见书，应当查明：（一）是否属于本院管辖；（二）涉案精神病人身份状况是否清楚，包括姓名、性别、国籍、出生年月日、职业和单位等；（三）涉案精神病人实施危害公共安全或者严重危害公民人身安全的暴力行为的事实；（四）公安机关对涉案精神病人进行鉴定的程序是否合法，涉案精神病人是否依法不负刑事责任；（五）涉案精神病人是否有继续危害社会的可能；（六）证据材料是否随案移送，不宜移送的证据的清单、复制件、照片或者其他证明文件是否随案移送；（七）证据是否确实、充分；（八）采取的临时保护性约束措施是否适当。

　　第五百三十八条　人民检察院办理公安机关移送的强制医疗案件，可以采取以下方式开展调查，调查情况应当记录并附卷：（一）会见涉案精神病人，听取涉案精神病人的法定代理人、诉讼代理人意见；（二）询问办案人员、鉴定人；（三）向被害人及其法定代理人、近亲属了解情况；（四）向涉案精神病人的主治医生、近亲属、邻居、其他知情人员或者基层组织等了解情况；（五）就有关专门性技术问题委托具有法定资质的鉴定机构、鉴定人进行鉴定。

　　第五百四十一条　人民检察院对公安机关移送的强制医疗案件，发现公安机关对涉案精神病人进行鉴定违反法律规定，具有下列情形之一的，应当依法提出纠正意见：（一）鉴定机构不具备法定资质的；（二）鉴定人不具备法定资质或者违反回避规定的；（三）鉴定程序违反法律或者有关规定，鉴定的过程和方法违反相关专业规范要求的；（四）鉴定文书不符合法定形式要件的；（五）鉴定意见没有依法及时告知相关人员的；（六）鉴定人故意作虚假鉴定的；（七）其他违反法律规定的情形。人民检察院对精神病鉴定程序进行监督，可以要求公安机关补充鉴定或者重新鉴定。必要时，可以询问鉴定人并制作笔录，或者委托具有法定资质的鉴定机构进行补充鉴定或者重新鉴定。

　　第五百四十二条　人民检察院发现公安机关对涉案精神病人不应当采取临时保护性约束措施而采取的，应当提出纠正意见。认为公安机关应当采取临时保护性约束措施而未采取的，应当建议公安机关采取临时保护性约束措施。

　　第五百四十三条　在审查起诉中，犯罪嫌疑人经鉴定系依法不负刑事责任的精神病人的，人民检察院应当作出不起诉决定。认为符合刑事诉讼法第三百零二条规定条件的，应当向人民法院提出强制医疗的申请。

　　第六百一十六条　人民检察院发现公安机关的侦查羁押期限执行情况具有下列情形之一的，应当依法提出纠正意见：（一）未按规定办理换押手续的；（二）决定重新计算侦查羁押期限、经批准延长侦查羁押期限，未书面通知人民检察院和看守所的；（三）对犯罪嫌疑人进行精神病鉴定，没有书面通知人民检察院和看守所的；（四）其他违法情形。

　　第六百一十七条　人民检察院发现人民法院的审理期限执行情况具有下列情形之一的，应当依法提出纠正意见：（一）在一审、二审和死刑复核阶段未按规定办理换押手续的；（二）违反刑事诉讼法的规定重新计算审理期限、批准延长审理期限、改变管辖、延期审理、中止审理或者发回重审的；（三）决定重新计算审理期限、批准延长审理期限、改变管辖、延期审理、中止审理、对被告人进行精神病鉴定，没有书面通知人民检察院和看守所的；（四）其他违法情形。

　　第六百五十一条　人民检察院发现人民法院、公安机关、强制医疗机构在对依法不负刑事责任的精神病人的强制医疗的交付执行、医疗、解除等活动中违反有关规定的，应当依法提出纠正意见。

　　第六百五十三条　人民检察院发现公安机关在对涉案精神病人采取临时保护性约束措施时有违法情形的，应当依法提出纠正意见。

（十三）《最高人民法院关于执行〈中华人民共和国刑事诉讼法〉若干问题的解释》（2012 年 11 月 5 日由最高人民法院审判委员会第 1559 次会议通过，2013 年 1 月 1 日起施行）

第三十五条第二款　人民法院审判案件，应当充分保障被告人依法享有的辩护权利。被告人除自己行使辩护权以外，还可以委托辩护人辩护。下列人员不得担任辩护人：

（三）无行为能力或者限制行为能力的人；

第四十二条　对下列没有委托辩护人的被告人，人民法院应当通知法律援助机构指派律师为其提供辩护：

（一）盲、聋、哑人；

（二）尚未完全丧失辨认或者控制自己行为能力的精神病人；

（三）可能被判处无期徒刑、死刑的人。

高级人民法院复核死刑案件，被告人没有委托辩护人的，应当通知法律援助机构指派律师为其提供辩护。

第五百二十四条　实施暴力行为，危害公共安全或者严重危害公民人身安全，社会危害性已经达到犯罪程度，但经法定程序鉴定依法不负刑事责任的精神病人，有继续危害社会可能的，可以予以强制医疗。

（十四）《公安机关办理刑事案件程序规定》（2020 年 7 月 20 日修正）

第四十六条　符合下列情形之一，犯罪嫌疑人没有委托辩护人的，公安机关应当自发现该情形之日起三日以内通知法律援助机构为犯罪嫌疑人指派辩护律师：

（一）犯罪嫌疑人是盲、聋、哑人，或者是尚未完全丧失辨认或者控制自己行为能力的精神病人；

（二）犯罪嫌疑人可能被判处无期徒刑、死刑。

第五十八条　案件侦查终结前，辩护律师提出要求的，公安机关应当听取辩护律师的意见，根据情况进行核实，并记录在案。辩护律师提出书面意见的，应当附卷。

对辩护律师收集的犯罪嫌疑人不在犯罪现场、未达到刑事责任年龄、属于依法不负刑事责任的精神病人的证据，公安机关应当进行核实并将有关情况记录在案，有关证据应当附卷。

第七十三条　凡是知道案件情况的人，都有作证的义务。

生理上、精神上有缺陷或者年幼，不能辨别是非，不能正确表达的人，不能作证人。

对于证人能否辨别是非，能否正确表达，必要时可以进行审查或者鉴别。

第一百九十四条　公安机关开展勘验、检查、搜查、辨认、查封、扣押等侦查活动，应当邀请有关公民作为见证人。

下列人员不得担任侦查活动的见证人：

（一）生理上、精神上有缺陷或者年幼，不具有相应辨别能力或者不能正确表达的人；

（二）与案件有利害关系，可能影响案件公正处理的人；

（三）公安机关的工作人员或者其聘用的人员。

确因客观原因无法由符合条件的人员担任见证人的，应当对有关侦查活动进行全程录音录像，并在笔录中注明有关情况。

第二百五十七条　对犯罪嫌疑人作精神病鉴定的时间不计入办案期限，其他鉴定时间都应当计入办案期限。

第三百四十二条　公安机关发现实施暴力行为，危害公共安全或者严重危害公民人身安全的犯罪嫌疑人，可能属于依法不负刑事责任的精神病人的，应当对其进行精神病鉴定。

第三百四十三条　对经法定程序鉴定依法不负刑事责任的精神病人，有继续危害社会可能，符合强制医疗条件的，公安机关应当在七日以内写出强制医疗意见书，经县级以上公安机关负责人批准，连同相关证据材料和鉴定意见一并移送同级人民检察院。

第三百四十四条　对实施暴力行为的精神病人，在人民法院决定强制医疗前，经县级以上公安机关负责人批准，公安机关可以采取临时的保护性约束措施。必要时，可以将其送精神病医院接受治疗。

（十五）《公安机关办理行政案件程序规定》（2018 年 11 月 25 日修正）

第三十四条　凡知道案件情况的人，都有作证的义务。生理上、精神上有缺陷或者年幼，不能辨别是非、不能正确表达的人，不能作为证人。

第四十一条　行政案件具有下列情形之一的，不适用快速办理：（一）违法嫌疑人系盲、聋、哑人，未成年人或者疑似精神病人的；（二）依法应当适用听证程序的；（三）可能作出十日以上行政拘留处罚的；（四）其他不宜快速办理的。

第八十九条　对人身伤害的鉴定由法医进行。卫生行政主管部门许可的医疗机构具有执业资格的医生出具的诊断证明，可以作为公安机关认定人身伤害程度的依据，但具有本规定第九十条规定情形的除外。对精神病的鉴定，由有精神病鉴定资格的鉴定机构进行。

第一百五十八条　精神病人在不能辨认或者不能控制自己行为时有违法行为的，不予行政处罚，但应当责令其监护人严加看管和治疗，并在不予行政处罚决定书中载明。间歇性精神病人在精神正常时有违法行为的，应当给予行政处罚。尚未完全丧失辨认或者控制自己行为能力的精神病人有违法行为的，应当予以行政处罚，但可以从轻或者减轻行政处罚。

（十六）《最高人民法院、最高人民检察院关于办理寻衅滋事刑事案件适用法律若干问题的解释》（2013 年 5 月 27 日最高人民法院审判委员会、2013 年 4 月 28 日最高人民检察院通过，2013 年 7 月 22 日施行）

第二条第五款　随意殴打他人，破坏社会秩序，具有下列情形之一的，应当认定为

《刑法》第二百九十三条第一款第一项规定的"情节恶劣"：

（五）随意殴打精神病人、残疾人、流浪乞讨人员、老年人、孕妇、未成年人，造成恶劣社会影响的；

第三条第四款　追逐、拦截、辱骂、恐吓他人，破坏社会秩序，具有下列情形之一的，应当认定为《刑法》第二百九十三条第一款第二项规定的"情节恶劣"：

（四）引起他人精神失常、自杀等严重后果的；

第四条第三款、第四款　强拿硬要或者任意损毁、占用公私财物，破坏社会秩序，具有下列情形之一的，应当认定为《刑法》第二百九十三条第一款第三项规定的"情节严重"：

（三）强拿硬要或者任意损毁、占用精神病人、残疾人、流浪乞讨人员、老年人、孕妇、未成年人的财物，造成恶劣社会影响的；

（四）引起他人精神失常、自杀等严重后果的；

（十七）《中华人民共和国行政处罚法》（1996 年 3 月 17 日通过，2017 年 9 月 1 日第二次修正）

第二十六条　精神病人在不能辨认或者不能控制自己行为时有违法行为的，不予行政处罚，但应当责令其监护人严加看管和治疗。间歇性精神病人在精神正常时有违法行为的，应当给予行政处罚。

（十八）《中华人民共和国行政复议法》（2017 年 9 月 1 日修正）

第十条　依照本法申请行政复议的公民、法人或者其他组织是申请人。有权申请行政复议的公民死亡的，其近亲属可以申请行政复议。有权申请行政复议的公民为无民事行为能力人或者限制民事行为能力人的，其法定代理人可以代为申请行政复议。有权申请行政复议的法人或者其他组织终止的，承受其权利的法人或者其他组织可以申请行政复议。同申请行政复议的具体行政行为有利害关系的其他公民、法人或者其他组织，可以作为第三人参加行政复议。公民、法人或者其他组织对行政机关的具体行政行为不服申请行政复议的，作出具体行政行为的行政机关是被申请人。申请人、第三人可以委托代理人代为参加行政复议。

（十九）《中华人民共和国公务员法》（2018 年 12 月 29 日修正）

第八十九条第一款　对有下列情形之一的公务员，不得辞退：

（一）因公致残，被确认丧失或者部分丧失工作能力的；

（二十）《中华人民共和国治安管理处罚法》（2012 年 10 月 26 日修正）

第十三条　精神病人在不能辨认或者不能控制自己行为的时候违反治安管理的，不予处罚，但是应当责令其监护人严加看管和治疗。间歇性的精神病人在精神正常的时候违反治安管理的，应当给予处罚。

第四十四条　猥亵他人的，或者在公共场所故意裸露身体，情节恶劣的，处五日以上十日以下拘留；猥亵智力残疾人、精神病人、不满十四周岁的人或者有其他严重情节的，处十日以上十五日以下拘留。

(二十一)《中华人民共和国国家赔偿法》(2012 年 10 月 26 日修正)

第三十四条　侵犯公民生命健康权的，赔偿金按照下列规定计算：

(一)造成身体伤害的，应当支付医疗费、护理费，以及赔偿因误工减少的收入。减少的收入每日的赔偿金按照国家上年度职工日平均工资计算，最高额为国家上年度职工年平均工资的五倍；

(二)造成部分或者全部丧失劳动能力的，应当支付医疗费、护理费、残疾生活辅助具费、康复费等因残疾而增加的必要支出和继续治疗所必需的费用，以及残疾赔偿金。残疾赔偿金根据丧失劳动能力的程度，按照国家规定的伤残等级确定，最高不超过国家上年度职工年平均工资的二十倍。造成全部丧失劳动能力的，对其扶养的无劳动能力的人，还应当支付生活费；

(三)造成死亡的，应当支付死亡赔偿金、丧葬费，总额为国家上年度职工年平均工资的二十倍。对死者生前扶养的无劳动能力的人，还应当支付生活费。

前款第二项、第三项规定的生活费的发放标准，参照当地最低生活保障标准执行。被扶养的人是未成年人的，生活费给付至十八周岁止；其他无劳动能力的人，生活费给付至死亡时止。

(二十二)《中华人民共和国人民警察法》(2012 年 10 月 26 日修正)

第十四条　公安机关的人民警察对严重危害公共安全或者他人人身安全的精神病人，可以采取保护性约束措施。需要送往指定的单位、场所加以监护的，应当报请县级以上人民政府公安机关批准，并及时通知其监护人。

第四十一条第一款　人民警察因公致残的，与因公致残的现役军人享受国家同样的抚恤和优待。

(二十三)《中华人民共和国人民武装警察法》(2020 年 6 月 20 日修正)

第三十八条　人民武装警察因执行任务牺牲、伤残的，按照国家有关军人抚恤优待的规定给予抚恤优待。

第三十九条　人民武装警察部队依法执行任务，公民、法人和其他组织应当给予必要的支持和协助。公民、法人和其他组织对人民武装警察部队执行任务给予协助的行为受法律保护。公民、法人和其他组织因协助人民武装警察部队执行任务牺牲、伤残或遭受财产损失的，按照国家有关规定给予抚恤优待或者相应补偿。

(二十四)《中华人民共和国监狱法》(1994 年 12 月 29 日通过，1994 年 12 月 29 日施行)

第七十三条　罪犯在劳动中致伤、致残或者死亡的，由监狱参照国家劳动保险的有关规定处理。

(二十五)《中华人民共和国看守所条例》(1990 年 3 月 17 日施行)

第十条　看守所收押人犯应当进行健康检查,有下列情形之一的,不予收押:

(一)患有精神病或者急性传染病的;

(二)患有其他严重疾病,在羁押中可能发生生命危险或者生活不能自理的,但是罪大恶极不羁押对社会有危险性的除外;

(三)怀孕或者哺乳自己不满一周岁的婴儿的妇女。

(二十六)《中华人民共和国教育法》(2015 年 12 月 27 日修正)

第十条第三款　国家扶持和发展残疾人教育事业。

第三十九条　国家、社会、学校及其他教育机构应当根据残疾人身心特性和需要实施教育,并为其提供帮助和便利。

(二十七)《中华人民共和国义务教育法》(2018 年 12 月 29 日修正)

第六条　国务院和县级以上地方人民政府应当合理配置教育资源,促进义务教育均衡发展,改善薄弱学校的办学条件,并采取措施,保障农村地区、民族地区实施义务教育,保障家庭经济困难的和残疾的适龄儿童、少年接受义务教育。国家组织和鼓励经济发达地区支援经济欠发达地区实施义务教育。

第十九条　县级以上地方人民政府根据需要设置相应的实施特殊教育的学校(班),对视力残疾、听力语言残疾和智力残疾的适龄儿童、少年实施义务教育。特殊教育学校(班)应当具备适应残疾儿童、少年学习、康复、生活特点的场所和设施。普通学校应当接收具有接受普通教育能力的残疾适龄儿童、少年随班就读,并为其学习、康复提供帮助。

第五十七条　学校有下列情形之一的,由县级人民政府教育行政部门责令限期改正;情节严重的,对直接负责的主管人员和其他直接责任人员依法给予处分:

(一)拒绝接收具有接受普通教育能力的残疾适龄儿童、少年随班就读的;

(二)分设重点班和非重点班的;

(三)违反本法规定开除学生的;

(四)选用未经审定的教科书的。

(二十八)《中华人民共和国高等教育法》(2018 年 12 月 29 日修正)

第九条　公民依法享有接受高等教育的权利。国家采取措施,帮助少数民族学生和经济困难的学生接受高等教育。高等学校必须招收符合国家规定的录取标准的残疾学生入学,不得因其残疾而拒绝招收。

（二十九）《中华人民共和国职业教育法》（1996 年 5 月 1 日通过，1996 年 9 月 1 日起施行）

第七条第二款　国家采取措施，帮助妇女接受职业教育，组织失业人员接受各种形式的职业教育，扶持残疾人职业教育的发展。

第十五条　残疾人职业教育除由残疾人教育机构实施外，各级各类职业学校和职业培训机构及其他教育机构应当按照国家有关规定接纳残疾学生。

第三十二条第一款　职业学校、职业培训机构可以对接受中等、高等职业学校教育和职业培训的学生适当收取学费，对经济困难的学生和残疾学生应当酌情减免。收费办法由省、自治区、直辖市人民政府规定。

（三十）《中华人民共和国兵役法》（2011 年 11 月 29 日第三次修正）

第三条第二款　有严重生理缺陷或者严重残疾不适合服兵役的人，免服兵役。

现役军人因战、因公、因病致残的，按照国家规定的评定残疾等级采取安排工作、供养、退休等方式妥善安置。有劳动能力的退出现役的残疾军人，优先享受国家规定的残疾人就业优惠政策。

残疾军人、患慢性病的军人退出现役后，由安置地的县级以上地方人民政府按照国务院、中央军事委员会的有关规定负责接收安置；其中，患过慢性病旧病复发需要治疗的，由当地医疗机构负责给予治疗，所需医疗和生活费用，本人经济困难的，按照国家规定给予补助。

（三十一）《中华人民共和国现役军官法》（1988 年 9 月 5 日通过，2000 年 12 月 28 日第二次修正）

第四十五条第一款　军官未达到平时服现役的最低年限的，不得退出现役。但是有下列情形之一的，应当提前退出现役：

（一）伤病残不能坚持正常工作的；

第四十七条第二款　军官未达到平时服现役的最高年龄，有下列情形之一的，应当退出现役：

（二）伤病残不能坚持正常工作的；

（三十二）《中华人民共和国消防法》（2019 年 4 月 23 日修正）

第五十条　对因参加扑救火灾或者应急救援受伤、致残或者死亡的人员，按照国家有关规定给予医疗、抚恤。

（三十三）《中华人民共和国道路交通安全法》（2011 年 4 月 22 日通过，2011 年 5 月 1 日起施行）

第五十八条　残疾人机动轮椅车、电动自行车在非机动车道内行驶时，最高时速不得超过十五公里。

(三十四)《中华人民共和国母婴保健法》(2017年11月4日修正)

第八条　婚前医学检查包括对下列疾病的检查：

(一)严重遗传性疾病；

(二)指定传染病；

(三)有关精神病。

经婚前医学检查，医疗保健机构应当出具婚前医学检查证明。

第九条　经婚前医学检查，对患指定传染病在传染期内或者有关精神病在发病期内的，医师应当提出医学意见；准备结婚的男女双方应当暂缓结婚。

(三十五)《中华人民共和国残疾人保障法》(2018年10月26日修正)

第二条　残疾人是指在心理、生理、人体结构上，某种组织、功能丧失或者不正常，全部或者部分丧失以正常方式从事某种活动能力的人。

残疾人包括视力残疾、听力残疾、言语残疾、肢体残疾、智力残疾、精神残疾、多重残疾和其他残疾的人。

残疾标准由国务院规定。

第三条　残疾人在政治、经济、文化、社会和家庭生活等方面享有和其他公民平等的权利。

残疾人的公民权利和人格尊严受法律保护。

禁止歧视、侮辱、侵害残疾人。

第七条　全社会应当发扬社会主义的人道主义精神，理解、尊重、关心、帮助残疾人，支持残疾人事业。

第二十一条　国家保障残疾人享有平等接受教育的权利。

第三十条　国家保障残疾人劳动的权利。

第三十三条　国家实行按比例安排残疾人就业制度。

国家机关、社会团体、企业事业单位、民办非企业单位应当按照规定的比例安排残疾人就业，并为其选择适当的工种和岗位。达不到规定比例的，按照国家有关规定履行保障残疾人就业义务。国家鼓励用人单位超过规定比例安排残疾人就业。

第四十八条　各级人民政府对生活确有困难的残疾人，通过多种渠道给予生活、教育、住房和其他社会救助。

县级以上地方人民政府对享受最低生活保障待遇后生活仍有特别困难的残疾人家庭，应当采取其他措施保障其基本生活。

各级人民政府对贫困残疾人的基本医疗、康复服务、必要的辅助器具的配置和更换，应当按照规定给予救助。

对生活不能自理的残疾人，地方各级人民政府应当根据情况给予护理补贴。

第四十九条　地方各级人民政府对无劳动能力、无扶养人或者扶养人不具有扶养能

力、无生活来源的残疾人，按照规定予以供养

国家鼓励和扶持社会力量举办残疾人供养、托养机构。

残疾人供养、托养机构及其工作人员不得侮辱、虐待、遗弃残疾人。

(三十六)《中华人民共和国劳动法》(2018 年 10 月 29 日修正)

第十四条 残疾人、少数民族人员、退出现役的军人的就业，法律、法规有特别规定的，从其规定。

第二十六条 有下列情形之一的，用人单位可以解除劳动合同，但是应当提前三十日以书面形式通知劳动者本人：

(一)劳动者患病或者非因工负伤，医疗期满后，不能从事原工作也不能从事由用人单位另行安排的工作的。

第二十九条第一款 劳动者有下列情形之一的，用人单位不得依据本法第二十六条、第二十七条的规定解除劳动合同：

(一)患职业病或者因工负伤并被确认丧失或者部分丧失劳动能力的；

第七十三条第三款 劳动者在下列情形下，依法享受社会保险待遇：

(三)因工伤残或者患职业病；

(三十七)《中华人民共和国劳动合同法》(2007 年 6 月 29 日通过，2012 年 12 月 28 日修正)

第四十二条第二款 劳动者有下列情形之一的，用人单位不得依照本法第四十条、第四十一条的规定解除劳动合同：

(二)在本单位患职业病或者因工负伤并被确认丧失或者部分丧失劳动能力的；

第四十五条 劳动合同期满，有本法第四十二条规定情形之一的，劳动合同应当续延至相应的情形消失时终止。但是，本法第四十二条第二项规定丧失或者部分丧失劳动能力劳动者的劳动合同的终止，按照国家有关工伤保险的规定执行。

(三十八)《中华人民共和国妇女权益保障法》(2018 年 10 月 26 日修正)

第十八条第三款 政府、社会、学校应当采取有效措施，解决适龄女性儿童少年就学存在的实际困难，并创造条件，保证贫困、残疾和流动人口中的适龄女性儿童少年完成义务教育。

(三十九)《中华人民共和国未成年人保护法》(2020 年 10 月 17 日修正)

第八十三条第一款 各级人民政府应当保障未成年人受教育的权利，并采取措施保障留守未成年人、困境未成年人、残疾未成年人接受义务教育。

(四十)《中华人民共和国老年人权益保障法》(2018 年 12 月 29 日修正)

第二十六条 具备完全民事行为能力的老年人，可以在近亲属或者其他与自己关系

密切、愿意承担监护责任的个人、组织中协商确定自己的监护人。监护人在老年人丧失或者部分丧失民事行为能力时，依法承担监护责任。

老年人未事先确定监护人的，其丧失或者部分丧失民事行为能力时，依照有关法律的规定确定监护人。

(四十一)《中华人民共和国个人所得税法》(2018 年 8 月 31 日修正)

第五条第一款　有下列情形之一的，经批准可以减征个人所得税：
一、残疾、孤老人员和烈属的所得；

(四十二)《中华人民共和国社会保险法》(2018 年 12 月 29 日通过)

第十七条　参加基本养老保险的个人，因病或者非因工死亡的，其遗属可以领取丧葬补助金和抚恤金；在未达到法定退休年龄时因病或者非因工致残完全丧失劳动能力的，可以领取病残津贴。所需资金从基本养老保险基金中支付。

第二十五条第三款　享受最低生活保障的人、丧失劳动能力的残疾人、低收入家庭六十周岁以上的老年人和未成年人等所需个人缴费部分，由政府给予补贴。

第三十六条　职工因工作原因受到事故伤害或者患职业病，且经工伤认定的，享受工伤保险待遇；其中，经劳动能力鉴定丧失劳动能力的，享受伤残待遇。

工伤认定和劳动能力鉴定应当简捷、方便。

第三十八条　因工伤发生的下列费用，按照国家规定从工伤保险基金中支付：
(一)治疗工伤的医疗费用和康复费用；
(二)住院伙食补助费；
(三)到统筹地区以外就医的交通食宿费；
(四)安装配置伤残辅助器具所需费用；
(五)生活不能自理的，经劳动能力鉴定委员会确认的生活护理费；
(六)一次性伤残补助金和一至四级伤残职工按月领取的伤残津贴；
(七)终止或者解除劳动合同时，应当享受的一次性医疗补助金；
(八)因工死亡的，其遗属领取的丧葬补助金、供养亲属抚恤金和因工死亡补助金；
(九)劳动能力鉴定费。

第四十条　工伤职工符合领取基本养老金条件的，停发伤残津贴，享受基本养老保险待遇。基本养老保险待遇低于伤残津贴的，从工伤保险基金中补足差额。

(四十三)《中华人民共和国就业促进法》(2007 年 8 月 30 日通过)

第十七条　国家鼓励企业增加就业岗位，扶持失业人员和残疾人就业，对下列企业、人员依法给予税收优惠：
(一)吸纳符合国家规定条件的失业人员达到规定要求的企业；
(二)失业人员创办的中小企业；
(三)安置残疾人员达到规定比例或者集中使用残疾人的企业；

(四)从事个体经营的符合国家规定条件的失业人员;

(五)从事个体经营的残疾人;

(六)国务院规定给予税收优惠的其他企业、人员。

第十八条　对本法第十七条第四项、第五项规定的人员,有关部门应当在经营场地等方面给予照顾,免除行政事业性收费。

第二十九条　国家保障残疾人的劳动权利。

各级人民政府应当对残疾人就业统筹规划,为残疾人创造就业条件。

用人单位招用人员,不得歧视残疾人。

第五十五条　各级人民政府采取特别扶助措施,促进残疾人就业。

用人单位应当按照国家规定安排残疾人就业,具体办法由国务院规定。

(四十四)《中华人民共和国律师法》(1996 年 5 月 15 日通过,2017 年 9 月 1 日第三次修订)

第七条　申请人有下列情形之一的,不予颁发律师执业证书:

(一)无民事行为能力或者限制民事行为能力的;

(二)受过刑事处罚的,但过失犯罪的除外;

(三)被开除公职或者被吊销律师、公证员执业证书的。

附表与附录

一、附　　表

附表1 居民个人健康档案-个人基本信息表

姓名：_____ 　　　　　　　　　　　　　　编号 □□□-□□□□□

性　别	1 男　2 女　9 未说明的性别　0 未知的性别　□	出生日期	□□□□ □□ □□
身份证号	□□□□□□□□□□□□□□□□□□	工作单位	
本人电话		联系人姓名	联系人电话
常住类型	1 户籍　2 非户籍　　　　　□	民　族	01 汉族　99 少数民族_____　□
血　型	1 A 型　2 B 型　3 O 型　4 AB 型　5 不详／RH：1 阴性　2 阳性　3 不详		□/□
文化程度	1 研究生　2 大学本科　3 大学专科和专科学校　4 中等专业学校　5 技工学校 6 高中　7 初中　8 小学　9 文盲或半文盲　10 不详		□
职　业	0 国家机关、党群组织、企业、事业单位负责人　1 专业技术人员　2 办事人员和有关人员 3 商业、服务业人员　4 农、林、牧、渔、水利业生产人员　5 生产、运输设备操作人员 及有关人员　6 军人　7 不便分类的其他从业人员　8 无职业		□
婚姻状况	1 未婚　2 已婚　3 丧偶　4 离婚　5 未说明的婚姻状况		□
医疗费用 支付方式	1 城镇职工基本医疗保险　2 城镇居民基本医疗保险　3 新型农村合作医疗 4 贫困救助　5 商业医疗保险　6 全公费　7 全自费　8 其他_____		□/□/□
药物过敏史	1 无　2 青霉素　3 磺胺　4 链霉素　5 其他_____		□/□/□/□
暴　露　史	1 无　2 化学品　3 毒物　4 射线		□/□/□

既往史	疾病	1 无　2 高血压　3 糖尿病　4 冠心病　5 慢性阻塞性肺疾病　6 恶性肿瘤_____7 脑卒中 8 严重精神障碍　9 结核病　10 肝炎　11 其他法定传染病　12 职业病_____13 其他_____ □ 确诊时间____年__月／□ 确诊时间____年__月／□ 确诊时间____年__月 □ 确诊时间____年__月／□ 确诊时间____年__月／□ 确诊时间____年__月
	手术	1 无　2 有：名称①_____ 时间_____／名称②_____ 时间_____　□
	外伤	1 无　2 有：名称①_____ 时间_____／名称②_____ 时间_____　□
	输血	1 无　2 有：原因①_____ 时间_____／原因②_____ 时间_____　□

家族史	父　亲	□/□/□/□/□/□	母　亲	□/□/□/□/□/□
	兄弟姐妹	□/□/□/□/□_____	子　女	□/□/□/□/□_____
	1 无　2 高血压　3 糖尿病　4 冠心病　5 慢性阻塞性肺疾病　6 恶性肿瘤　7 脑卒中 8 严重精神障碍　9 结核病　10 肝炎　11 先天畸形　12 其他_____			□

遗传病史	1 无　2 有：疾病名称_____	□

续表

残疾情况	1 无残疾　　2 视力残疾　3 听力残疾　4 言语残疾　5 肢体残疾 6 智力残疾　7 精神残疾　　8 其他残疾_____	□/□/□/□/□/□
生活环境*	厨房排风设施　1 无　　　　2 油烟机　3 换气扇　　4 烟囱	□
	燃料类型　　1 液化气　2 煤　　　3 天然气　　4 沼气　　5 柴火　6 其他	□
	饮水　　　1 自来水　2 经净化过滤的水　3 井水　4 河湖水　5 塘水　6 其他	□
	厕所　　　1 卫生厕所　2 一格或二格粪池式　3 马桶　4 露天粪坑　5 简易棚厕	□
	禽畜栏　　1 无　　　2 单设　　　3 室内　　　4 室外	□

注：本表为《国家基本公共卫生服务规范(第三版)》中居民健康档案管理服务规范的附件3，填表说明略。

附表 2　健康体检表

姓　名：　　　　　　　　　　　　　　　　　编号□□□-□□□□□

体检日期	年　月　日		责任医生			
内容	检 查 项 目					
症状	1 无症状　2 头痛　3 头晕　4 心悸　5 胸闷　6 胸痛　7 慢性咳嗽　8 咳痰　9 呼吸困难　10 多饮 11 多尿　12 体重下降　13 乏力　14 关节肿痛　15 视力模糊　16 手脚麻木　17 尿急　18 尿痛 19 便秘　20 腹泻　21 恶心呕吐　22 眼花　23 耳鸣　24 乳房胀痛　25 其他_____ <div align="right">□/□/□/□/□/□/□/□/□/</div>					
一般状况	体　温		℃	脉　率		次/分钟
	呼吸频率		次/分钟	血　压	左　侧　　/　　mmHg 右　侧　　/　　mmHg	
	身　高		cm	体　重		kg
	腰　围		cm	体质指数（BMI）		kg/m²
	老年人健康状态 自我评估*	1 满意　2 基本满意　3 说不清楚　4 不太满意　5 不满意				□
	老年人生活自理 能力自我评估*	1 可自理(0~3分)　　　2 轻度依赖(4~8分) 3 中度依赖(9~18分)　4 不能自理(≥19分)				□
	老年人 认知功能*	1 粗筛阴性 2 粗筛阳性，简易智力状态检查，总分_____				□
	老年人 情感状态*	1 粗筛阴性 2 粗筛阳性，老年人抑郁评分检查，总分_____				□
生活方式	体育锻炼	锻炼频率	1 每天　2 每周一次以上　3 偶尔　4 不锻炼			□
		每次锻炼时间	分钟	坚持锻炼时间		年
		锻炼方式				
	饮食习惯	1 荤素均衡　2 荤食为主　3 素食为主　4 嗜盐　5 嗜油　6 嗜糖				□/□/□
	吸烟情况	吸烟状况	1 从不吸烟　　2 已戒烟　　3 吸烟			□
		日吸烟量	平均_____支			
		开始吸烟年龄	_____岁	戒烟年龄		_____岁

内 容			检 查 项 目	
生活方式	饮酒情况	饮酒频率	1 从不　2 偶尔　3 经常　4 每天	□
		日饮酒量	平均_____两	
		是否戒酒	1 未戒酒　2 已戒酒，戒酒年龄：_____岁	□
		开始饮酒年龄	_____岁　　近一年内是否曾醉酒　1 是　2 否	□
		饮酒种类	1 白酒　2 啤酒　3 红酒　4 黄酒　5 其他___	□/□/□/□
	职业病危害因素接触史		1 无　2 有(工种_____从业时间___年)	□
			毒物种类　粉尘_____　防护措施 1 无　2 有___	□
			放射物质_____　防护措施 1 无　2 有___	
			物理因素_____　防护措施 1 无　2 有___	
			化学物质_____　防护措施 1 无　2 有___	
			其他_____　　　防护措施 1 无　2 有___	
脏器功能	口腔		口唇　1 红润　2 苍白　3 发绀　4 皲裂　5 疱疹	□
			齿列　1 正常　2 缺齿　3 龋齿　4 义齿(假牙)	□/□/□
			咽部　1 无充血　2 充血　3 淋巴滤泡增生	□
	视力		左眼_____右眼_____(矫正视力：左眼_____右眼_____)	
	听力		1 听见　　　2 听不清或无法听见	□
	运动功能		1 可顺利完成　2 无法独立完成任何一个动作	□
查体	眼底*		1 正常　2 异常_____	□
	皮肤		1 正常　2 潮红　3 苍白　4 发绀　5 黄染　6 色素沉着　7 其他_____	□
	巩膜		1 正常　2 黄染　3 充血　4 其他_____	□
	淋巴结		1 未触及　2 锁骨上　3 腋窝　4 其他_____	□
	肺		桶状胸：1 否　　2 是	□
			呼吸音：1 正常　2 异常_____	□
			啰音：1 无　2 干啰音　3 湿啰音　4 其他_____	□
	心脏		心率：_____次/分钟　　心律：1 齐　2 不齐　3 绝对不齐	□
			杂音：1 无　　2 有_____	□
	腹部		压痛：1 无　2 有_____	□
			包块：1 无　2 有_____	□
			肝大：1 无　2 有_____	□
			脾大：1 无　2 有_____	□
			移动性浊音：1 无　2 有_____	□
	下肢水肿		1 无　2 单侧　3 双侧不对称　4 双侧对称	□
	足背动脉搏动*		1 未触及　2 触及双侧对称　3 触及左侧弱或消失　4 触及右侧弱或消失	□

内容			检 查 项 目	
查体	肛门指诊*		1 未及异常　2 触痛　3 包块　4 前列腺异常　5 其他_____	□
	乳　腺*		1 未见异常　2 乳房切除　3 异常泌乳　4 乳腺包块　5 其他_____	
				□/□/□/□
	妇科*	外阴	1 未见异常　2 异常_____	□
		阴道	1 未见异常　2 异常_____	□
		宫颈	1 未见异常　2 异常_____	□
		宫体	1 未见异常　2 异常_____	□
		附件	1 未见异常　2 异常_____	□
	其　他*			
辅助检查	血常规*		血红蛋白_____g/L　白细胞_____×10⁹/L　血小板_____×10⁹/L 其他_____	
	尿常规*		尿蛋白_____尿糖_____尿酮体_____尿潜血_____ 其他_____	
	空腹血糖*		_____mmol/L 或 _____mg/dL	
	心电图*		1 正常　2 异常_____	□
	尿微量白蛋白*		_____mg/dL	
	大便潜血*		1 阴性　2 阳性	□
	糖化血红蛋白*		_____%	
	乙型肝炎 表面抗原*		1 阴性　2 阳性	□
	肝功能*		血清谷丙转氨酶_____U/L　　血清谷草转氨酶_____U/L 白蛋白_____g/L　　总胆红素_____μmol/L 结合胆红素_____μmol/L	
	肾功能*		血清肌酐_____μmol/L　血尿素_____mmol/L 血钾浓度_____mmol/L　血钠浓度_____mmol/L	
	血　脂*		总胆固醇_____mmol/L　甘油三酯_____mmol/L 血清低密度脂蛋白胆固醇_____mmol/L 血清高密度脂蛋白胆固醇_____mmol/L	
	胸部 X 线片*		1 正常　2 异常_____	□
	B 超*		腹部 B 超　　1 正常　2 异常_____	□
			其他　　　　1 正常　2 异常_____	□
	宫颈涂片*		1 正常　2 异常_____	□
	其　他*			

内容	检 查 项 目		
现存主要健康问题	脑血管疾病	1 未发现　2 缺血性卒中　3 脑出血　4 蛛网膜下腔出血　5 短暂性脑缺血发作	
		6 其他＿＿＿＿＿＿＿	□/□/□/□/□
	肾脏疾病	1 未发现　2 糖尿病肾病　3 肾功能衰竭　4 急性肾炎　5 慢性肾炎	
		6 其他＿＿＿＿＿＿＿	□/□/□/□/□
	心脏疾病	1 未发现　2 心肌梗死　3 心绞痛　4 冠状动脉血运重建　5 充血性心力衰竭	
		6 心前区疼痛　7 其他＿＿＿＿＿＿	□/□/□/□/□
	血管疾病	1 未发现　2 夹层动脉瘤　3 动脉闭塞性疾病　4 其他＿＿＿	□/□/□/□
	眼部疾病	1 未发现　2 视网膜出血或渗出　3 视乳头水肿　4 白内障	
		5 其他＿＿＿＿＿＿＿	□/□/□/□
	神经系统疾病	1 未发现　2 有＿＿＿＿＿＿＿＿＿＿＿＿＿＿＿＿	□
	其他系统疾病	1 未发现　2 有＿＿＿＿＿＿＿＿＿＿＿＿＿＿＿＿	□

住院治疗情况	住院史	入/出院日期	原因	医疗机构名称	病案号
		/			
		/			
	家庭病床史	建/撤床日期	原因	医疗机构名称	病案号
		/			
		/			

主要用药情况	药物名称	用法	用量	用药时间	服药依从性 1 规律　2 间断　3 不服药
	1				
	2				
	3				
	4				
	5				
	6				

非免疫规划预防接种史	名称	接种日期	接种机构
	1		
	2		
	3		

内 容	检 查 项 目	
健康评价	1 体检无异常 2 有异常 异常1_____ 异常2_____ 异常3_____ 异常4_____	☐
健康指导	1 纳入慢性病患者健康管理 2 建议复查 3 建议转诊 ☐/☐/☐	危险因素控制: ☐/☐/☐/☐/☐/☐/☐ 1 戒烟　2 健康饮酒　3 饮食　4 锻炼 5 减体重(目标_____kg) 6 建议接种疫苗_____ 7 其他_____

填表说明:

1. 本表用于老年人、高血压、2 型糖尿病和严重精神障碍患者等的年度健康检查。一般居民的健康检查可参考使用,肺结核患者、孕产妇和 0~6 岁儿童无须填写该表。

2. 表中带有＊号的项目,在为一般居民建立健康档案时不作为免费检查项目,不同重点人群的免费检查项目按照各专项服务规范的具体说明和要求执行。对于不同的人群,完整的健康体检表指按照相应服务规范要求做完相关检查并记录的表格。

3. 一般状况

体质指数(BMI)＝体重(kg)/身高的平方(m²)。

老年人生活自理能力评估:65 岁及以上老年人需填写此项,详见老年人健康管理服务规范附件。

老年人认知功能粗筛方法:告诉被检查者"我将要说三件物品的名称(如铅笔、卡车、书),请您立刻重复"。过 1 分钟后请其再次重复。如被检查者无法立即重复或 1 分钟后无法完整回忆三件物品名称为粗筛阳性,需进一步行"简易智力状态检查量表"检查。

老年人情感状态粗筛方法:询问被检查者"你经常感到伤心或抑郁吗"或"你的情绪怎么样"。如回答"是"或"我想不是十分好",为粗筛阳性,需进一步行"老年抑郁量表"检查。

4. 生活方式

体育锻炼:指主动锻炼,即有意识地为强体健身而进行的活动。不包括因工作或其他需要而必须进行的活动，如为上班骑自行车、做强体力工作等。锻炼方式填写最常采用的具体锻炼方式。

吸烟情况："从不吸烟者"不必填写"日吸烟量""开始吸烟年龄""戒烟年龄"等，已戒烟者填写戒烟前相关情况。

饮酒情况："从不饮酒者"不必填写其他有关饮酒情况项目，已戒酒者填写戒酒前相关情况，"日饮酒量"折合成白酒量。（啤酒/10＝白酒量，红酒/4＝白酒量，黄酒/5＝白酒量）。

职业暴露情况：指因患者职业原因造成的化学品、毒物或射线接触情况。如有，需填写具体化学品、毒物、射线名或填不详。

职业病危险因素接触史：指因患者职业原因造成的粉尘、放射物质、物理因素、化学物质的接触情况。如有，需填写具体粉尘、放射物质、物理因素、化学物质的名称或填不详。

5. 脏器功能

视力：填写采用对数视力表测量后的具体数值（五分记录），对佩戴眼镜者，可戴其平时所用眼镜测量矫正视力。

听力：在被检查者耳旁轻声耳语"你叫什么名字"（注意检查时检查者的脸应在被检查者视线之外），判断被检查者听力状况。

运动功能：请被检查者完成以下动作："两手摸后脑勺""捡起这支笔""从椅子上站起，走几步，转身，坐下。"判断被检查者运动功能。

6. 查体

如有异常请在横线上具体说明，如可触及的淋巴结部位、个数；心脏杂音描述；肝脾肋下触诊大小等。建议有条件的地区开展眼底检查，特别是针对高血压或糖尿病患者。

眼底：如果有异常，具体描述异常结果。

足背动脉搏动：糖尿病患者必须进行此项检查。

乳腺：检查外观有无异常，有无异常泌乳及包块。

妇科：外阴　记录发育情况及婚产式（未婚、已婚未产或经产式），如有异常情况请具体描述。

阴道　记录是否通畅，黏膜情况，分泌物量、色、性状以及有无异味等。

宫颈　记录大小、质地、有无糜烂、撕裂、息肉、腺囊肿；有无接触性出血、举痛等。

宫体　记录位置、大小、质地、活动度；有无压痛等。

附件　记录有无块物、增厚或压痛；若扪及肿块，记录其位置、大小、质地；表面光滑与否、活动度、有无压痛以及与子宫及盆壁关系。左右两侧分别记录。

7. 辅助检查

该项目根据各地实际情况及不同人群情况，有选择地开展。老年人，高血压、2 型糖尿病和严重精神障碍患者的免费辅助检查项目按照各项规范要求执行。

尿常规中的"尿蛋白、尿糖、尿酮体、尿潜血"可以填写定性检查结果，阴性填"–"，阳性根据检查结果填写"+""++""+++"或"++++"，也可以填写定量检查结果，定量结果需写明计量单位。

大便潜血、肝功能、肾功能、胸部 X 线片、B 超检查结果若有异常，请具体描述异常结果。其中 B 超写明检查的部位。65 岁及以上老年人腹部 B 超为免费检查项目。

其他：表中列出的检查项目以外的辅助检查结果填写在"其他"一栏。

8. 现存主要健康问题：指曾经出现或一直存在，并影响目前身体健康状况的疾病。可以多选。若有高血压、糖尿病等现患疾病或者新增的疾病需同时填写在个人基本信息表既往史一栏。

9. 住院治疗情况：指最近 1 年内的住院治疗情况。应逐项填写。日期填写年月，年份应写 4 位。如因慢性病急性发作或加重而住院/家庭病床，请特别说明。医疗机构名称应写全称。

10. 主要用药情况：对长期服药的慢性病患者了解其最近 1 年内的主要用药情况，西药填写化学名及商品名，中药填写药品名称或中药汤剂，用法、用量按医生医嘱填写，用法指给药途径，如：口服、皮下注射等。用量指用药频次和剂量，如：每日三次，每次 5mg 等。用药时间指在此时间段内一共服用此药的时间，单位为年、月或天。服药依从性是指对此药的依从情况，"规律"为按医嘱服药，"间断"为未按医嘱服药，频次或数量不足，"不服药"即为医生开了处方，但患者未使用此药。

11. 非免疫规划预防接种史：填写最近 1 年内接种的疫苗的名称、接种日期和接种机构。

12. 健康评价：无异常是指无新发疾病原有疾病控制良好无加重或进展，否则为有异常，填写具体异常情况，包括高血压、糖尿病、生活能力、情感筛查等身体和心理的异常情况。

13. 健康指导：纳入慢性病患者健康管理是指高血压、糖尿病、严重精神障碍患者等重点人群定期随访和健康体检。减体重的目标是指根据居民或患者的具体情况，制定下次体检之前需要减重的目标值。

附表3 严重精神障碍患者个人信息补充表

姓名：_____   编号 □□□-□□□□□

监护人姓名		与患者关系	
监护人住址		监护人电话	
辖区村(居)委会联系人、电话			
户　　别	1 城镇 2 农村		□
就业情况	1 在岗工人 2 在岗管理者 3 农民　　4 下岗或无业 5 在校学生 6 退休　　7 专业技术人员 8 其他 9 不详		□
知情同意	1 同意参加社区服务管理 0 不同意参加社区服务管理 签字人：_____ 签字时间：_____年__月__日		□
初次发病时间	____年__月__日		
既往主要症状	1 幻觉 2 交流困难 3 猜疑 4 喜怒无常 5 行为怪异 6 兴奋话多 7 伤人毁物 8 悲观厌世 9 无故外走 10 自语自笑 11 孤僻懒散 12 其他_____ □/□/□/□/□/□/□/□/□/□/□/		
既往关锁情况	1 无关锁 2 关锁 3 关锁已解除		□
既往治疗情况	门诊	1 未治　　2 间断门诊治疗　　3 连续门诊治疗 首次抗精神病药治疗时间____年__月__日	□
	住院	曾住精神专科医院/综合医院精神科____次	
目前诊断情况	诊断_____确诊医院_____确诊日期_____年__月__日		
最近一次治疗效果	1 临床痊愈 2 好转　　3 无变化 4 加重		□
危险行为	1 轻度滋事_____次　　　2 肇事_____次 3 肇祸_____次　　　4 其他危害行为_____次 5 自伤_____次　　　6 自杀未遂_____次　　　7 无 □/□/□/□/□/□		
经济状况	1 贫困，在当地贫困线标准以下　　　2 非贫困		□
是否为 精准扶贫对象*	0 否　　1 是　　□	是否为监护补助对象*	0 否　　1 是　　□

领取残疾人证情况*	0 未领取 1 精神残疾人证(请注明等级_____) 2 其他残疾人证		□
是否为关爱帮扶小组服务对象*	0 否 1 是 □	是否为家庭医师签约服务对象*	0 否 1 是 □
是否参加社区康复服务*	0 否 1 是		□
专科医生的意见(如果有请记录)			
填表日期	_____年__月__日	医生签字	

注：根据国家卫生健康统计调查制度要求，本表在《国家基本公共卫生服务规范(第三版)》中严重精神障碍患者管理服务规范的附件1《严重精神障碍患者个人信息补充表》的基础上新增了6个条目，以"*"标注，原有条目填表说明略，个别新增条目说明如下：

1. 关爱帮扶小组服务对象是指由关爱帮扶小组2名以上成员共同随访的患者；

2. 社区康复服务是指在相关工作人员的指导下有计划地开展的康复活动。

附表4　参加严重精神障碍社区管理治疗服务知情同意书

患者姓名：_____性别：_____出生日期(公历)：_____年____月____日

现住址：_____省(自治区、直辖市)_____市(地、州、盟)_____县(市、区、旗)_____乡镇(街道)_____村(居委会)_____(详至门牌号)

诊断：_____

知情同意书签字人姓名：_____与患者关系：患者本人　监护人　亲属

知情同意书签字人现住址：_____省(自治区、直辖市)_____市(地、州、盟)_____县(市、区、旗)_____乡镇(街道)_____村(居委会)_____(详至门牌号)

联系电话：_____

<u>本人(代表患者)同意下列事项：</u>

①为有利于今后得到连续性的治疗和康复服务，根据《国家基本公共卫生服务规范》和《严重精神障碍管理治疗工作规范》的规定，同意将本人(患者)在医院就诊的诊疗情况、治疗方案及康复措施建议等转至居住地的社区卫生服务中心、社区卫生服务站(或乡镇卫生院、村卫生室)。同意由社区卫生服务中心、社区卫生服务站(或乡镇卫生院、村卫生室)收集本人(患者)的相关信息，并录入信息系统。

②同意参加居住地的严重精神障碍管理治疗服务，并接受社区卫生服务中心、社区卫生服务站(或乡镇卫生院、村卫生室)的随访和康复指导。

③本人(患者)的个人信息以及有关治疗、康复、随访等信息受到隐私保护，所有信息仅用于提供服务。

以上《参加严重精神障碍管理治疗服务知情同意书》内容，本人已仔细阅读并理解，获得了充分的知情同意权。为此，本人自愿做出以下选择，并签字。

□同意参加社区服务管理

□不同意参加社区服务管理

签字人(签名)：_____

签字日期：_____年____月____日

告知人(签名)：_____

签字日期：_____年____月____日

附表 5　严重精神障碍危险性评估表

患者姓名：_____　性别：_____　年龄：_____　诊断：_____

根据《严重精神障碍管理治疗工作规范》相关内容进行危险性评估：

说明：近半年来的行为符合以下情况的评估为相应的等级：

0 级：无符合以下 1~5 级中的任何行为。

1 级：口头威胁，喊叫，但没有打砸行为。

2 级：打砸行为，局限在家里，针对财物。能被劝说制止。

3 级：明显打砸行为，不分场合，针对财物。不能接受劝说而停止。

4 级：持续的打砸行为，不分场合，针对财物或人，不能接受劝说而停止。

5 级：持械针对人的任何暴力行为，或者纵火、爆炸等行为。无论在家里还是公共
　　　场合。

经综合该病人危险行为等级评估为_____级。

评定医师签名：

日　　　期：

附表6 严重精神障碍患者随访服务记录表

姓名：_____ 编号□□□-□□□□□

随访日期	_____年____月____日	
本次随访形式	1 门诊　　　2 家庭访视　　　3 电话	□
本次随访对象*	1 患者本人　2 患者家属、监护人　　3 其他知情人	□/□/□
若失访，原因	1 外出务工　2 迁居他处　3 走失　4 连续3次未访到　5 其他	□
如死亡，日期和原因	死亡日期　_____年____月____日	
	死亡原因	1 躯体疾病 ①传染病和寄生虫病　②肿瘤　③心脏病　④脑血管病 ⑤呼吸系统疾病　⑥消化系统疾病　⑦其他疾病　⑧不详	□
		2 自杀　3 他杀　4 意外　5 精神疾病相关并发症　6 其他	□
危险性评估	0(0级)　1(1级)　2(2级)　3(3级)　4(4级)　5(5级)	□
目前症状	1 幻觉　2 交流困难　3 猜疑　4 喜怒无常　5 行为怪异　6 兴奋话多　7 伤人毁物 8 悲观厌世　9 无故外走　10 自语自笑　11 孤僻懒散　12 其他_____ □/□/□/□/□/□/□/□/□/□/□/□	
自知力	1 自知力完全　　2 自知力不全　　3 自知力缺失	□
睡眠情况	1 良好　　2 一般　　3 较差	□
饮食情况	1 良好　　2 一般　　3 较差	□
社会功能情况	个人生活料理　1 良好　　2 一般　　3 较差	□
	家务劳动　1 良好　　2 一般　　3 较差	□
	生产劳动及工作　1 良好　　2 一般　　3 较差　　9 此项不适用	□
	学习能力　1 良好　　2 一般　　3 较差	□
	社会人际交往　1 良好　　2 一般　　3 较差	□
危险行为	1 轻度滋事____次　2 肇事____次　3 肇祸____次　4 其他危害行为____次 5 自伤____次　6 自杀未遂____次 7 无　□/□/□/□/□/□	
两次随访期间关锁情况	1 无关锁　2 关锁　3 关锁已解除	□
两次随访期间住院情况	0 未住院　1 目前正在住院　2 曾住院，现未住院 末次出院时间：_____年____月____日	□

216

续表

实验室检查	1 无　　2 有＿＿＿＿＿＿＿＿＿＿＿	□
用药依从性	1 按医嘱规律用药　2 间断用药　3 不用药　4 医嘱无需用药	□
药物不良反应	1 无　　2 有＿＿＿＿＿＿＿＿＿　　9 此项不适用	□
治疗效果	1 痊愈　2 好转　3 无变化　4 加重　9 此项不适用	□
转诊情况*	是否建议转诊：1 否　2 是，需转诊原因：＿＿＿＿＿＿＿＿＿ 是否已转诊：　1 否　2 是，转诊的机构及科室＿＿＿＿＿＿＿＿	□ □

用药情况*	药物 1：	每日(月)剂量＿＿＿＿＿＿＿＿＿mg
	药物 2：	每日(月)剂量＿＿＿＿＿＿＿＿＿mg
	药物 3：	每日(月)剂量＿＿＿＿＿＿＿＿＿mg

用药指导*	药物 1：	用法：早＿＿＿mg；中＿＿＿mg；晚＿＿＿mg 长效药：每＿＿＿周一次；每次＿＿＿mg
	药物 2：	用法：早＿＿＿mg；中＿＿＿mg；晚＿＿＿mg 长效药：每＿＿＿周一次；每次＿＿＿mg
	药物 3：	用法：早＿＿＿mg；中＿＿＿mg；晚＿＿＿mg 长效药：每＿＿＿周一次；每次＿＿＿mg

康复措施	1 生活劳动能力　2 职业训练　3 学习能力　4 社会交往 5 其他＿＿＿＿＿＿＿＿＿＿	□／□／□／□／
本次随访分类	1 不稳定　　2 基本稳定　　3 稳定	□
下次随访日期	＿＿＿＿年＿＿月＿＿日　　随访医生签名	

注：根据基层实际工作需要，本表对《国家基本公共卫生服务规范(第三版)》中严重精神障碍患者管理服务规范的附件2《严重精神障碍患者随访服务记录表》的4个条目进行修订，以"＊"标注，填表说明略。

附表7A　点对点技术支持记录表
（乡级）

乡镇/街道名称_____

时　间	_____年____月____日
点对点技术 支持人员	姓名：_____、_____、_____
点对点技术 支持方式	现场指导 电话咨询
点对点技术支 持具体内容	（重点记录临床医疗内容：如诊断、疗效评估、方案调整、副反应/躯体疾病处理、危险性等级评估等；或电话咨询的具体内容以及点对点医生的具体解答）
接受点对点技术 支持医生签名	

218

附表 7B 点对点技术支持记录表
（县级）

县(市)名称_____

时　间	_____年___月___日
参加人员	姓名：_____、_____、_____
接受点对点技术支持医生姓名及单位	姓名：_____、_____，乡镇：_____
点对点技术支持具体内容	（重点记录临床医疗内容：如诊断、疗效评估、方案调整、副反应/躯体疾病处理、危险性等级评估等内容）
参加人员签名	

附表 8　关爱帮扶记录表

时　间	_____年___月___日
帮扶对象	患者_____监护人_____联系方式_____ 患者_____监护人_____联系方式_____
参加人员	姓名：_____、_____、_____、_____ 单位：_____、_____、_____、_____
关爱帮扶 具体内容	（重点记录政府、民政、残联、公安和卫生等对患者及其家属关爱帮扶内容，如生活救助、医疗救助等，可另页附图片）
记录人单位 及签名	单位_____，签名_____

附表9 乡镇(街道)严重精神障碍患者
管理信息交换表

乡镇卫生院(社区卫生服务中心)	1. 辖区在册患者总体情况 　　目前辖区登记在册严重精神障碍患者共____人(不包括死亡患者),其中在管患者____人,不同意社区管理____人,失访患者____人。 　　在管患者中拒绝面访半年及以上的____人。 　　失访患者中不知去向患者____人。 　　既往危险性评估3级及以上患者____人。 2. 本月/季度随访患者情况 　　本月/季度新增患者____人。随访患者中病情不稳定____人,危险性评估3级及以上____人。 　　本月/季度失访患者____人,其中离开本辖区且拒绝告知去向患者____人。 　　(请附不同意社区管理、病情不稳定、危险性评估3级及以上、拒绝面访半年及以上、失访患者名单) 　　　　　　　　　　　　　　　　工作人员签字: 　　　　　　　　　　　　　　　　日期: 　　　　　　　　　　　　　　　　(盖章)
派出所	本月/季度发生轻度滋事的严重精神障碍患者____人/____次,发生肇事肇祸的严重精神障碍患者____人/____次,其中出警____次,已送往精神卫生医疗机构住院治疗的有____人。(请附送治患者姓名及日期) 　　其他情况: 　　　　　　　　　　　　　　　　工作人员签字: 　　　　　　　　　　　　　　　　(盖章)
民政办	本月/季度严重精神障碍患者办理低保____人。由政府或民政办送往精神卫生医疗机构住院治疗的患者____人。(请附低保患者名单、送治患者姓名和日期) 　　其他情况: 　　　　　　　　　　　　　　　　工作人员签字: 　　　　　　　　　　　　　　　　(盖章)
残联办	本月/季度新增办理精神残疾证患者____人。 　　本月/季度新增办理智力残疾证患者____人。 　　(请附患者名单) 　　　　　　　　　　　　　　　　工作人员签字: 　　　　　　　　　　　　　　　　(盖章)
综治中心	本月/季度新增以奖代补对象____人。 　　(请附名单) 　　其他情况: 　　　　　　　　　　　　　　　　工作人员签字: 　　　　　　　　　　　　　　　　(盖章)

附表 10　严重精神障碍应急处置记录单

应急处置单位：＿＿＿＿＿＿＿＿＿＿＿＿＿＿

姓名		性别 （画"✓"）	①男　　②女
年龄		身份证号	□□□□□□□□□□□□□□□□□□
第一处置地点			
报告人		报告时间	
报告途径		报告人身份 （画"✓"）	①监护人　②亲属　③目击者 ④警察　　⑤社区管理者 ⑥其他＿＿＿＿＿＿＿＿＿
处置开始时间	＿＿年＿月＿日＿时	处置结束时间	＿＿年＿月＿日＿时
现场情况简要描述 （包括患者当时的表 现、人员财产损失、 大致处置过程等情 况）			
参与处置人员	公安机关人员：＿＿＿＿＿＿＿＿（单位：＿＿＿＿＿＿＿） 精防人员：＿＿＿＿＿＿＿　　精神科医师：＿＿＿＿＿＿＿ 精神科护士：＿＿＿＿＿＿＿　其他人员：＿＿＿＿＿＿＿		
处置缘由 （画"✓"）	①自伤自杀行为　②存在自杀自伤行为的危险　③危害公共安全或他人安全的行 为　④存在危害公共安全或他人安全的危险　⑤病情复发，精神状况明显恶化 ⑥急性或严重药物不良反应 ⑦其他：＿＿＿＿＿＿＿＿＿＿＿＿＿＿＿＿＿＿		
主要处置措施 （画"✓"）	①现场临时性处置　　②精神科门诊/急诊留观 ③精神科紧急住院　　④会诊　　⑤其他：＿＿＿＿＿＿＿		
诊断	①确定诊断：＿＿＿＿＿＿＿＿＿＿＿＿＿＿ ②疑似诊断：＿＿＿＿＿＿＿＿＿＿＿＿＿＿		
处置效果 （画"✓"）	①有效　　②部分有效　　③无效		
处置对象类别 （画"✓"）	①当地常住，已经纳入管理 ②当地常住，已登记建档但未纳入管理 ③当地常住，未登记建档 ④非本地常住居民		

填表人：＿＿＿＿＿＿＿　　　　　　　　　填表时间：＿＿＿＿年＿＿＿月＿＿＿日

附表 11 精神行为异常识别清单

指导语：为促进公众健康，我们需要了解您身边的人(居委会的居民，村里的人，家中的人)是否曾经出现以下情况，不论何时有过，现在好没好，都请您回答我们的提问。我们保证对您提供的信息保密，谢谢您的帮助。现在请问您，有没有人发生过以下情况：

1. 曾在精神科住院治疗。   有 没有
2. 因精神异常而被家人关锁。   有 没有
3. 无故冲动，伤人、毁物，或无故离家出走。 有 没有
4. 行为举止古怪，在公共场合蓬头垢面或赤身露体。 有 没有
5. 经常无故自语自笑，或说一些不合常理的话。 有 没有
6. 变得疑心大，认为周围人都针对他或者迫害他。 有 没有
7. 变得过分兴奋话多(说个不停)、活动多、爱惹事、到处乱跑等。 有 没有
8. 变得冷漠、孤僻、懒散，无法正常学习、工作和生活。 有 没有
9. 有过自杀行为或企图。   有 没有

填表说明：

1. 本清单用于精神障碍患者发现工作，经过培训的调查员在对知情人调查提问时填写，或用于精神障碍相关知识的大众健康教育。
2. 调查提问时逐条向知情人解释清楚，使知情人真正了解问题的含义。
3. 每个问题答"有"或"没有"。
4. 当知情人回答有人符合清单中的一种情况时，应当进一步了解该人的姓名、性别、住址等情况，填写《精神行为异常线索调查复核登记表》。

填表机构名称：_____　填表人：_____　填表时间：___年___月___日

附表 12 精神行为异常线索调查复核登记表

省（自治区、直辖市）_____ 市（地、州、盟）_____ 县（市、区、旗）_____ 乡镇（街道）_____ 村（居委会）_____

编号	姓名(1)	性别(2)	年龄(3)	工作单位及职业(4)	家庭详细地址和电话(5)	监护人姓名(6)	与监护人关系(7)	符合"精神行为异常"识别清单第几条(8)	精神科执业医师诊断情况		精神科执业医师诊断复核情况	
									诊断(9)	签名及日期(10)	诊断复核(11)	签名及日期(12)

填表说明：

1. 本表由社区卫生服务中心、乡镇卫生院填写(1)至(8)项后，报县级精防机构。
2. 精神科执业医师对确定严重精神障碍诊断的，在第(9)项"诊断"栏中填写疾病名称；对不能确定诊断的，在"诊断"栏中填写"待核查"；对排除诊断的，在"诊断"栏中填写"排除"，由精神科执业医师在第(10)项签名。
3. 不能确定诊断的，请上级精神卫生医疗机构的精神科执业医师进行检查诊断，在第(11)项"诊断复核"栏中填写疾病名称，由精神科执业医师在第(12)项签名。
4. 本表原件保存在县级精防机构，复印件反馈社区卫生服务中心或乡镇卫生院。

填报机构名称：
诊断机构名称：
诊断复核机构名称：

填表人：　　　　　电话：　　　　　填表时间：____年__月__日
主管人员：　　　　电话：　　　　　填表时间：____年__月__日
主管人员：　　　　电话：　　　　　填表时间：____年__月__日

附表 13 严重精神障碍患者发病报告卡

卡片编号：___ ___ ___ ___ ___

患者信息完整性：1 完整　　2 不完整
患者姓名：_____（联系人姓名：_____电话：_____）
性别：1 男　　2 女
身份证号码：_ _ _ _ _ _ _ _ _ _ _ _ _ _ _ _ _ _
出生日期：_____年___月___日
户籍地：　　省（自治区、直辖市）　　市（地、州、盟）　　县（市、区、旗） 　　　　　乡（镇、街道）　　村（居委会）　　（详至门牌号）
现住址：　　省（自治区、直辖市）　　市（地、州、盟）　　县（市、区、旗） 　　　　　乡（镇、街道）　　村（居委会）　　（详至门牌号）
职业： 1 国家机关、党群组织、企业、事业单位负责人　　2 专业技术人员　　3 办事人员和有关人员 4 商业、服务业人员　　　　　　　　5 农、林、牧、渔、水利业生产人员 6 生产、运输设备操作人员及有关人员　7 军人　　8 不便分类的其他从业人员
初次发病时间：_____年_____月_____日 送诊主体（可多选）：1 家属　2 所在机构　3 公安机关　4 患者本人　5 其他_____ 确诊医院：_____　　　　　　　确诊日期：_____年___月___日 疾病名称：_____　　　　　　ICD-10 编码：_____ 危险行为：1 已发生危害他人安全的行为　2 存在危害他人安全的危险 　　　　　3 已发生自杀自伤行为　　　　4 存在自杀自伤的危险 　　　　　5 无上述危险行为或风险
填卡医师：_____　　　　　　填卡日期：_____年___月___日 报告单位及科室：_____　　　联系电话：_____

　　填表说明：1. 根据《严重精神障碍发病报告管理办法（试行）》的规定，该表由责任报告单位填写。同一患者如有符合《精神卫生法》第三十条第二款第二项规定多次入院，仅第一次入院填写本卡。

　　2. 卡片编号：由责任报告单位根据报告顺序自行填写。

　　3. 患者信息完整性：根据患者入院时提供的信息完整情况区分，信息不完整的患者指实际情况中确实无法获得患者详细信息，例如流浪患者，填写能够获得信息的条目。信息完整的患者，此报告卡上所有条目均为必填项。

　　4. 初次发病时间：患者首次出现精神症状的时间。

附表 14　严重精神障碍患者出院信息单

卡片编号			病案号		
患者姓名		性别	1男　2女　□	出生日期	___年___月___日
身份证号	□□□□□□□□□□□□□□□□□□				
入院日期	___年___月___日		出院日期	___年___月___日	
既往住院情况	曾住精神专科医院/综合医院精神科___次(含此次住院)				
出院诊断			确诊日期	___年___月___日	
既往危险行为	1 已发生危害他人安全的行为　　　2 存在危害他人安全的危险 3 已发生自杀自伤行为　　　　　　4 存在自杀自伤的危险 5 无上述危险行为或风险　　　　　　　　　　　　　　　□				
目前危险性评估	0(0级)　1(1级)　2(2级)　3(3级)　4(4级)　5(5级)　　□				
住院用药	药物1:	用法:早_____mg;中_____mg;晚_____mg 长效药:每_____周一次;每次_____mg			
	药物2:	用法:早_____mg;中_____mg;晚_____mg 长效药:每_____周一次;每次_____mg			
	药物3:	用法:早_____mg;中_____mg;晚_____mg 长效药:每_____周一次;每次_____mg			
住院疗效	1 痊愈　　2 好转　　3 无变化　　4 加重　　　　　　　　□				

下一步治疗方案及康复建议:

用药指导	药物1:	用法:早_____mg;中_____mg;晚_____mg 长效药:每_____周一次;每次_____mg
	药物2:	用法:早_____mg;中_____mg;晚_____mg 长效药:每_____周一次;每次_____mg
	药物3:	用法:早_____mg;中_____mg;晚_____mg 长效药:每_____周一次;每次_____mg

续表

康复措施	1 生活劳动能力训练　　2 职业训练　　3 学习能力训练 4 社会交往训练　　　　5 其他_____		□
其他注意事项			
经治医师		联系电话	
医院名称		填表日期	___年___月___日

填表说明：

1. 符合精神分裂症、分裂情感性障碍、偏执性精神病、双相(情感)障碍、癫痫所致精神障碍、精神发育迟滞(伴发精神障碍)等 6 种严重精神障碍诊断的确诊患者以及符合《中华人民共和国精神卫生法》第三十条第二款第二项的患者，每次出院时由责任报告单位填写此表。

2. 卡片编号：与该患者《严重精神障碍患者报告卡》的卡片编号一致。

3. 初次发病时间：患者首次出现精神症状的时间。

4. 危险性评估：见表 3。

5. 填写用药指导时，如空间不够可加页说明。

6. 其他注意事项：如填写某药物过敏，需要注意的重要躯体情况等。

附表 15 严重精神障碍应急处置知情同意书

接受应急处置人员姓名：＿＿＿＿＿＿＿＿＿　性别：＿＿＿＿　年龄：＿＿＿＿

现住址：＿＿＿＿＿省（自治区、直辖市）＿＿＿＿＿市（地、州、盟）＿＿＿＿＿县（市、区、旗）

＿＿＿＿＿乡镇（街道）＿＿＿＿＿村（居）委员会＿＿＿＿＿＿＿＿＿号

应急处置单位（全称）：＿＿＿＿＿＿＿＿＿＿＿＿＿＿＿＿＿＿＿＿＿

1. 根据目前所掌握的资料，现对患者提出如下意见（在相应处填写或画"✓"）：

①该人员为（疾病名称）＿＿＿＿＿＿＿＿＿＿＿＿＿＿＿＿＿疾病的（患者　疑似患者），由于（已经　可能）出现（自伤自杀行为　危害公共安全或他人行为　精神状况明显恶化　严重或急性药物不良反应　其他＿＿＿＿＿＿＿），（已经　将要）给本人或他人的身体、财物造成损失，需要通过应急措施予以制止或避免。

②根据现场情况判断，必须立即对该人员采取（现场临时性应急处置　精神卫生医疗机构治疗）措施。一旦病情得到控制，对本人或他人的危险基本消除，这种措施将予以解除。

2. 以上意见送达情况（在相应处填写或画"✓"）：

①已送达该人员的（监护人　家属）；

②不能立即送达该人员的监护人/家属（注明原因：＿＿＿＿＿＿＿＿＿＿＿＿＿＿＿＿＿），由公安机关现场执行公务的人员签字证实。

监护人（家属）意见（画"✓"）：同意应急处置 □　　　不同意应急处置 □

监护人（家属）签名：＿＿＿＿＿＿＿＿＿

联系电话：＿＿＿＿＿＿＿＿＿　　　　时间：＿＿＿年＿＿月＿＿日＿＿时

告知人：＿＿＿＿＿＿＿＿＿

单　位：＿＿＿＿＿＿＿＿＿

联系电话：＿＿＿＿＿＿＿＿＿　　　　时间：＿＿＿年＿＿月＿＿日＿＿时

参与现场处理的公安机关名称（全称）：＿＿＿＿＿＿＿＿＿＿＿＿＿

公安机关公务人员签字：＿＿＿＿＿＿＿＿＿　警号：＿＿＿＿＿＿＿＿＿

联系电话：＿＿＿＿＿＿＿＿＿　　　　时间：＿＿＿年＿＿月＿＿日＿＿时

二、附　　录

严重精神障碍管理治疗工作规范（2018 年版）

严重精神障碍是指精神疾病症状严重，导致患者社会适应等功能严重损害、对自身健康状况或者客观现实不能完整认识，或者不能处理自身事务的精神障碍。为加强严重精神障碍患者发现、治疗、管理、服务，促进患者康复、回归社会，充分发挥各级卫生健康行政部门、精神卫生防治技术管理机构、精神卫生医疗机构（含精神专科医院和综合医院精神/心理科，下同）、基层医疗卫生机构在严重精神障碍患者管理治疗工作中的作用，明确各自职责、任务和工作流程，提高防治效果，根据《中华人民共和国精神卫生法》《全国精神卫生工作规划（2015—2020 年）》的相关要求，制定本工作规范。

本规范的服务对象为精神分裂症、分裂情感性障碍、偏执性精神病、双相（情感）障碍、癫痫所致精神障碍、精神发育迟滞伴发精神障碍等六种严重精神障碍的确诊患者。符合《中华人民共和国精神卫生法》第三十条第二款第二项情形并经诊断、病情评估为严重精神障碍患者，不限于上述六种疾病。

1. 机构、职责及保障条件

1.1　精神卫生工作领导与协调制度

县级以上卫生健康行政部门要主动配合当地人民政府建立精神卫生工作领导小组或部门协调工作机制，每年至少召开 2 次例会，研究制定辖区精神卫生政策和相关制度，统筹协调解决综合管理、救治救助、人才培养、机构运行、保障等问题，负责组织辖区精神卫生工作的开展与督导。探索建立精神卫生医疗机构、社区康复机构、社会组织和家庭相互支持的精神康复服务模式，完善医院康复和社区康复相衔接的服务机制。结合辖区实际建立"对口帮扶"等工作制度，在辖区组织开展精神卫生科普宣传、患者诊断复核、病情评估、调整治疗方案等。各级卫生健康行政部门应当主动与同级政法部门协调，将严重精神障碍患者规范管理率、服药率纳入当地平安建设的考核指标，提高患者救治管理水平。县级及乡镇（街道）卫生健康部门要与政法、公安、民政、人力资源社会保障、残联等部门建立信息共享机制，定期交换患者相关信息。

乡镇（街道）医疗卫生机构要主动配合当地政府建立由政法、卫生健康、公安、民政、司法行政、残联等单位参与的精神卫生综合管理小组，指导村（居）民委员会建立由网格员、基层医疗卫生机构负责精神疾病防治的工作人员（以下简称"精防人员"）、派出所民警、民政干事、残疾人专职委员、家属、志愿者等组成的患者关爱帮扶小组，每季度至少召开 1 次例会，各部门根据工作实际通报重点工作情况。综合管理小组、关爱帮扶小组成员之间要加强协作，熟悉各自联系方式，及时保持沟通，协同随访患者，共同开展严重精神障碍患者日常筛查和登记，交换患者信息，全面了解辖区内在册患者和家庭的基本情况，解决患者管理、治疗、康复和生活中的难题，工作中注意保护患者个人隐私，避免将信息泄露给无关人员。

1.2 卫生健康行政部门职责

省级卫生健康行政部门会同有关部门制订辖区精神卫生工作规划和工作方案并组织实施。会同发展改革委等有关部门健全精神卫生服务体系。加强与当地财政等部门的沟通与协调，保障必要的工作经费。负责辖区精神卫生信息系统的建设及维护。组织开展辖区精神卫生工作督导、考核、评估及培训等。统筹辖区内精神卫生资源，对技术力量薄弱地区组织开展对口帮扶。对辖区内发生的精神障碍患者肇事肇祸案（事）件，应当积极组织开展相关调查，并上报调查结果。成立由精神卫生预防、治疗、康复等方面专家组成的专家技术指导组，负责技术指导、疑难患者诊治、质量控制和培训等。

市级卫生健康行政部门会同有关部门制订辖区精神卫生工作计划、方案并组织实施，保障必要的工作经费。统筹安排辖区精神卫生资源，组织精神卫生医疗机构对辖区县（市、区）开展对口帮扶。负责辖区精神卫生信息系统的管理。组织开展辖区精神卫生工作督导、考核、评估及培训等。对辖区内发生的精神障碍患者肇事肇祸案（事）件，应当积极组织开展调查，并逐级上报调查结果。成立由精神卫生预防、治疗、康复等方面专家组成的专家技术指导组，负责技术指导、疑难患者诊治、质量控制和培训等。

县级卫生健康行政部门会同有关部门制订辖区精神卫生工作计划、方案并组织实施，保障必要的工作经费。统筹协调落实精神卫生医疗机构对口帮扶基层医疗卫生机构工作。组织开展辖区精神卫生工作督导、考核、评估及培训等。负责与有关部门协调，推动区域内精神障碍康复体系建设。对辖区内发生的精神障碍患者肇事肇祸案（事）件，应当积极组织开展调查，并逐级上报调查结果。与政法、公安、民政、人力资源社会保障、残联等部门建立信息共享机制。

1.3 精神卫生防治技术管理机构职责

县级以上卫生健康行政部门应当在辖区内指定一所具备条件的精神卫生医疗机构为精神卫生防治技术管理机构（以下简称"精防机构"），承担精神疾病和心理行为问题的预防、治疗、康复、健康教育、信息收集等培训与指导，负责严重精神障碍管理治疗工作的业务管理。暂不具备条件的，可委托同级疾病预防控制中心或有关机构承担管理任务，并应当同时指定一所精神卫生医疗机构承担技术指导任务。各级精防机构设立防治办公室，具体负责精神卫生工作组织实施与日常管理。国家、省、地市、县级精防机构组成业务技术管理网络。

国家级精防机构协助国家卫生健康委员会研究编制精神卫生工作规划和实施方案，参与有关政策的研究，编制技术规范和有关标准等。指导下级精防机构工作，开展技术指导、培训、质量控制和效果评估等。负责国家严重精神障碍信息系统（以下简称信息系统）日常管理，定期编制信息简报，定期调查、分析、报告相关数据和工作信息。组织开展精神卫生健康教育和宣传。承担国家卫生健康委员会交办的各项任务。

省、地市级精防机构协助同级卫生健康行政部门起草精神卫生有关工作规划、计划、实施方案。指导下级精防机构工作，开展技术指导、培训、质量控制和效果评估。负责本级信息系统日常管理及信息上报工作，定期编制信息简报。组织开展精神卫生宣传和健康教育。承担同级卫生健康行政部门和上级精防机构交办的各项任务。承担对辖区技术力量薄弱的市（地、州）、县（市、区）的技术帮扶工作。

县级精防机构协助同级卫生健康行政部门起草精神卫生有关工作计划、实施方案等。指导基层医疗卫生机构开展严重精神障碍患者筛查、确诊患者登记报告、随访管理等工作。开展技术指导、培训、质量控制和效果评估。负责本级信息系统日常管理、信息上报及患者信息流转管理。定期调查、分析和报告基层医疗卫生机构患者管理的相关数据和工作信息，提出改进意见和建议。承担基层医疗卫生机构、乡镇（街道）相关部门工作人员的培训。开展精神卫生宣传和健康教育。承担县级卫生健康行政部门和上级精防机构交办的各项任务。

1.4　精神卫生医疗机构职责

精神卫生医疗机构包括精神专科医院、有精神专科特长的综合医院（含中医院等）。在严重精神障碍管理治疗工作中承担职责包括：提供各类精神障碍的诊断、治疗、联络会诊等诊疗服务。及时向上级精神卫生医疗机构转诊疑难重症和病情不稳定患者，对符合出院条件的患者及时办理出院并将患者信息转回社区。将本机构门诊和出院确诊的六种严重精神障碍患者和符合《中华人民共和国精神卫生法》第三十条第二款第二项情形患者的相关信息录入信息系统。对基层医疗卫生机构开展对口帮扶，提供随访技术指导。指导基层开展患者应急处置，承担应急医疗处置任务。开展院内康复并对社区康复提供技术指导。在精神卫生健康教育中提供专业技术支持。

1.5　基层医疗卫生机构职责

基层医疗卫生机构包括乡镇卫生院、社区卫生服务中心和村卫生室、社区卫生服务站。主要职责：承担《国家基本公共卫生服务规范》中严重精神障碍患者管理服务内容，包括登记严重精神障碍患者信息并建立居民健康档案，对患者进行随访管理、分类干预、健康体检等；配合政法、公安部门开展严重精神障碍疑似患者筛查，将筛查结果报告县级精防机构；接受精神卫生医疗机构技术指导，及时转诊病情不稳定患者；在上级精防机构的指导下开展辖区患者应急处置，协助精神卫生医疗机构开展应急医疗处置；组织开展辖区精神卫生健康教育、政策宣传活动；优先为严重精神障碍患者开展家庭医师签约服务。

1.6　人员保障

精神卫生医疗机构应当配备与当地工作相适应、业务能力强的精神科医师、护士、社会工作者及康复、心理治疗、公共卫生专业人员，从事严重精神障碍管理治疗等工作。要采取措施，保持人员队伍稳定，所有人员上岗前必须接受专业培训，每年参加地市级及以上举办的相关培训，使其临床诊疗能力和知识不断得到更新。

精防机构应当指定人员担任医疗质管员、业务管理员、数据质控员，分别负责组织协调社区医疗质量控制、管理信息系统用户、审核分析数据等工作。

基层医疗卫生机构应当确定适当数量的执业（助理）医师、注册护士、公卫医师专职或兼职开展严重精神障碍防治工作，要采取措施，保持人员稳定，确保其每年接受专业培训。

1.7 经费投入等保障条件

各地要按照《中华人民共和国精神卫生法》规定，根据精神卫生工作需要，加大财政投入力度，保障精神卫生工作所需经费，将精神卫生工作经费列入本级财政预算，并加强对任务完成情况和财政资金使用绩效的考核，提高资金使用效益，制定精神卫生从业人员的培养、引进和激励政策。各级卫生健康行政部门要切实做好承担精神卫生工作机构的房屋、人员、设备以及经费的落实；加大对精防机构承担工作所需经费的保障。

2. 患者的发现、诊断、登记和报告

2.1 患者早期发现

2.1.1 精神卫生医疗机构

居民自行到各级各类精神卫生医疗机构就诊或咨询时，对疑似严重精神障碍者，接诊医师应当尽可能明确诊断。非患者本人到医院咨询时，接诊医师应当建议患者本人来院进行精神检查与诊断。

2.1.2 基层医疗卫生机构

基层医疗卫生机构人员配合政法、公安等部门，每季度与村（居）民委员会联系，了解辖区常住人口中重点人群的情况，参考精神行为异常识别清单，开展疑似严重精神障碍患者筛查。精神行为异常识别清单包括：（1）曾在精神科住院治疗；（2）因精神异常而被家人关锁；（3）无故冲动，伤人、毁物，或无故离家出走；（4）行为举止古怪，在公共场合蓬头垢面或赤身露体；（5）经常无故自语自笑，或说一些不合常理的话；（6）变得疑心大，认为周围人都针对他或者迫害他；（7）变得过分兴奋话多（说个不停）、活动多、爱惹事、到处乱跑等；（8）变得冷漠、孤僻、懒散，无法正常学习、工作和生活；（9）有过自杀行为或企图。

对于符合上述清单中一项或以上症状的，应当进一步了解该人的姓名、住址等信息，填写精神行为异常线索调查复核登记表，将发现的疑似患者报县级精防机构，并建议其至精神卫生医疗机构进行诊断。

2.1.3 基层多部门疑似患者发现

县级精防机构参考精神行为异常识别清单，对乡镇（街道）办事处、村（居）民委员会、政法、公安、民政、残联等部门人员开展疑似患者筛查培训，培训内容包括上述人员在日常工作中发现疑似患者，及时与基层医疗卫生机构人员联系，进行信息交换共享等。

2.1.4　其他途径转介

各级各类医疗机构非精神科医师在接诊中，心理援助热线或网络平台人员在咨询时，应当根据咨询者提供的线索进行初步筛查，如属疑似患者应当建议其到精神卫生医疗机构进行诊断。监管场所内发现疑似患者可请精神卫生医疗机构指派精神科执业医师进行检查和诊断。

2.2　患者诊断

精神科执业医师对符合诊断标准的严重精神障碍患者应当及时明确诊断。对连续就诊半年以上仍未明确诊断者，应当请上级精神卫生医疗机构进行诊断或复核诊断。不具备诊断条件的地区，可由卫生健康行政部门组织精神科执业医师协助当地开展疑似患者诊断。

2.3　登记报告与建档

2.3.1　精神卫生医疗机构

对门诊治疗的严重精神障碍确诊患者，精神卫生医疗机构应当及时填写严重精神障碍患者报告卡；对住院治疗的严重精神障碍患者，确诊后应当填写严重精神障碍患者报告卡，出院时补充填写严重精神障碍患者出院信息单。填表后 10 个工作日内录入信息系统，并转至患者所属基层医疗卫生机构；不能确定所属基层医疗卫生机构的，转至患者所属县级精防机构。

精神卫生医疗机构应当主动向患者本人和监护人告知社区精神卫生服务内容、权益和义务等，征求患者本人和(或)监护人意见并签署参加严重精神障碍社区管理治疗服务知情同意书。

2.3.2　基层医疗卫生机构

基层医疗卫生机构应当在 5 个工作日内接收由精神卫生医疗机构转来的严重精神障碍患者报告卡或出院信息单。对本辖区患者，及时建立或补充居民个人健康档案(含个人基本信息表和严重精神障碍患者个人信息补充表)，10 个工作日内录入信息系统。对于住址不明确或有误的患者，5 个工作日内联系辖区派出所民警协助查找，仍无法明确住址者将信息转至县级精防机构。

对于辖区筛查确诊患者，基层医疗卫生机构应当及时建立或补充居民个人健康档案，10 个工作日内录入信息系统。

2.3.3　县级精防机构

县级精防机构在接到严重精神障碍患者报告卡或出院信息单后的 5 个工作日内接收。10 个工作日内落实患者现住址，将信息转至患者所属基层医疗卫生机构。必要时请县级公安机关协助，仍无法明确住址者将信息转至上级精防机构和公安部门。

2.3.4　其他情况

暂不具备网络直报条件的责任报告单位，可由所在地的县级精防机构代报。若网络、信息系统故障，无法通过信息系统完成信息流转时，应当通过传真、快递等方式在规定时限内完成患者信息流转，精神卫生医疗机构、基层医疗卫生机构、县级精防机构记录纸质档案转出及接收时间。待网络、信息系统恢复正常时及时完成信息补报。

3. 随访管理与指导

与国家基本公共卫生服务项目中的严重精神障碍患者管理服务工作相结合，由基层医疗卫生机构精防人员或签约家庭医师在精神科医师的指导下，对辖区内有固定居所并连续居住半年以上的患者开展随访服务。鼓励有条件的精神卫生医疗机构，承担辖区患者社区随访服务。对首次随访和出院患者，应当在获取知情同意或获得医院转介信息后的10个工作日内进行面访。

3.1 知情同意

对已建档患者，精防人员应当向患者本人和监护人宣传参与严重精神障碍管理治疗服务的益处，讲解服务内容、患者及家属的权益和义务等，征求患者本人和(或)监护人意见并签署参加严重精神障碍管理治疗服务知情同意书。对于同意参加社区服务管理者，由精防人员定期开展随访服务。对于不同意参加社区服务管理的患者，精防人员应当报告关爱帮扶小组给予重点关注并记录；关爱帮扶小组应当对患者信息予以保密。

符合《中华人民共和国精神卫生法》第三十条第二款第二项情形的患者，告知后直接纳入社区管理。首次随访及病情需要时，由精防人员与村(居)民委员会成员、民警等关爱帮扶小组成员共同进行，充分告知患者本人和监护人关于严重精神障碍管理治疗服务的内容、权益和义务等。

3.2 随访形式

随访形式包括面访(预约患者到门诊就诊、家庭访视等)和电话随访。精防人员应当综合评估患者病情、社会功能、家庭监护能力等情况选择随访形式，因精神障碍评估缺乏客观检查指标，面见患者才能做出更为准确的评估，原则上要求当面随访患者本人。随访要在安全地点进行，注意保护自身安全，同时注意随访时的方式方法，保护患者及家庭隐私。

3.3 随访内容

包括危险性评估、精神症状、服药情况、药物不良反应、社会功能、康复措施、躯体情况、重大生活事件等。随访结束后及时填写严重精神障碍患者随访服务记录表，于10个工作日内录入信息系统。其中危险性评估分为6级：0级：无符合以下1~5级中的任何行为；1级：口头威胁，喊叫，但没有打砸行为；2级：打砸行为，局限在家里，针对财物，能被劝说制止；3级：明显打砸行为，不分场合，针对财物，不能接受劝说而停止；4级：持续的打砸行为，不分场合，针对财物或人，不能接受劝说而停止(包括自伤、自杀)；5级：持械针对人的任何暴力行为，或者纵火、爆炸等行为，无论在家里还是公共场合。

基层医疗卫生机构应当按照国家有关要求，每年对患者进行 1~2 次健康体检，必要时增加体检次数。

3.4 不同类别患者随访要求

根据患者危险性评估分级、社会功能状况、精神症状评估、自知力判断，以及患者是否存在药物不良反应或躯体疾病情况对患者开展分类干预，依病情变化及时调整随访周期。

3.4.1 病情稳定患者

病情稳定患者，指危险性评估为 0 级，且精神症状基本消失，自知力基本恢复，社会功能处于一般或良好，无严重药物不良反应，躯体疾病稳定，无其他异常的患者。

要求：继续执行精神卫生医疗机构制定的治疗方案，3 个月时随访。

3.4.2 病情基本稳定患者

病情基本稳定患者，指危险性评估为 1~2 级，或精神症状、自知力、社会功能状况至少有一方面较差的患者。

要求：首先了解患者是否按医嘱规律服药，有无停药、断药现象。其次，判断是病情波动或药物疗效不佳，还是伴有药物不良反应或躯体症状恶化，精防人员应当联系精神科医师，在其指导下分别采取在规定剂量范围内调整现用药物剂量和查找原因对症治疗的措施，2 周时随访，若处理后病情趋于稳定者，可维持目前治疗方案，3 个月时随访；未达到稳定者，应当建议其到精神卫生医疗机构复诊或请精神科医师结合"精防日"等到基层医疗卫生机构面访患者，对精防人员提供技术指导，并调整治疗方案，1 个月时随访。

3.4.3 病情不稳定患者

病情不稳定患者，指危险性评估为 3~5 级或精神症状明显、自知力缺乏、有严重药物不良反应或严重躯体疾病的患者。

要求：精防人员在做好自我防护的前提下，对患者紧急处理后立即转诊到精神卫生医疗机构。必要时报告当地公安机关和关爱帮扶小组，2 周内随访了解其治疗情况。对于未能住院或转诊的患者，联系精神科医师进行应急医疗处置，并在村(居)民委员会成员、民警的共同协助下，至少每 2 周随访 1 次。

如患者既往有暴力史、有滥用酒精(药物)、被害妄想、威胁过他人、表达过伤害他人的想法、有反社会行为、情绪明显不稳或处在重大压力之下等情况，精防人员应当在村(居)民委员会成员、民警的共同协助下，开展联合随访，并增加随访频次。

3.5 失访患者判定及处理

失访患者包括：走失患者，因迁居他处、外出打工等不知去向的患者，家属拒绝告知信息的患者，正常随访时连续 3 次未随访到的患者(根据不同类别患者的随访要求，在规定时间范围内通过面访或电话随访未随访到患者或家属，2 周内应当再进行 1 次随访，超过 1 个月的时间内连续 3 次随访均未随访到)。

对失访患者，精防人员应当立即书面报告政法、公安等综合管理小组协助查找，同时报告上级精防机构，并在严重精神障碍患者随访服务记录表中记录上报。在得知危险性评估 3 级以上和病情不稳定患者离开属地时，精防人员应当立刻通知公安机关并报告上级精防机构。

3.6　随访常见问题及处置

所有患者每半年至少面访一次。电话随访时，要按照随访服务记录表要求，向患者或家属详细了解患者精神症状、服药依从性、不良反应、躯体情况、危险行为、病情是否稳定等情况，如发现患者病情有波动时要尽早面访，并请精神科医师给予技术指导。精防人员要定期与村(居)民委员会成员、网格员、派出所民警等关爱帮扶小组成员交换信息，做好工作记录，特殊情况时随时交换信息。对于有暴力风险、家庭监护能力弱或无监护、病情反复、不配合治疗等情况的患者，应当书面报告关爱帮扶小组。属于公安机关列管对象，或既往有严重伤害行为、自杀行为等情况的患者，精防人员需与民警共同随访。乡镇卫生院(社区卫生服务中心)精防人员要及时汇总辖区严重精神障碍患者管理信息，并填写乡镇(街道)患者管理信息交换表，在召开精神卫生综合管理小组例会时与相关部门人员交换信息，并共同签字盖章。

对于不同意接受社区管理或无正当理由半年以上未接受面访的患者，精防人员应当报告关爱帮扶小组，协同宣传有关政策和服务内容，并加强社区关注和监护。

对于精神病性症状持续存在或不服药、间断服药的患者，精防人员应当请精神科医师共同对患者进行当面随访，必要时调整治疗方案，开展相应的健康教育，宣传坚持服药对于患者病情稳定、恢复健康和社会功能的重要性。

对于家庭贫困、无监护或弱监护的患者，在常规随访的基础上，关爱帮扶小组应当每半年至少共同随访 1 次，了解患者在治疗、监护、生活等方面困难及需求，协调当地相关部门帮助患者及家属解决问题。对近期遭遇重大创伤事件的患者，关爱帮扶小组应当尽快共同随访。必要时可请精神科医师或心理健康服务人员提供帮助。

对于病情稳定、社会就业、家庭监护有力、自知力较好的患者，患者和家属不接受入户访问的，精防人员要以保护患者隐私、不干扰其正常工作和生活为原则，可预约患者到门诊随访或采用电话随访。

对于迁居他处、外出务工等不在辖区内生活且知晓去向的患者，精防人员应当通过信息系统将患者信息流转至患者现居住地基层医疗卫生机构。患者现居住地基层医疗卫生机构应当及时接受患者信息，按照有关规定对患者进行随访管理。在患者信息未被接收前，患者原居住地基层医疗卫生机构精防人员应当继续电话随访，与现居住地精防人员定期沟通。

3.7　对口帮扶与双向转诊

省级、地市级、县级卫生健康行政部门要统筹协调精神卫生医疗机构和基层医疗卫生机构建立对口帮扶制度、双向转诊制度，精神科医师与基层精防人员建立点对点技术指导。

　　精神卫生医疗机构每季度对帮扶的基层医疗卫生机构开展技术指导和培训，实行精神科医师与精防人员结对指导。技术指导和培训内容包括：辖区居民精神卫生科普知识讲座，患者症状识别及诊断，治疗药物调整，药物不良反应识别及处理，病情不稳定患者随访，患者个人信息补充表、随访服务记录表填写及检查和指导等。精神科医师应当至少每季度与对口帮扶地区的精防人员召开座谈会，由精防人员分别介绍其随访患者情况，精神科医师给予指导，并共同面访重点患者。有条件地区可每月开展 1 次。

　　精防人员随访发现病情不稳定或经社区初步处理无效需要转诊的患者，经患者或监护人同意后，填写社区至医院的转诊单，提交至精神卫生医疗机构，精神卫生医疗机构应当开通绿色通道优先收治基层医疗卫生机构转诊的患者。患者病情稳定后，精神科医师应当填写医院至社区的转诊单，转回患者所在的基层医疗卫生机构。

4. 居家患者药物治疗

4.1　药物使用原则

　　严重精神障碍属于慢性疾病。精神科执业医师应当按照相关疾病治疗指南，遵循"安全、早期、适量、全程、有效、个体化"原则开具药物治疗处方。患者应当坚持急性期、巩固期和维持期全程治疗，在巩固期和维持期坚持抗精神病药物治疗对降低病情复发风险具有重要价值。有条件地区推荐使用第二代抗精神病药物，以减轻药物不良反应，提高患者长期服药的依从性。对于治疗依从性差、家庭监护能力弱或无监护的、具有肇事肇祸风险的患者，推荐采用长效针剂治疗。

4.2　常用抗精神病药物和心境稳定剂

　　第一代抗精神病药物包括氯丙嗪、奋乃静、氟哌啶醇、舒必利、五氟利多、氟哌啶醇癸酸酯注射液、棕榈酸哌普噻嗪注射液、氟奋乃静癸酸酯注射液、氟哌噻吨癸酸酯注射液等。

　　第二代抗精神病药物包括氯氮平、利培酮、奥氮平、喹硫平、齐拉西酮、阿立哌唑、氨磺必利、帕利哌酮、注射用利培酮微球和棕榈酸帕利哌酮注射液等。

　　心境稳定剂包括碳酸锂、抗抽搐类药物(如丙戊酸盐、卡马西平、托吡酯、拉莫三嗪等)和具有心境稳定作用的抗精神病药物(如氯氮平、利培酮、奥氮平、喹硫平等)。

4.3　药物不良反应及处理

　　常见不良反应：急性期治疗时常见过度镇静、体位性低血压、胃肠道反应、流涎、锥体外系不良反应、泌乳、月经不调、抗胆碱能反应等。巩固期和维持期治疗时常见体重增加及糖脂代谢异常，心血管系统不良反应和肝功能异常等。根据情况对症治疗，必要时减药、停药或换药。

　　严重不良反应：包括恶性综合征、癫痫发作、血液系统改变、剥脱性皮炎、严重心电图改变、5-羟色胺综合征，药物过量中毒等。一旦发现，必须及时转诊和处理。预防严重不良反应发生，应当定期进行详细的体检、血常规、血糖、肝功能和心电图检查，必要时可增加其他相关检查，并注意药物间相互作用。

4.4 注意事项

一般人群。按医嘱服药，服药期间勿饮酒、勿擅自减药或停药。密切观察和记录不良反应及病情变化。

老年人群。老年人药物代谢慢，常伴躯体疾病，可能合并服用多种药物，故治疗时应当谨慎，药物起始剂量低，加量要缓慢，尽量减少用药种类。

妊娠期妇女。精神科药物对胎儿存在潜在的不良影响。然而，精神障碍本身对胎儿有较大的不良影响；中断治疗也会使患者病情更加复杂，面临复发的风险。因此，在妊娠期控制病情对母亲和胎儿都非常必要。应当由患者、家属和精神科医师慎重权衡利弊后，作出孕期继续用药或停药的决策。

儿童。儿童的中枢神经系统处于持续发育过程中，对抗精神病药物的反应（包括疗效和不良反应）比较敏感，应当在全面评估的基础上谨慎选择药物，起始量低，缓慢加量。

5. 应急处置

应急处置包括对有伤害自身、危害他人安全的行为或危险的疑似或确诊精神障碍患者，病情复发、急性或严重药物不良反应的精神障碍患者的紧急处置。

各地卫生健康行政部门要协调相关部门建立由精防人员、民警、村（居）民委员会成员、网格员等关爱帮扶小组成员和精神科医师、护士等组成的应急处置队伍，组织危险行为防范措施等相关培训，定期开展演练。患者家属、监护人也应当参与应急处置。

承担应急处置任务的精神卫生医疗机构应当建立绿色通道，接收需紧急住院或门急诊留观的应急处置患者；设立有专人值守的应急处置专用电话，实行 24 小时轮班；配备快速起效药物、约束带等应急处置工具包。参加应急处置的精神卫生专业人员应当为具有丰富临床经验的精神科执业医师和注册护士。

5.1 应急处置工作流程

5.1.1 伤害自身行为或危险的处置

包括有明显的自杀观念，或既往有自杀行为者，可能出现自伤或自杀行为者；已经出现自伤或者自杀行为，对自身造成伤害者。

获知患者出现上述行为之一时，精防人员应当立即协助家属联系公安机关、村（居）民委员会及上级精神卫生医疗机构，由家属和（或）民警协助将患者送至精神卫生医疗机构或有抢救能力的医院进行紧急处置，如系服药自杀，应当将药瓶等线索资料一同带至医院，协助判断所用药物名称及剂量。

5.1.2 危害公共安全或他人安全的行为或危险的处置

发现患者有危害公共安全或他人安全的行为或危险时，精防人员或其他相关人员应当立刻通知公安民警，并协助其进行处置。精防人员应当及时联系上级精神卫生医疗机构开放绿色通道，协助民警、家属或监护人将患者送至精神卫生医疗机构门急诊留观或住院。必要时，精神卫生医疗机构可派出精神科医师和护士前往现场进行快速药物干预等应急医疗处置。

5.1.3 病情复发且精神状况明显恶化的处置

得知患者病情复发且精神状况明显恶化时，精防人员在进行言语安抚等一般处置的同时，应当立即联系上级精神卫生医疗机构进行现场医疗处置。必要时，协助家属(监护人)将患者送至精神卫生医疗机构门急诊留观或住院。

5.1.4 与精神疾病药物相关的急性不良反应的处置

发现患者出现急性或严重药物不良反应时，精防人员应当及时联系上级精神卫生医疗机构的精神科医师，在精神科医师指导下进行相关处置或转诊至精神卫生医疗机构进行处置。

5.2 常用处置措施

5.2.1 心理危机干预

根据现场情形判断现场人员的安全性，如果现场人员安全没有保障时，应当退至安全地带尽快寻求其他人员的帮助。处置时应当与患者保持一定的距离，观察好安全撤离路线。使用安抚性言语，缓解患者紧张、恐惧和愤怒情绪；避免给患者过度的刺激，尊重、认可患者的感受；同时对现场其他人的焦虑、紧张、恐惧情绪给予必要的安慰性疏导。

5.2.2 保护性约束

保护性约束是为及时控制和制止危害行为发生或者升级，而对患者实施的保护性措施。当患者严重危害公共安全或者他人人身安全时，精防人员或其他相关人员协助民警使用有效的保护性约束手段对患者进行约束，对其所持危险物品及时全部搜缴、登记、暂存，将患者限制于相对安全的场所。

5.2.3 快速药物干预

精神科医师可根据患者病情采用以下药物进行紧急干预。氟哌啶醇肌肉注射，可联合异丙嗪注射，必要时可重复使用；或氯硝西泮肌肉注射，必要时可考虑重复使用；或齐拉西酮注射；或奥氮平口崩片口服。用药后，注意观察药物不良反应。

5.2.4 急性药物不良反应对症处理

根据药物不良反应的具体表现采取对症处理，如出现急性肌张力障碍可用抗胆碱能药物治疗，静坐不能可降低药物剂量或使用β受体拮抗剂，急性激越可使用抗焦虑药物缓解。

5.3 处置记录

对患者实施应急处置前或应急处置过程中，参加处置人员应当与患者家属(监护人)签署严重精神障碍应急处置知情同意书。患者家属(监护人)无法及时赶到现场时，应当由现场履行公务的民警或其他工作人员签字证实。

执行应急处置任务的精防人员或精神卫生专业人员，应当在应急处置完成后 24 小时内填写严重精神障碍患者应急处置记录单一式三份。其中，一份交本级精防机构，一份留存基层医疗卫生机构，一份留应急医疗处置机构。基层医疗卫生机构应当在 5 个工作日内通过信息系统上报处置记录。对未建档的患者，由精神卫生医疗机构在确诊后的 5 个工作日内登记建档，并录入信息系统。对已建档但未纳入管理的患者，在征得本人和(或)监护人同意后纳入社区管理，符合《中华人民共和国精神卫生法》第三十条第二款第二项情形的患者直接纳入社区管理。

6. 精神康复

精神康复是改善精神障碍患者社会功能，帮助患者回归家庭和社会的重要环节，包括医院康复和社区康复。医院康复由精神卫生医疗机构承担，精神科医师对患者进行药物治疗同时应当制订康复计划。社区康复由民政、残联等设立的社区康复机构(如日间康复中心、中途宿舍、职业康复机构等)承担，两者应当有机衔接。

6.1 人员

由精神科医师、护士、社会工作者及康复、心理治疗、心理咨询专业人员和志愿者等组成的医院康复团队为住院患者提供康复服务，为各类社区康复机构工作人员提供康复技术指导和培训。由社会工作者及心理咨询、康复专业人员和志愿者等在专业技术人员指导下，向社区康复患者提供康复服务。

6.2 服务内容

康复服务人员与患者及家属共同制定个体化康复计划，开展康复技能训练。对住院患者，以帮助其正确认识疾病，学会按时按量服药和提高个人生活自理能力为主。对居家患者开展服药、生活技能、社交技能等方面的康复训练，同时指导患者家属协助患者进行相关康复训练，进一步提高患者服药依从性、复发先兆识别能力，逐步具备生活、社交和职业技能，改善患者生活质量，促进其回归社会。具备条件的地区，可建立患者个案管理团队，针对患者情况进行个案管理。康复服务内容包括：服药训练、复发先兆识别、躯体管理训练、生活技能训练、社交能力训练、职业康复训练等。

服药训练。目的是教育患者正确认识疾病，养成遵照医嘱按时按量服药的习惯。培训内容包括药物治疗重要性和复发严重性教育，熟悉所服的药物名称、剂量，了解药物不良反应及向医师求助的方法。住院患者应当在医护人员指导下进行模拟训练，学会自觉遵医嘱按时按量服药。居家患者应当在社区精防人员指导和家属帮助下开展服药训练，逐步提高服药依从性，能按时复诊和取药，坚持按医嘱服药。

复发先兆识别。目的是预防复发。由医护人员和社区精防人员通过组织专题讲座、一对一指导等形式开展。内容包括帮助患者和家属掌握复发先兆表现，以及如何寻求帮助。如患者病情平稳后又出现失眠，食欲减退，烦躁不安，敏感多疑，遇小事易发脾气，不愿与人沟通，不愿按时服药，近期有重大应激事件导致患者难以应对等。出现上述表现时，患者和家属应当及时与精防人员联系，或尽早至精神卫生医疗机构就诊。

躯体管理训练。目的是采取针对性措施，提高躯体健康水平。严重精神障碍患者由于精神症状、药物不良反应等因素影响，存在活动减少、体能下降、体重增加、血糖血脂升高等问题。制定个体化的躯体管理计划，如对药物不良反应采取针对性干预措施，提升服药依从性；对超重患者制定训练计划，控制体重等。

生活技能训练。目的是提高患者独立生活能力。包括个人生活能力和家庭生活技能。通过模拟训练与日常实践相结合的方式进行，家属应当积极参与和督促患者实施。个人生活能力包括个人卫生、规律作息、女性患者月经料理、家务劳动、乘坐交通工具、购物等。家庭生活技能包括履行相应的家庭职责，如与家人一起吃饭、聊天、看电视，参与家庭事情的讨论，关心和支持家人等。

社交能力训练。目的是提高患者主动与人交往及参加社会活动的能力。可通过角色扮演等模拟训练的方式，在社区康复机构或精神卫生医疗机构中开展。包括主动问候，聊天，接打电话，遵守约会时间，合理安排闲暇时间，处理生活矛盾，学会如何面试等。

职业康复训练。目的是提高患者的学习和劳动能力，包括工作适应性训练、职业技能训练等。住院患者以工作适应性训练为主。居家患者应当在康复机构中以模拟形式进一步开展职业技能训练。有条件地区可继续在保护性和过渡性就业场所中开展有针对性的、循序渐进的实践训练。

7. 人员培训

7.1 培训对象和目的

各级政府和精神卫生相关部门的行政管理人员。通过开展多层次多部门培训，使其了解开展严重精神障碍管理治疗工作的目的、意义、工作内容、相关法律法规及政策等。

各级专业机构和防治机构业务骨干。通过开展精神卫生专业知识和技能培训，使精神卫生医疗机构和防治机构业务骨干具备指导下级工作人员的能力，形成分级指导的师资队伍。

精神科执业(助理)医师、注册护士等精神卫生专业人员。通过开展培训、继续医学教育等，使其掌握严重精神障碍管理治疗相关法规、工作要求、工作程序和诊疗规定，以及全程服务所需的治疗、康复、评估和健康教育技术。

基层医疗卫生机构人员。由卫生健康部门组织培训，使其掌握必要的严重精神障碍管理治疗、康复、家属教育、社区宣传、大众健康教育等知识和技能、相关工作要求和规定，能够开展辖区内患者随访管理、康复指导等服务。

基层多部门人员。由精神卫生工作领导小组组织开展包括村(居)民委员会、政法、公安、民政、残联等综合管理小组、关爱帮扶小组成员以及社会工作者、志愿者等社区其他相关人员的培训，使其了解严重精神障碍管理治疗工作的目的和意义，掌握必要基本技能，主动配合、协助开展工作。

7.2　培训内容

包括严重精神障碍管理治疗工作相关的法律法规、管理规定、救治救助政策等；社区精神卫生工作协调、组织管理及评估；精神症状识别、风险评估与自我保护技术、应急处置；患者规范化治疗、不良反应管理、长期治疗策略、疗效评估；随访管理技术、精神康复技术、家属支持技术、心理咨询技术及信息化管理；大众心理健康、精神障碍预防、大众宣传教育技术等。随着工作进展，培训内容可根据当地情况及需求进行调整。

7.3　培训要求

省、地市级卫生健康行政部门要制定培训计划，储备和组建培训师资队伍。各级依照本工作规范的职责分工开展培训。省、地市级工作人员每年至少接受 1 次培训，县、乡级工作人员每年至少接受 2 次培训，有关要求按照继续医学教育相关规定执行。新上岗的精防人员和其他防治人员在上岗前需接受培训。鼓励有条件地区将精神卫生相关培训内容纳入继续教育项目。

8. 宣传与健康教育

通过开展多种形式的科普宣传和健康教育，提高大众尤其是重点人群对精神卫生、心理健康的重视程度，对精神障碍的识别能力和就医意识，普及"精神障碍可防可治"的知识与理念，营造接纳、理解和关爱精神障碍患者的社会氛围。

8.1　大众健康宣传

各级卫生健康行政部门要组织协调医疗卫生机构、健康教育机构、媒体、其他有关部门及社会资源，充分利用传统媒体和各种新媒体(广播、电视、书刊、影视、动漫、公益广告、网站、微信、微博、手机客户端等)开展多种形式的精神卫生宣传活动。普及《中华人民共和国精神卫生法》和精神卫生相关政策，增进公众对心理健康及精神卫生服务的了解；宣传心理健康和心理保健知识，提高自我心理调适能力。

精神卫生医疗机构要长期开展精神障碍防治知识宣教，并指导基层医疗卫生机构开展严重精神障碍防治知识的普及宣传，提高知晓率，促进社区常住及流动人口精神障碍的早期识别，及早诊治。

基层医疗卫生机构应当与村(居)民委员会共同开展社区心理健康指导、精神卫生知识宣传教育活动，创建有益于居民身心健康的社区环境。积极倡导社区居民对严重精神障碍患者和家庭给予理解和关心，平等对待患者，促进社区和谐稳定。

8.2 重点人群健康教育

8.2.1 患者和家属健康教育形式

医疗机构可通过健康知识讲座、家属联谊会、义诊、现场宣传活动等多种形式对患者和家属开展健康教育。健康教育要贯穿于治疗随访服务中。精神卫生医疗机构对首次确诊患者在进行临床治疗的同时应当开具健康教育处方。基层医疗卫生机构可结合日常随访、康复活动、健康体检等开展，提高患者和家属对于严重精神障碍的应对能力、治疗依从性，降低患者及家属的病耻感，预防向慢性和残疾转化。

8.2.2 患者及家属精神障碍知识宣传和护理教育

各级医疗机构要广泛开展精神障碍相关知识的科普宣传，如严重精神障碍的主要表现、常用药物知识等。教育患者和家属了解所患精神障碍的名称、主要症状、复发先兆识别和应对，所服药物名称、剂量、常见不良反应以及如何应对，体重管理，镇静催眠药物合理使用等。

精神卫生医疗机构在患者门诊就诊时或患者出院前、基层医疗卫生机构在随访患者时，要对家属开展患者日常生活、饮食、睡眠、大小便等护理知识，以及与患者沟通技巧等方面培训教育，提高家属护理患者能力。向患者及家属讲解长期维持治疗的重要性，培训药物管理知识，使家属能够督促患者服药，提高患者治疗依从性。

8.2.3 患者及家属意外事件预防

教育家属尽早发现患者自伤、自杀和危害公共安全及他人安全的企图，及时与社区精防人员、民警、村(居)民委员会成员等联系。精神发育迟滞伴发精神障碍者，要教育家属防止患者走失、自伤、被拐骗和受到性侵害；同时教育家属识别风险，加强自我保护等。癫痫所致精神障碍者，要教育家属防止癫痫发作时受伤致残。

8.2.4 患者及家属救治救助信息宣传

广泛宣传严重精神障碍患者救治救助相关政策，各部门及相关组织关于患者医疗及生活救助的信息和申请渠道，提供社区康复机构及相关活动信息，发生各类应急事件时相应的救治救助机构及联系方式。向患者及家属告知关爱帮扶小组成员的联系方式，教育家属在患者病情变化或遇到困难时及时向关爱帮扶小组求助。

8.2.5 青少年健康教育

根据严重精神障碍多在青壮年发病的特点，精神卫生医疗机构应当配合学校开展有针对性宣传教育活动，提高青少年对心理健康核心知识和精神障碍早期症状的知晓率。

9. 督导

9.1 督导要求

各级卫生健康行政部门要建立精神卫生工作督导制度，根据精神卫生工作规划和年度工作计划，制定年度督导计划和督导方案，定期组织开展工作督导，每年会同有关部门开展1次联合督导。开展督导工作时，要遵照督导计划进行检查，坚持问题导向，查找工作中的薄弱环节，不流于形式，不走过场，发现问题及时提出整改建议和要求，被督导单位在规定时间内反馈整改情况。

9.2 督导形式和内容

汇报座谈。听取被督导单位相关部门的工作汇报；双方就有关情况进行讨论，了解被督导地区工作情况及存在问题。

查阅资料。包括检查各种管理或技术指导性文件、会议材料、工作记录、管理文档等资料；核实相关数据和填报内容；检查被督导者实际工作程序及操作过程。

现场检查。抽取精神卫生医疗机构(含精神障碍社会福利机构)、社区康复机构、村(居)民委员会、派出所、基层医疗卫生机构，进行现场检查，实地了解精神障碍患者管理服务情况及存在问题。

人员访谈。与患者、家属、综合管理小组、关爱帮扶小组工作人员等进行访谈，访谈对象由督导组随机选定。

9.3 反馈报告

督导组成员经集体讨论，分析总结被督导地区的成绩和亮点，分析存在的主要问题及原因，提出解决建议。督导组与被督导地区相关单位召开反馈交流会。督导组应当口头反馈督导主要结果，提出改进意见和建议，与被督导单位就相关工作意见进行交流。

督导组在督导结束后 10 个工作日内向组织实施督导的单位提交督导报告。督导报告要实事求是反映督导情况，包括基本情况、督导内容、工作进展、存在的问题及下一步建议等。

9.4 频次

国家卫生健康委员会每年选取部分省份进行重点督导。各省级卫生健康行政部门每年对所辖各市(地、州)进行 1 次督导。市(地、州)卫生健康行政部门每半年对所辖各县(市、区)进行 1 次督导。县(市、区)卫生健康行政部门每半年对所辖各乡镇(街道)进行 1 次督导。

10. 信息与资料管理

10.1 信息管理

10.1.1 信息上报

各级各类信息报告机构应当按照本规范的要求，在时限范围内上报患者登记建档、随访管理、应急处置等信息。各级精防机构应当及时收集、整理、汇总本辖区严重精神障碍管理治疗年度工作情况(1 月 1 日至 12 月 31 日)，填写国家严重精神障碍信息系统中的年度报表。年度报表经同级卫生健康行政部门审核后加盖公章留存备案。县、地市、省级精防机构分别于次年 1 月 15 日、1 月 20 日、1 月 31 日前将本年度工作报表逐级汇总录入信息系统。

10.1.2 信息保护

相关工作人员要加强信息安全意识，注意保护患者个人隐私，不得将患者信息泄露给此项工作无关的任何机构与个人，不在公共场所公开谈论患者隐私。

严重精神障碍信息系统相关信息的使用和管理由专人负责，严格按照有关要求执行，任何人不可随意修改、删除、导出数据，不可随意扩大数据使用范围。个人账号及密码不得泄露给他人。信息数据及时备份，不得泄露给无关人员。

10.1.3 肇事肇祸案(事)件报告

各级相关工作人员通过各种途径(如其他人员反映、微博、微信、各类新闻媒体APP、自媒体等)得知辖区精神障碍患者(或疑似精神障碍患者)发生肇事肇祸案(事)件的信息后，应当立即报告当地公安部门、卫生健康行政部门和精防机构。卫生健康行政部门应当配合公安部门在48小时内组织相关人员调查肇事肇祸人员是否为精神障碍患者及既往治疗、随访管理等情况，并填写严重精神障碍患者肇事肇祸案(事)件调查表和撰写调查报告，逐级上报至省级卫生健康行政部门和省级精防机构。省级卫生健康行政部门在48小时内审核调查表和调查报告，并上报国家卫生健康委员会和国家级精防机构。

10.2 资料管理

10.2.1 资料分类

资料包括政策文件资料、业务管理资料和患者个案资料等。

政策文件指各级政府及卫生健康等相关部门发布的有关严重精神障碍管理治疗工作的文件和函件。主要包括相关法规、规划、计划、实施方案等文件、批示和批复等。

业务管理资料指各级精防机构、基层医疗卫生机构开展严重精神障碍管理治疗工作的相关资料。主要包括：健康教育、宣传、培训、质量控制、督导、考核和评估等各项工作方案、工作制度、总结报告、培训教材、图像资料、人员联络信息等。

患者个案资料是指在开展工作过程中，产生的与患者治疗和管理有关的患者个人信息和资料。主要包括：筛查和诊断、门诊和住院治疗、应急处置、社区管理、家属教育、康复指导、肇事肇祸案(事)件报告等资料。

10.2.2 管理要求

(1)实行资料立卷制度，凡是工作中形成的具有保存价值的文件、会议资料、报告、音像资料等均应当立卷归档，存入档案柜。

(2)资料按顺序分类存放，做出相对应的文档目录清单，并随时更新。档案柜中的资料应当保持干净、整洁、明了。

(3)资料在收发、借阅、存档、销毁各环节中，应当严格登记。

(4)所有参与工作的人员，应当妥善保管资料，并做好保密工作，未经主管部门批准，不得随意扩大使用范围。

(5)若发生资料丢失或泄露，视情节轻重予以责任人相应的处罚。

（6）人员变动时，应当做好资料交接。

（7）政策文件和业务管理资料应当按类别、自然年度、时间顺序整理、归档。

（8）患者个案资料一人一档，至少保留 5 年，死亡患者资料至少保留 3 年。

10.3　工作总结和年度报表

工作总结和年度报表是各级卫生健康行政部门和严重精神障碍管理治疗工作实施单位通过自我检查和评估，了解各项任务完成情况及其效果的常用方法。各级精防机构应当及时收集、整理、汇总本辖区严重精神障碍管理治疗年度工作情况，撰写工作总结，并通过信息系统填写严重精神障碍管理治疗工作年度报表，经同级卫生健康行政部门审核后逐级上报。省级精防机构于次年 1 月 31 日前审核汇总本省份年度报表，经省级卫生健康行政部门审核后加盖公章留存备案。

10.4　信息管理简报和统计指标

各级卫生健康部门要建立严重精神障碍信息管理定期通报制度，及时将严重精神障碍报告患病率、在册患者规范管理率、在册患者规律服药率等核心工作指标通报至当地人民政府、相关部门和辖区医疗卫生机构。各级精防机构按照同级卫生健康行政部门要求，编制本辖区严重精神障碍信息管理月报、季报、年报，定期报送相关行政部门，并抄送上级精防机构。统计指标应包括报告患病率、在册患者管理率、在册患者规范管理率、在册患者服药率、在册患者规律服药率、居家患者病情稳定率等。

11. 质量控制

质量控制应当贯穿于严重精神障碍管理治疗工作全过程。开展严重精神障碍管理治疗工作的机构，应当指定专人负责本机构内部质控，并对下级机构进行质控。

11.1　质控内容

患者信息的真实性和准确性，信息上报和流转是否及时和规范；精防人员随访间隔和方式是否合理和规范，对患者危险性评估、病情分类判断、治疗及康复指导等是否恰当，对异常检查结果、药物不良反应处理是否及时；是否及时开展应急处置、记录是否完整等。

有无对口帮扶、双向转诊、培训和健康教育等相关工作制度和工作记录。核查精神卫生医疗机构对基层医疗卫生机构点对点技术支持的频次、指导病例数等。双向转诊及时性，精神卫生医疗机构是否开放绿色通道等。检查培训、健康教育的对象、频次、内容及效果等。

11.2　质控方式和要求

质控方式包括信息系统质控和现场质控。

数据质控员通过信息系统每月随机抽查不少于 30 例患者信息，至少对 1—2 个反映辖区工作的指标进行数据质控。业务管理员每月通过系统核查用户和权限分配的规范性、用户活动及机构变化情况等。医疗质管员协调相关人员,通过电话核实、面访患者、与基层人员共同入户等方式,每次现场查看不少于 10 名患者的健康档案及随访记录,并当面核查不少于 5 名患者。

县级质控以乡镇(街道)为单位 1 年全覆盖,地市级质控以区县为单位 1 年全覆盖,省级质控以地市为单位 2 年全覆盖,国家级质控以省为单位 3 年全覆盖。

对质控中发现的问题要及时指出,定期通报,向同级卫生健康行政部门汇报。各级精防机构每年撰写质控报告,于次年 1 月 31 日前提交上级精防机构和同级卫生健康行政部门。

参 考 文 献

1. 陈君石，黄建始. 健康管理师[M]. 北京：中国协和医科大学出版社，2007.

2. 吴波. 心理健康标准的质疑[J]. 河北大学学报（哲学社会科学版），2001，26（2）：34-37.

3. 张庆. 5-羟色胺递质的研究进展与其在食欲抑制剂中的应用[J]. 卫生职业教育，2007（6）：136-137.

4. 袁萍，罗雷. 儿童单纯性肥胖症发生危险因素的 Meta 分析[J]. 中国儿童保健杂志，2002，10（3）：161-163.

5. 武留信. 健康管理师社区管理分册[M]. 北京：人民卫生出版社，2015.

6. 王培玉. 健康管理学[M]. 北京：北京大学医学出版社，2012.

7. 王璟，殷军波. 个性化健康教育在精神病康复管理中的应用[J]. 健康大视野，2019（18）：289.

8. 杨树旺，汤世明，李俊琳，等. 社区精神卫生理论与实践[M]. 武汉：武汉大学出版社，2019.

9. 李艳玲，袁菊梅，苗杰，等. 北京地区全科团队管理重性精神疾病的效果评估[J]. 中国全科医学，2015，18(34)：4174-4178.

10. 吴越，杨雀屏，范洁，等. 无锡市社区严重精神障碍患者体检率调查及其影响因素分析[J]. 现代预防医学，2019，46(3)：455-460.

11. 中华医学会精神病学分会. 精神分裂症防治指南[M]. 第 2 版. 北京：北京大学医学出版社，2007.

12. 陆林，沈渔邨. 精神病学[M]. 第 6 版. 北京：人民卫生出版社，2018.

13. 世界卫生组织. ICD-10 精神与行为障碍分类 临床描述与诊断要点[M]. 北京：人民卫生出版社，1993.

14. 郝伟. 精神病学[M]. 第 8 版. 北京：人民卫生出版社，2018.

15. 赵靖平. 临床精神病学[M]. 第 2 版. 北京：人民卫生出版社，2016.

16. Viana M C, Gruber M J, Shahly V, Alhamzawi A, Alonso J, Andrade L H, Angermeyer M C, Benjet C, Bruffaerts R, Caldas-de-Almeida J M, Girolamo G D, Jonge P D, Ferry F, Florescu S, Gureje O, Haro J M, Hinkov H, Hu C, Karam E G, Lépine J P, Levinson D, Posada-Villa J, Sampson N A, Kessler R C. Family burden related to mental and physical disorders in the world：results from the WHO World Mental Health（WMH）surveys[J]. Braz J Psychiatry, 2013, 35(2)：115-25.

17. Ayalew M, Workicho A, Tesfaye E, Hailesilasie H, Abera M. Burden among caregivers of people with mental illness at Jimma University Medical Center, Southwest Ethiopia: a cross-sectional study[J]. Ann Gen Psychiatry, 2019, 18: 10.

18. Cw Lam P, Ng P, Tori C. Burdens and psychological health of family caregivers of people with schizophrenia in two Chinese metropolitan cities: Hong Kong and Guangzhou[J]. Community Ment Health J, 2013, 49(6): 841-846.

19. Pérez J J N, Marqués Á C. Family burden, social support and community health in caregivers of people with serious mental disorder[J]. Rev Esc Enferm USP, 2018, 11: 52.

20. Yu W, Chen J, Hu J, Hu J. Relationship between Mental Health and Burden among Primary Caregivers of Outpatients with Schizophrenia[J]. Fam Process, 2019, 58(2): 370-383.

21. Sun X, Ge J, Meng H, Chen Z, Liu D. The influence of social support and care burden on depression among caregivers of patients with severe mental illness in rural areas of Sichuan, China[J]. Int J Environ Res Public Health, 2019, 16(11): 1961.

22. Möller-Leimkühler A M, Wiesheu A. Caregiver burden in chronic mental illness: the role of patient and caregiver characteristics[J]. Eur Arch Psychiatry Clin Neurosci, 2012, 262(2): 157-166.

23. Ghannam B M, Hamdan-Mansour A M, Al Abeiat D D. Psychological correlates of burden among jordanian caregivers of patients with serious mental illness[J]. Perspect Psychiatr Care, 2017, 53(4): 299-306.

24. Souza A L R, Guimarães R A, de Araújo Vilela D, de Assis R M, de Almeida Cavalcante Oliveira L M, Souza M R, Nogueira D J, Barbosa M A. Factors associated with the burden of family caregivers of patients with mental disorders: a cross-sectional study[J]. BMC Psychiatry, 2017, 17(1): 353.

25. 郝乐. 老年糖尿病照护者照顾负担及赋权能力的调查研究[D]. 呼和浩特: 内蒙古医科大学, 2019.

26. 欧丽萍. 医院-社区-家庭一体化管理对精神分裂症治疗效果的影响[C]. 第九届中国慢病管理大会论文汇编, 2018.

27. 陆舒婷. "医院-社区-家庭"三位一体高血压病微信管理平台的构建及验证[D]. 南京: 南京中医药大学, 2018.

28. 王丽华, 肖泽萍. 精神卫生服务的国际发展趋势及中国探索: 专科医院-社区一体化、以复元为目标、重视家庭参与[J]. 中国卫生资源, 2019, 22(4): 315-320, 325.

29. 董云. 精神分裂症缓解期患者"医院-社区-家庭"三位一体化管理模式运行效果评价[J]. 中西医结合心血管病电子杂志, 2020, 8(11): 6-8.

30. 史树林. 家庭-社区-医院一体化管理对精神分裂症治疗效果的影响[J]. 中国卫生产

业，2019，16（4）：120-121，125.

31. 高红锐，梁金梅，王艳，白翠梅，郭雄伟，苏焊焊. 家庭-社区-医院一体化管理对精神分裂症治疗效果的影响［J］. 中国民康医学，2013，25（12）：15-16，87.

32. 张驰，胡伟明，万月芬，姜宪尘，兰智勇. 家庭-社区-医院一体化管理对精神分裂症患者精神症状及家庭负担的影响［J］. 中国现代医生，2020，58（10）：113-117.

33. 丁菊. 我国社区精神障碍康复服务的现状及对策研究［D］. 广州：南方医科大学，2019.

34. 林洁. 个案管理在社区康复工作中的应用研究［D］. 咸阳：西北农林科技大学，2019.

35. 王轶，王志稳，王勋彪，尚少梅，周婧. 精神疾病患者社区日间照料中心的管理研究进展［J］. 中华护理杂志，2018，53（1）：110-113.

36. 胡晓龙，陈婷婷. 社会工作视角下社区精神障碍患者职业康复服务的研究进展［J］. 中国社会医学杂志，2020，37（2）：128-131.

37. 程嘉主编. 悟菲手册：精神康复患者-专家导读［M］. 北京：人民军医出版社，2015.

38. 陈美玉，徐佳军. 精神康复实践手册［M］. 北京：人民卫生出版社，2011.

39. Gerald Corey. 心理咨询与治疗的理论及实践（第八版）［M］. 北京：中国轻工业出版社，2015.

40. 杨清玲. 精神疾病患者的社区康复管理研究［D］. 南昌：南昌大学，2013.

41. 李衡. 基于社区的精神残疾康复管理模式研究［D］. 上海：复旦大学，2013.

42. 白云洋，韩丽彤，李晶武，徐晶. 中国精神卫生服务存在的问题及建议［J］. 医学综述，2010，16（22）：3440-3443.

43. 田红霞. 发展中国社区精神卫生服务体系的思考［J］. 世界最新医学信息文摘，2018，18（82）：199.

44. 姚付新，杨甫德，李娟，李伟，郝学儒，安静. 中国2004年以来精神卫生服务的发展与问题［J］. 中国心理卫生杂志，2015，29（5）：331-335.

45. 刘燕林. 我国社区精神卫生服务的发展概况、存在问题及对策［J］. 中国社会医学杂志，2013，30（6）：379-380.

46. 刘成锋，卢楚虹，张泉水，卿利，程娟，侯粤虎. 严重精神障碍患者高风险行为影响因素分析［J］. 预防医学，2019，31（1）：51-54，58.

47. 吴凤. 社区高风险严重精神障碍患者的综合管理与指导效果研究［J］. 心理月刊，2020，15（1）：61.

48. 李锦色. 社区高风险严重精神障碍患者的综合管理与指导效果研究分析［J］. 世界最新医学信息文摘，2018，18（87）：190-191.

49. 翟金国，赵靖平，陈敏，等. 精神障碍的疾病负担［J］. 中国医药指南，2012，（10）21：60-62.